NUTRIÇÃO baseada na
FISIOLOGIA dos Órgãos e Sistemas

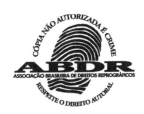

Nutrição baseada na Fisiologia dos Órgãos e Sistemas
Celso Cukier
Daniel Magnoni
Tatiana Alvarez
Sarvier, 1ª edição, 2005
Reimpressão, 2010
Projeto gráfico/Capa
CLR Balieiro Editores

Fotolitos/Impressão/Acabamento
Gráfica Ave-Maria

Direitos Reservados
Nenhuma parte pode ser duplicada ou
reproduzida sem expressa autorização do Editor.

sarvier
Sarvier Editora de Livros Médicos Ltda.
Rua dos Chanés nº 320, Indianópolis
CEP 04087-031   Telefax (11) 5093-6966
E-mail: sarvier@uol.com.br
São Paulo – Brasil

Dados Internacionais de Catalogação na Publicação (CIP)
(Câmara Brasileira do Livro, SP, Brasil)

Cukier, Celso
   Nutrição baseada na fisiologia dos órgãos e sistemas / Celso Cukier, Daniel Magnoni, Tatiana Alvarez. -- São Paulo : SARVIER, 2005.

   Bibliografia
   ISBN 85-7378-153-X

   1. Fisiologia 2. Nutrição - Aspectos fisiológicos
I. Magnoni, Daniel. II. Alvarez, Tatiana. III. Título.

	CDD-612.3
05-5246	NLM-QT 235

Índices para catálogo sistemático:

1. Nutrição : Fisiologia dos órgãos e sistemas :
      Ciências Médicas   612.3

NUTRIÇÃO baseada na FISIOLOGIA dos Órgãos e Sistemas

CELSO CUKIER
DANIEL MAGNONI
TATIANA ALVAREZ

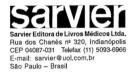

Sarvier Editora de Livros Médicos Ltda.
Rua dos Chanés nº 320, Indianópolis
CEP 04087-031   Telefax (11) 5093-6966
E-mail: sarvier@uol.com.br
São Paulo – Brasil

Colaboradores

ALBERTO JOSÉ DA SILVA DUARTE

Doutor em Imunologia pela UNIFESP/EPM. Responsável Técnico pelo Laboratório de Análises Clínicas do Hospital do Coração – Associação do Sanatório Sírio. Responsável pelo Laboratório de Alergia e Imunologia Clínica e Experimental – LIM 56/FMUSP.

ALESSANDRA CAROLINA MUNHOZ DO AMARAL

Nutricionista Clínica do Hospital Municipal Antonio Giglio – Osasco. Nutricionista do Instituto de Metabolismo e Nutrição – IMEN. Consultora em Nutrição – UNICLIN.

ANNA CHRISTINA CASTILHO

Nutricionista Clínica e Esportiva do Instituto de Metabolismo e Nutrição – IMEN. Coordenadora das Atividades Esportivas da Pharmácia Artesanal. Especialista em Nutrição Clínica. Especialista em Fisiologia do Exercício pela UNIFESP/EPM.

CARLOS ALEXANDRE CERNY

Médico Assistente do Departamento de Oncologia Clínica da Faculdade de Medicina da USP. Médico Oncologista do Centro Paulista de Oncologia.

CARLOS HOSSRI

Especialista em Cardiologia pela Sociedade Brasileira de Cardiologia. Médico do Setor de Provas Funcionais do Instituto Dante Pazzanese de Cardiologia. Coordenador do Programa de Reabilitação Cardíaca, Pulmonar e Metabólica do Hospital do Coração – Associação do Sanatório Sírio.

CELSO CUKIER

Cirurgião do Aparelho digestório e Nutrólogo. Mestre pelo Departamento de Gastroenterologia da Faculdade de Medicina da USP. Responsável pelo Serviço de Terapia Nutricional do Hospital São Luiz (Morumbi) e Hospital Geral Pedreira. Diretor do Instituto de Metabolismo e Nutrição – IMEN. Especialista em Nutrição pela SPNPE e Associação Brasileira de Nutrologia.

CIBELE ISAAC SAAD RODRIGUES

Professora Titular do Departamento de Medicina da Disciplina de Nefrologia. Professora da Faculdade de Ciências Médicas de Sorocaba. Professora Pontifícia Universidade Católica de São Paulo.

DANIEL MAGNONI

Cardiologista. Nutrólogo. Mestre pela UNIFESP/EPM. Responsável pelo Serviço de Terapia Nutricional do Hospital do Coração – Hospital Bandeirantes. Diretor do Instituto de Metabolismo e Nutrição – IMEN. Responsável pela Seção de Nutrição Clínica – Instituto Dante Pazzanese de Cardiologia. Secretário Geral Permanente da Federação Latino Americana de Nutrição. Diretor de Relações Internacionais da Sociedade Brasileira de Nutrição Parenteral e Enteral e Nutrição Clínica.

EDISON TAKEHIKO YANAGITA

Médico do Setor de Fisiologia Digestiva (SEFIDI) – Disciplina de Gastroenterologia Cirúrgica – UNIFESP/EPM. Médico do Serviço de Fisiologia e Motilidade Digestiva do Hospital Sírio-Libanês.

FÁBIO D'ANGELO BOVERI

R2 de Ginecologia e Obstetrícia na Faculdade de Medicina de Santo Amaro – UNISA.

FERNANDO ANTONIO DE ALMEIDA

Professor Titular do Departamento de Medicina da Disciplina de Nefrologia. Professor da Faculdade de Ciências Médicas de Sorocaba. Professor Pontifícia Universidade Católica de São Paulo.

GASPAR DE JESUS LOPES FILHO

Professor Livre Docente da Disciplina de Gastroenterologia Cirúrgica da UNIFESP/EPM.

GILBERT ARANTES HIME

Ginecologista e Obstetra. Especialista em Nutrologia pela ABRAN.

IVO CONTIN

Professor Doutor da Disciplina de Prótese Parcial Fixa da Faculdade de Odontologia da Universidade de São Paulo.

JACQUES MATONE

Residente de 3º ano da Disciplina de Gastroenterologia Cirúrgica da Universidade Federal de São Paulo.

JOAQUIM JOSÉ GAMA-RODRIGUES

Professor Titular de Cirurgia do Faculdade de Medicina da USP. Chefe da Disciplina de Cirurgia do Aparelho Digestivo do Departamento de Gastroenterologia da FMUSP.

JOEL FAINTUCH

Professor Associado do Departamento de Gastroenterologia da Faculdade de Medicina da USP. Coordenador do Programa de Residência Médica em Nutrologia do Hospital das Clínicas de São Paulo. Editor-Chefe da Revista Brasileira de Nutrição Clínica.

JOSÉ CARLOS DEL GRANDE
Professor Doutor Adjunto da Disciplina de Gastroenterologia Cirúrgica UNIFESP/EPM. Chefe do Grupo de Esôfago, Estômago e Intestino Delgado.

JUAREZ M. AVELAR
Professor de Pós-Graduação em Cirurgia Plástica da Sociedade Internacional de Cirurgia Plástica Estética (ISAPS). Professor Assistente Voluntário da Disciplina de Cirurgia Plástica do Departamento de Cirurgia da Faculdade de Medicina de Marília – SP. Cirurgião Plástico do Hospital do Coração – Associação do Sanatório Sírio e do Hospital Israelita Albert Einstein. Membro da Associação dos Ex-alunos do Dr. Ivo Pitanguy.

JÚLIO CESAR MARTINEZ
Professor Doutor convidado da Disciplina de Gastroenterologia Cirúrgica UNIFESP/EPM. Secretário do Setor de Fisiologia Digestiva (SEFIDI) – UNIFESP/EPM.

LÚCIA DE FÁTIMA C.C. HIME
Ginecologista e Obstetra. Mestre pela Faculdade de Saúde Pública – USP. Professora Adjunta da Faculdade de Medicina de Santo Amaro – UNISA.

MAISA GUADALUPI RIBEIRO CHAMPI
Ginecologista do Setor de Cardiologia da Mulher – Instituto Dante Pazanesse de Cardiologia. Mestre pela Faculdade de Saúde Pública – USP.

MARCELO PRADO
Mestre em Medicina pela USP. Ortopedista Especialista em Pé e Tornozelo.

MARIA IZABEL LAMOUNIER DE VASCONCELOS
Nutricionista Supervisora de Clínica do Hospital Alemão Oswaldo Cruz. Mestre em Ciência dos Alimentos do Departamento de Alimentos e Nutrição Experimental da Faculdade de Ciências Farmacêuticas da USP. Especialista em Administração Hospitalar e de Sistemas de Saúde pela Fundação Getúlio Vargas. Especialista em Nutrição Clínica. Especialista em Nutrição Parenteral e Enteral pela Sociedade Brasileira de Nutrição Parenteral e Enteral – SBNPE.

MÁRIO LÚCIO ALVES BAPTISTA FILHO
Especialista em Terapia Intensiva pela AMIB. Especialista em Cardiologia pela SBC. Coordenador Médico da UTI – Hospital Bandeirantes. Coordenador Médico da Unidade Coronariana do Hospital Santa Marina.

MARISA REGENGA
Diretora de Serviço de Fisioterapia do Hospital do Coração (HCor).

MATSUYOSHI MORI
Professor Doutor da Disciplina de Prótese Parcial Fixa da Faculdade de Odontologia da Universidade de São Paulo.

MILTON MACIEL JÚNIOR

Farmacêutico-Bioquímico, Doutor em Imunologia pelo ICB IV-USP. Assessor Técnico-Científico do Laboratório de Análises Clínicas do Hospital do Coração – Associação do Sanatório Sírio. Pesquisador do Laboratório de Alergia e Imunologia Clínica e Experimental – LIM 56/FMUSP.

PAULO CÉSAR RIBEIRO

Responsável pelo Serviço de Terapia Nutricional do Hospital Sírio Libanês.

SALOMÃO FAINTUCH FILHO

Médico graduado pela UNIFESP/EPM. Clinical Fellow, Beth Israel Hospital, Harvard University, Boston, MA, USA.

SATIKO WATANABE

Nutricionista responsável do Hospital Geral de Pedreira. Especialista em Nutrição Hospitalar pelo Hospital das Clínicas de Ribeirão Preto – USP.

SÉRGIO SANTORO

Mestre em Medicina pela Faculdade de Medicina da USP. Membro Titular do Colégio Brasileiro de Cirurgia Digestiva. Membro Titular da Sociedade Brasileira de Videocirurgia. Especialista em Nutrição pela Sociedade Brasileira de Nutrição Parenteral e Enteral – SBNPE.

SILVIA CRISTINA RAMOS GONSALES

Nutricionista Responsável pelo Setor de Gestantes e Pediatria do Instituto de Metabolismo e Nutrição – IMeN. Docente em Ensino Técnico em Nutrição. Pós-Graduanda em Nutrição Materno Infantil – UNIFESP/EPM. Especialista em Saúde Pública – FSP/USP.

SOLANGE DE QUEIROZ ROGANO

Fisioterapeuta. Especialista pela Universidade da Cidade de São Paulo – UNICID. Supervisora do Curso de Especialização em Fisioterapia Ambulatorial e Hospitalar aplicada em Neurologia – Lar Escola São Francisco – UNIFESP/EPM.

SÔNIA CENDON

Doutora em Medicina pela UNIFESP/EPM. Pós-doutorado em Reabilitação Pulmonar pela UNIFESP/EPM. Orientadora da Pós-Graduação em Clínica Médica nível mestrado e doutorado pela UNIFESP/EPM.

TATIANA ALVAREZ

Nutricionista Clínica responsável pelo Departamento de Obesidade – Instituto de Metabolismo e Nutrição IMeN. Coordenadora Grupo de Atendimento Nutricional a Obesos Cardiopatas – Instituto Dante Pazanesse de Cardiologia. Mestranda em Endocrinologia – UNIFESP/EPM. Especialista em Administração de Serviços de Saúde e Administração Hospitalar – FSP/USP.

THAIS VERDI NABHOLZ

Especialista em Nutrição Clínica. Pós-Graduanda em Bioquímica, Fisiologia, Treinamento e Nutrição Desportiva – UNICAMP.

Prefácio

A importância da Nutrição é enfatizada desde a época de Hipócrates. Apesar deste reconhecimento, a discussão científica só iniciou no século XIX e o interesse sobre a Ciência da Nutrição adquiriu especial atenção no final do século XX, motivado pela procura da Alimentação Saudável, Conquista e Manutenção da Saúde e de Boa Forma Física. A relação entre nutrição e saúde tornou-se uma das principais preocupações da humanidade e dos cientistas, que procuram descobrir nos alimentos o caminho que leve à longevidade com qualidade de vida.

As perspectivas para a nutrição e alimentação são infinitas neste milênio e, por este motivo, os profissionais inseridos nas áreas de atenção à saúde devem acompanhar os avanços do conhecimento das Ciências e os novos eventos tecnológicos, pois o sucesso dependerá, certamente, do aprofundamento dos conhecimentos.

Especificamente nas áreas da Ciência da Nutrição e Fisiologia, há necessidade de atualização constante, considerando a magnitude, a distribuição e os determinantes do estado nutricional em diferentes patologias. Além disso, fazem-se também necessárias discussões e análises críticas e pluralistas dos componentes envolvidos nas diferentes instâncias de intervenção e controle de tais problemas.

A criação deste livro trata da difusão de diferentes conceitos de Fisiologia Humana e de Terapia Nutricional em patologias diversas, oferecendo a possibilidade de criar um instrumento para a melhoria da competência técnico-científica de profissionais da área de saúde.

A profundidade científica apresentada nos capítulos torna esta edição indispensável aos profissionais estudiosos, pois o leitor tem a oportunidade de apreciar a fisiologia de vários sistemas humanos e as orientações gerais das necessidades e recomendações de nutrientes e de energia, visando ao tratamento de uma série de patologias.

A leitura crítica e a reflexão dos conhecimentos apresentadas neste livro contribuem para a qualificação das ações voltadas à Alimentação e à Nutrição, demonstrando que cada caso deve ser tratado em sua individualidade para alcançar um propósito mais amplo: o alcance de uma população mais sadia.

SANDRA MARIA CHEMIN

Conteúdo

capítulo 1
FISIOLOGIA DA PELE E CICATRIZAÇÃO   1
Juarez M. Avelar

capítulo 2
NUTRIÇÃO DA PELE E CICRATIZAÇÃO   8
Tatiana Alvarez
Celso Cukier
Daniel Magnoni

capítulo 3
FISIOLOGIA DO SISTEMA HEMATOPOIÉTICO   16
Carlos Alexandre Cerny

capítulo 4
NUTRIÇÃO NO SISTEMA HEMATOPOIÉTICO   21
Maria Izabel Lamounier de Vasconcelos

capítulo 5
FISIOLOGIA NO SISTEMA CARDIOVASCULAR   33
Carlos Hossri

capítulo 6
NUTRIÇÃO NO SISTEMA CARDIOVASCULAR   47
Tatiana Alvarez
Silvia Cristina Ramos Gonsales
Celso Cukier
Daniel Magnoni

capítulo 7
FISIOLOGIA DO OSSO   58
Marcelo Prado

capítulo 8
FISIOLOGIA DO MÚSCULO   62
Marisa Regenga

capítulo 9
NUTRIÇÃO, ATIVIDADE FÍSICA E OSTEOPOROSE   67
Anna Christina Castilho
Celso Cukier
Daniel Magnoni
Tatiana Alvarez

capítulo 10
NUTRIÇÃO NO ESPORTE   76
Anna Christina Castilho
Celso Cukier
Daniel Magnoni

capítulo 11
FISIOLOGIA DA BOCA, FARINGE E ESÔFAGO   86
Edison Takehiko Yanagita
Júlio Cesar Martinez
Matsuyoshi Mori
Ivo Contin
José Carlos Del Grande

capítulo 12
NUTRIÇÃO DA BOCA, FARINGE E ESÔFAGO – DISFAGIA   100
Thais Verdi Nabholz
Celso Cukier
Daniel Magnoni
Tatiana Alvarez

capítulo 13
FISIOLOGIA DO ESTÔMAGO E INTESTINO DELGADO   115
Sérgio Santoro

capítulo 14
NUTRIÇÃO NO ESTÔMAGO E INTESTINO DELGADO – FÍSTULAS   123
Gaspar de Jesus Lopes Filho
Celso Cukier
Jacques Matone

capítulo 15
FISIOLOGIA DO INTESTINO GROSSO   131
Gaspar de Jesus Lopes Filho

capítulo 16
PROBIÓTICOS, FIBRAS E PREBIÓTICOS NA NUTRIÇÃO DO INTESTINO GROSSO   136
Anna Christina Castilho
Daniel Magnoni
Celso Cukier
Tatiana Alvarez

capítulo 17
FISIOLOGIA DO PÂNCREAS   156
Mário Lúcio Alves Baptista Filho

capítulo 18
NUTRIÇÃO NO PÂNCREAS   162
Celso Cukier
Daniel Magnoni
Tatiana Alvarez

capítulo 19
FISIOLOGIA DO RIM E SISTEMA EXCRETOR   175
Cibele Isaac Saad Rodrigues
Fernando Antonio de Almeida

capítulo 20
NUTRIÇÃO NAS ENDOCRINOPATIAS   189
Joel Faintuch
Celso Cukier
Salomão Faintuch Filho
Joaquim José Gama-Rodrigues

capítulo 21
FISIOLOGIA DO SISTEMA IMUNE   203
Alberto José da Silva Duarte
Milton Maciel Júnior

capítulo 22
NUTRIÇÃO NA AIDS   220
Satiko Watanabe
Daniel Magnoni
Celso Cukier

capítulo 23
FISIOLOGIA DO SISTEMA NERVOSO   231
Solange de Queiroz Rogano

capítulo 24
NUTRIÇÃO NO SISTEMA NERVOSO   270
Alessandra Carolina Munhoz do Amaral
Tatiana Alvarez
Celso Cukier
Daniel Magnoni

capítulo 25
FISIOLOGIA DO SISTEMA RESPIRATÓRIO   285
Sônia Cendon

capítulo 26
NUTRIÇÃO NO SISTEMA RESPIRATÓRIO   296
Paulo César Ribeiro

capítulo 27
FISIOLOGIA DO SISTEMA REPRODUTOR E GESTAÇÃO   306
Lúcia de Fátima C.C. Hime
Gilbert Arantes Hime
Fábio D'Angelo Boveri
Maisa Guadalupi Ribeiro Champi

capítulo 28
NUTRIÇÃO NO SISTEMA REPRODUTOR E GESTAÇÃO   310
Silvia Cristina Ramos Gonsales
Celso Cukier
Daniel Magnoni

1 Fisiologia da Pele e Cicatrização

Juarez M. Avelar

INTRODUÇÃO

A pele é o maior e o mais extenso órgão do corpo humano e representa aproximadamente 15% do seu peso corporal. Exibe espessura irregular variando de uma região para outra com certo grau de impermeabilidade. Das múltiplas funções da pele, conservação da homeostasia (termorregulação), controle hemodinâmico, excreção de metabólitos e muitas outras são as mais importantes que determinam isolamento com o meio exterior.

Apresenta capacidade de informação sensorial, devido à presença dos elementos do sistema nervoso situados na derme (Figs. 1.1 e 1.2). Dentre outras funções exerce a de defesa como elemento físico e químico (ceratinização e manto lipídico) e imunológico (anticorpogênese). Também possui a capacidade de se renovar e de reparação.

Embriologicamente, tem origem de dois folhetos: ectodérmico e mesodérmico. Do ectodérmico originam as estruturas epiteliais (epiderme, glândulas, pêlos e unhas) e neurais (melanócitos e nervos). Do mesoderma derivam a derme e a hipoderme (Figs. 1.1 e 1.2).

Como órgão mais externo, a pele reveste e delimita toda a estrutura do corpo humano, exceto em orifícios naturais, onde é substituída por outros elementos histológicos, que desenvolvem funções específicas com fisiologia peculiar em cada local.

O aparelho digestório é um extenso conjunto de órgãos, que vai da boca ao ânus, revestido por estrutura mucosa, desenvolvendo funções especializadas em cada segmento. Os lábios exibem uma estrutura intermediária denominada "vermelhão dos lábios", a qual é uma zona de transição entre a pele e a mucosa bucal (Fig. 1.3). Esta é constituída de elementos delicados, com poucas camadas que se diversificam em cada segmento do aparelho digestório, cobrindo internamente toda a luz do tubo gastrointestinal. Com efeito, a massa corporal é revestida externamente pela pele e internamente pelas camadas do tubo digestório com as inerentes funções de digestão, secreção, absorção e eliminação.

O sistema respiratório, igualmente, exibe revestimento mucoso desde as fossas nasais (Fig. 1.3), faringe, traquéia, brônquios e bronquíolos, destinados a receber o oxigênio e eliminar gás carbônico e outros elementos. A mucosa nasal apresenta peculiares modificações no limite da pele com a mucosa, para fazer o forro nasal, na filtragem e aquecimento do ar ambiente a ser conduzido aos pulmões. A estrutura mucosa é rica em cílios microscópicos, os quais visam eliminar partículas estranhas à árvore respiratória (Fig. 1.3).

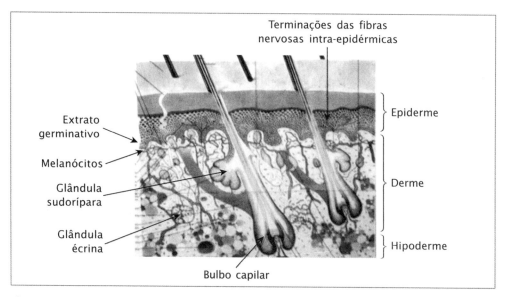

Figura 1.1 – Esquema de corte histológico da pele; à direita estão delimitadas as camadas da pele (epiderme, derme e hipoderme); à esquerda, as estruturas anatômicas. Observar os dois plexos vasculares, um superficial e outro profundo.

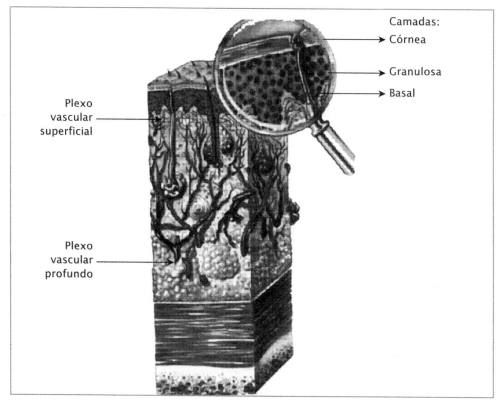

Figura 1.2 – Esquema de corte histológico da pele onde destacamos as camadas da pele. Observar no aumento, as diferentes camadas da epiderme (córnea, granulosa, espinhosa e basal).

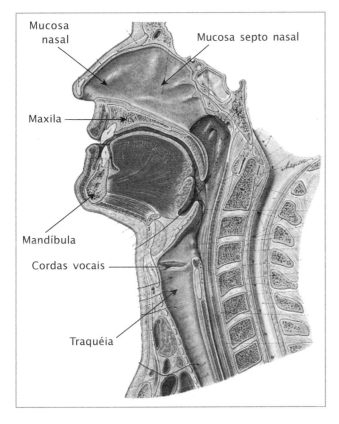

Figura 1.3 – Desenho mostrando secção sagital do nariz e boca na linha média central da face. Observar a mucosa nasal modificada em relação a pele que recobre o nariz, constituindo um forro nasal, para filtrar e aquecer o ar ambiente que será conduzido até os pulmões.

O ouvido externo é formado por um canal sinuoso revestido internamente de pele com todas as camadas até o tímpano. Este, por sua vez, é constituído de película com histologia altamente especializada que delimita o ouvido externo do ouvido médio. O canal auditivo está sempre aberto graças às estruturas cartilaginosas que o demarcam.

O aparelho da visão apresenta revestimento interno formado pela conjuntiva que tem a função específica de lubrificar e proteger o globo ocular. A fenda palpebral delimita a pálpebra superior e inferior onde está a zona de transição da pele para formar a conjuntiva.

O sistema urogenital exibe canais virtuais que só se abrem na passagem dos elementos de eliminação ou pela penetração ativa de elementos externos. A uretra masculina e feminina está sempre fechada para impedir a ascensão de corpos estranhos. É coberta com mucosa característica a cada segmento, com função de secreção e eliminação. A vagina também está sempre fechada caracterizando-se como um canal virtual.

A mama, a seu turno, apresenta canal de eliminação da secreção mamária, igualmente virtual, pois só se abre no momento da lactação ou de eliminação de elementos anômalos.

Portanto, a natureza criou estruturas altamente especializadas para proteger o corpo humano. Os orifícios naturais (ouvido, nariz, boca e olhos) estão sempre abertos ou se abrem voluntariamente para a entrada dos elementos vitais.

Já os orifícios de eliminação de secreção e produtos de degradação (uretra masculina e feminina, ânus, vagina e papila mamária) estão sempre fechados, comportando-se como orifícios e canais virtuais que não se abrem voluntariamente, mas sim passivamente, por aumento da pressão interna do respectivo órgão.

Com efeito, tanto a pele como os orifícios naturais, quer de entrada (olhos, nariz, boca e ouvidos), quer os de eliminação (papila mamária, uretra masculina e feminina, vagina e ânus) estão normalmente constituídos desde a fase embriológica e fetal e assim permanecem ao longo da vida. Os orifícios de entrada exibem estrutura anatômica e histológica para proporcionar a entrada livremente dos elementos inerentes à vida humana.

Em contrapartida, os orifícios e canais de eliminação são virtuais, ainda que constituídos desde a fase embriogênica, dispõem de estrutura histológica para a completa obliteração, independentemente da ação voluntária, como proteção aos órgãos respectivos.

CONSTITUIÇÃO HISTOLÓGICA DA PELE

A pele é composta basicamente de três camadas: epiderme, derme e hipoderme ou tecido celular subcutâneo (nessa seqüência de fora para dentro) (Figs. 1.1 e 1.2).

A epiderme é a camada superior da pele caracterizada como tecido epitelial estratificado córneo. Na sua estrutura consideramos as células epiteliais constituídas por queratinócitos, melanócitos, células de Langerhans e as células de Merckel.

O sistema queratínico (queratinócitos) é constituído por 4 camadas: basal, espinhosa, granulosa e córnea. Em sua parte mais profunda, encontra-se a camada basal (Fig. 1.2). Depois, as células se diferenciam, formando a camada espinhosa ou de malpighi. A camada granulosa é formada por grânulos de queratoialinina, em seu citoplasma. A camada córnea é a mais exterior e constitui-se de lâminas superpostas de queratina, cuja espessura varia com a região, sendo mais espessa nas regiões palmoplantares. É a camada morta da epiderme.

Dentre os anexos da epiderme, podemos destacar: folículo pilossebáceo, glândulas sudoríparas e unha. As glândulas sudoríparas são de dois tipos: apócrinas e écrinas (Figs. 1.1 e 1.2). As apócrinas desembocam diretamente nos folículos pilossebáceos. As écrinas predominam nas regiões palmoplantares, mas estão praticamente presentes em toda a pele. O folículo pilossebáceo é composto de pêlo e glândula sebácea; em regiões como axilas, púbis e mamas, desembocam no folículo das glândulas sudoríparas apócrinas. Os folículos pilossebáceos existem em toda a pele, exceto nas regiões palmoplantares. Apresentam variações regionais, por exemplo, no couro cabeludo e púbis, são mais grossos, com glândulas sebáceas relativamente menores, enquanto na face predomina o lanugo, com glândulas sebáceas bem desenvolvidas.

A derme consiste de substância fundamental, fibras, vasos e nervos, além dos folículos pilossebáceos e das glândulas sudoríparas já descritos na epiderme. Pode ser dividida em duas partes: 1. derme superficial ou papilar, constituída de células e feixes fibrilares de colágeno; 2. a derme profunda ou reticular, que constitui-se de feixes mais grossos de fibras colágenas (Fig. 1.2).

Os vasos da derme são sangüíneos e linfáticos e formam dois plexos, um superficial e outro profundo (Figs. 1.1 e 1.2).

As células que compõem a derme são fibroblastos, histiócitos, mastócitos, células de Langerhans e linfócitos.

A hipoderme é a camada mais profunda da pele, constituída principalmente por septos de colágeno, vasos sangüíneos e células adiposas. O panículo adiposo, além de funcionar como depósito energético, exerce as funções de proteção contra choques e na regulação térmica para manutenção da homeostasia (Figs. 1.1 e 1.2).

A pele apresenta rica inervação proveniente dos ramos nervosos da medula espinhal e gânglios simpáticos, com terminações nervosas constituídas por células especializadas, participando nos mecanismos de defesa sensíveis às alterações térmicas, táteis e dolorosas bem como do mecanismo homeostático (Figs. 1.1 e 1.2).

FISIOLOGIA DA PELE

A pele constitui uma barreira natural separando o meio interno do organismo humano do contato com o meio externo. Dessa forma, através de suas inúmeras funções, é possível a manutenção do equilíbrio homeostático. A barreira química é representada pelo manto lipídico que mantém o ph ácido na camada córnea e exerce atividade antimicrobiana, e a imunológica, presente, na epiderme, através das células de Langerhans e, na derme, à custa de macrófagos, linfócitos e mastócitos. A pele apresenta capacidade protetora devido às suas características de modelagem e elasticidade propiciadas pelas fibras de colágeno e elastina. A proteção total ou parcial contra agentes físicos deve-se à capacidade de absorção de radiações caloricas, ultravioleta e até mesmo ionizantes, através dos melanócitos.

A termorregulação se dá por mecanismos químicos e físicos através do sistema nervoso autônomo, que pode determinar vasodilatação ou vasoconstrição, permitindo assim a dissipação ou retenção do calor. Além disso, as glândulas sudoríparas participam na dissipação do calor através da eliminação de maior ou menor quantidade de vapor d'água.

Apresentam, ainda, as funções de secreção (ceratina, melanina, sebo e suor), excreção (água e eletrólitos pelas glândulas écrinas) e metabolização (testosterona, progesterona, estrógenos, glicocorticóides e também na produção da vitamina D).

CICATRIZAÇÃO

A cicatriz decorrente do trauma tecidual, caracteriza-se por um tecido fibroso, de estrutura, textura e elasticidade diferentes do tecido sadio. Vale mencionar que as incisões cirúrgicas (cortes nos tecidos) representam igualmente imenso trauma tecidual.

Durante a cicatrização, a hemostasia combate a infecção; e a redução da área cruenta e a epitelização ocorrem, a fim de evitar sangramento, sepse, perda volêmica, além de proteger o organismo do meio externo.

Existem diversos fatores que interferem no fenômeno da cicatrização, os quais são divididos em internos e externos. Podemos citar a infecção, o mecanismo do trauma, a ação de determinados fármacos e a irradiação como fatores externos. Dentre os internos, destacam-se a desnutrição e patologias prévias como diabetes e obesidade.

A cicatrização apresenta grande complexidade e o processo envolve quatro etapas, divididas desta maneira com fins didáticos: inflamatória, epitelização, fibroplasia e remodelação.

Fase inflamatória: ocorre inicialmente vasoconstrição transitória, seguida de vasodilatação e estravasamento de plasma na ferida, com formação de um exsudato inflamatório apresentando-se clinicamente com dor, calor, rubor e tumor. É importante salientar que o processo inflamatório é diretamente proporcional à lesão tecidual.

Logo após o trauma, os leucócitos polimorfonucleares são os primeiros a chegar à ferida, seguidos pelos neutrófilos, responsáveis pela sua limpeza através da remoção de corpos estranhos, bem como do desbridamento de tecido atingido e bactérias. A hemostasia é feita pelo sistema de coagulação. Uma rede de fibrina formada nessa fase será a base para a migração de macrófagos e fibroblastos e sem ela inibe-se a cicatrização. Os macrófagos atingem a ferida até um dia e meio após o trauma e agem como células fagocitárias terminando a limpeza local. O linfócito é o último tipo celular que migra para a ferida nessa fase inflamatória e sua função ainda não está esclarecida.

Fase de epitelização: o isolamento entre os meios interno e externo se dá através do processo de epitelização que se inicia 48 a 72 horas após a lesão e consiste na multiplicação das células da borda da ferida até que se cubra toda a superfície lesada, originando novo epitélio.

Fase de fibroplasia: os fibroblastos surgem na ferida aproximadamente no segundo ou terceiro dia após o trauma, iniciando a fase de fibroplasia e, ao final da primeira semana, predominam nas feridas. São os responsáveis pela produção do colágeno. Na cicatriz são dominantes a presença de colágeno tipos I e III.

Também na fase de fibroplasia estão presentes os miofibroblastos com características de células musculares lisas. Responsáveis pela aproximação das bordas das feridas podem gerar contratura cicatricial, o que muitas vezes leva a seqüelas indesejáveis.

Após a proliferação vascular é formado tecido de granulação, apresentando aspecto granuloso e avermelhado.

Fase de remodelação: a última fase é a de remodelação na qual a colagenólise ou seja, a degradação do colágeno supera a síntese. Essa remodelação do colágeno é responsável pela mudança de aparência, textura e elasticidade da cicatriz. Um possível desequilíbrio entre a produção e destruição do colágeno ocasiona patologias tanto por excesso de deposição colágena (quelóide), como defeitos na cicatrização.

Existem inúmeros fatores que interferem na cicatrização, como já descrito anteriormente. A desnutrição é fator importante que acarreta hipoalbuminemia, carência de vitaminas (principalmente A, B e C, que contribuem para a cicatrização), além de proporcionar queda no sistema imunológico. O conjunto desses fatores anômalos favorece a infecção, que prejudica a cicatrização por causar morte celular, aumentando o grau de lesão tecidual. Patologias como diabetes, hipertensão e toda gama de disfunção metabólica também geram má cicatrização, uma vez que comprometem a perfusão dos tecidos, levando à menor oferta de oxigênio às células, sendo este necessário para o metabolismo celular. Ainda como fatores prejudiciais à cicatrização, podemos citar os corticosteróides que inibem a fase inflamatória, a epitelização e a síntese colágena. A radiação impede a divisão celular, além de causar vasculite e fibrose que leva o tecido à má perfusão e hipóxia, sendo também fator prejudicial à boa cicatrização das feridas.

Didaticamente pode-se classificar em dois tipos de cicatrização: cicatrização por primeira intenção e por segunda intenção.

Cicatrização por primeira intenção: ocorre quando há aproximação das bordas da ferida logo após o trauma, por uso de sutura cirúrgica ou de esparadrapos. Nesse tipo de cicatriz, as camadas da pele ou das mucosas se unem no mesmo plano, o que facilita o fenômeno pela similitude histológica O resultado é uma cicatriz mais fina, e com boa aparência estética.

Cicatrização por segunda intenção: se dá quando a ferida é mantida aberta por muito tempo (vários dias), não ocorrendo aproximação de suas bordas, com maior risco de cicatriz contrátil e até retrátil. Nessa circunstância, as camadas da pele e das mucosas não se aproximam em planos idênticos. Quando da presença de infecção é recomendável não aproximar as bordas da ferida devido ao risco de formação de abscesso e posterior deiscência da sutura. Neste caso, pode-se realizar o fechamento da ferida quando a infecção não mais estiver presente, caracterizando uma cicatrização por primeira intenção tardia.

Todos os órgãos e tecidos após o trauma estão submetidos ao mesmo processo de cicatrização, seja o revestimento interno (mucosa) ou externo (pele). É importante observar que a cicatrização abrange todos os planos teciduais injuriados.

BIBLIOGRAFIA

Alchorne MMA. Anatomia, histologia e fisiologia da pele. In: Horibe KE. *Estética Clínica e Cirúrgica*. Rio de Janeiro: Revinter; 1999.
Azullay RD, Azulay DR. Dermatologia. Rio de Janeiro: Guanabara Koogan; 1997. 2 ed.
Horibe KE. *Estética & Clínica Cirurgica*. Rio de Janeiro: Revinter; 2000.
Kirsner RS, Eaglstein WH. The wound healing process. *Dermatol Clin.* 1993; 11:629-640.
Kortiny GW. *Dermatologia Clínica Ilustrada*. São Paulo: Manole; 1988.
Modolin ML. Biologia da cicatrização dos tecidos. In: Mélega JM, Zanini SA, Psillakis JM. *Cirurgia Plástica Reparadora e Estética*. Rio de Janeiro: Medisi; 1992, vol II.
Modolin MLA, Bevilacqua RG, Margarido NF, Gonçalves EL. Cicatrização das feridas abertas na desnutrição com hipoproteinemia, estudo experimental. *Rev Hosp Clin Fac Med S. Paulo.* 1982; 37:275-278.
Xu J, Clark RA. Extracellular matrix alters PDGF regulation of fibroblast integrins. *J Cell Biol.* 1996; 132:239-249.

2 Nutrição da Pele e Cicatrização

Tatiana Alvarez
Celso Cukier
Daniel Magnoni

INTRODUÇÃO

Alterações da cicatrização podem comprometer a evolução clínica do paciente. A alimentação é essencial para a saúde, bem-estar e cicatrização das feridas.

Define-se por ferida o defeito ou quebra de tecido vivo que resultou de dano físico, mecânico ou térmico, ou da presença de desordem médica ou fisiológica. De maneira mais simples, pode-se definir ferida como solução de continuidade anatômica e celular do tecido.

PROCESSO DE CICATRIZAÇÃO

O processo de cicatrização é a resposta dinâmica e imediata do organismo a uma lesão, com o intuito de restaurar a característica anatômica, estrutural e funcional do tecido afetado. Após a manifestação da ferida, inicia-se o processo de cicatrização. Fatores como instabilidade hemodinâmica, estresse metabólico e estado nutricional, podem interferir desfavoravelmente na cicatrização.

O paciente desnutrido, global ou específico, pode ser prejudicado. A deficiência de um único nutriente pode prejudicar todo o processo de reparação tecidual.

O processo de cicatrização é dividido em fases bem definidas, descritas a seguir:

Fase inicial ou inflamação aguda

Após a lesão tecidual, imediatamente há um aumento da tensão intravascular, conseqüência da retração do coágulo, que se forma pela ruptura do capilar. Segue-se o aparecimento de respostas vasculares e celulares, que estão intimamente relacionadas ao aumento da permeabilidade capilar e à migração leucocitária em direção à ferida, permitindo a migração de celularidade específica como neutrófilos (6 a 48 horas), macrófagos (72 horas) e linfócitos (cinco dias). Conjuntamente à celularidade, ocorre possibilidade de migração de macro e micronutrientes, fato este importante à nutrição celular local.

Nos grandes processos cicatriciais há interferência hormonal e enzimática, com a presença de histamina, eicosanóides (tromboxanos) e citocinas. Aumento da atividade da enzima xantinoxidase e maior produção de peróxido de hidrogênio.

Por esta fase ser caracterizada pela homeostase, coagulação, ativação da resposta imune local, fagocitose e migração celular são fundamentais nutrientes como: vitamina K, proteínas e aminoácidos neste momento.

Fase proliferativa ou de fibroplastia

Inicia-se três a cinco dias após o ferimento, é caracterizada pela maior proliferação vascular na região da cicatriz, acompanhada do aumento da celularidade de fibroblastos e menor quantidade de mastócitos. Esse evento aumenta consideravelmente o gasto energético e permite a produção tecidual e reparação da lesão.

Os fibroplastos são responsáveis pela produção do colágeno. Esta substância é composta por glicosaminoglicanos, fibronectina e ácido hialurônico. Estes mucopolissacárides estão presentes com diferentes nomes na dependência do órgão em que atuam, como condroitina na córnea e ácido hialurônico na retina. Cada molécula é composta por três cadeias polipeptídicas distintas (cadeias α1 e 2) enroladas em forma de hélice tripla. A composição bioquímica da cadeia α1 é a presença ou ausência da cadeia α2 que determina os diferentes tipos de colágeno e suas respectivas ações teciduais (Quadro 2.1).

As cadeias α são sintetizadas pelos ribossomas e destacadas destes nas cisternas do retículo endoplasmático rugoso, onde sofrem modificações enzimáticas que incluem hidroxilação da prolina e da lisina, glicosilação da hidroxilisina e oxidação da lisina. A oxidação da lisina promove a formação de ligações cruzadas entre as cadeias adjacentes, o que configura a base estrutural do colágeno.

O colágeno está presente nos tecidos sob a forma de feixes de fibrilas longas, com padrão repetido a cada 670nm. A unidade fundamental da fibrila é o tropocolágeno. As fibrilas se dispõem em bastões alongados de 3.000 x 15nm e com peso molecular de 85000.

Esta fase é marcada pelo intenso desenvolvimento das células epiteliais e fibroblastos. Nesta fase requer proteínas, aminoácidos, vitamina C, ferro e zinco.

A vitamina C torna-se extremamente importante nesse momento, pois sua ausência impede a regulação das hidroxilases e, conseqüentemente, a formação da hidroxiprolina, hidroxilisina e colágeno.

Fase de maturação ou de contração da ferida

Neste período (três a cinco semanas após a lesão), ocorre depósito, agrupamento de remodelação do colágeno. Esse processo pode ser entendido como regressão endotelial. Após o depósito desordenado de diversas substâncias e formação do colágeno sobre a cicatriz, ocorre, de forma desordenada na fase de maturação, reestruturação da ferida de forma ordenada. O tecido conectivo estará caracterizado pela presença de fibrócitos, fibras colágenas e vasos sangüíneos proliferados na fase anterior.

O tipo de lesão, a presença de estresse metabólico e a capacidade de proliferação vascular são alguns dos fatores que interferirão diretamente na capacidade orgânica de reparação tecidual.

Há diferenças importantes, por exemplo, na regeneração tecidual do indivíduo idoso quando comparado ao indivíduo jovem.

O estado nutricional interfere diretamente na reparação tecidual. Desnutrição protéica está associada à menor cicatrização por redução da produção de fibroblastos, neoangiogênese e síntese de colágeno, além de menor capacidade de remodelação tecidual.

Em estudo experimental com ratos submetidos a estresse e fornecimento dietético sem arginina, estes apresentaram deficiência no armazenamento de colágeno e menor força tensil da cicatriz. Quando animais, nas mesmas condições apresentadas no estudo de Nirgiotis, foram suplementados com arginina, ocorreu maior retenção nitrogenada, melhora no depósito de colágeno e na produção de hidroxiprolina e maior força tensil da cicatriz. Esses estudos demonstram a possível influência de aminoácidos específicos no processo de cicatrização.

A suplementação oral de arginina livre a voluntários humanos, nas doses de 24,8g e 17g por duas semanas, aumentou a síntese de colágeno, avaliado pela produção de hidroxiprolina, e a mitogênese linfocitária em resposta aos estímulos com fito-hemaglutinina e concavalina A, quando comparada ao grupo placebo.

Macro e micronutrientes e a oferta hídrica fornecida ao paciente podem interferir no processo de cicatrização (Quadro 2.2).

Quadro 2.2 – Nutrientes requeridos para a cicatrização.

Nutriente	Contribuição
Carboidratos	Energia para funcionamento dos macrófagos, fibroplastos e leucócitos
Proteínas	Resposta imunológica, fagocitose, angiogênese, proliferação dos fibroblastos, síntese de colágeno e remodulagem da ferida
Lipídios	Provisão de energia e formação de novas células
Vitamina A	Síntese de ligação cruzada do colágeno e resistência da ferida à tração
Vitaminas Complexo B	Resposta imunológica, ligação cruzada do colágeno e resistência da ferida à tração
Vitamina C	Síntese de colágeno, resistência da ferida à tração, função dos neutrófilos, migração dos macrófagos e resposta imunológica
Vitamina E	Parece reduzir a lesão tecidual por formação de radicais livres
Cobre	Síntese de colágeno e formação de leucócitos
Ferro	Síntese de colágeno e liberação de oxigênio
Zinco	Amplifica a proliferação das células, aumenta a epitelização e melhora a resistência do colágeno

Apesar da oferta de nutrientes serem fundamentais na evolução cicatricial existem fatores nutricionais que interferem na cicatrização.

- Fumo: fumar age como depressor do apetite. Descobriu-se que fumantes têm deficiência das vitaminas B_1, B_6, B_{12}, C.
- *Diabetes mellitus*: a glicosúria descontrolada causa uma fraca resposta inflamatória e uma redução de macrófagos. Os diabéticos apresentam deficiências no processo de cicatrização e maior risco de infecção.

- Deficiência protéica: indivíduos idosos, geralmente mais sentados e deitados, possuem aumento do catabolismo protéico, favorecendo a maior possibilidade de formação de úlceras de pressão e dificuldade de cicatrização. Experimentalmente, provou-se que a desnutrição protéica retarda a contração de feridas abertas por alteração do substrato responsável pela reparação. Esta situação pode ser revertida através de dietas com níveis adequados de proteínas.
- Deficiência de vitamina C: diminui ou retarda a produção de colágeno, dificultando a cicatrização.
- Deficiência de vitamina A: exerce efeito antagônico à cortisona na cicatrização de uma ferida.
- Complexo B: a influência das vitaminas do complexo B na cicatrização ocorre de forma indireta, pois agem como coadjuvantes em diversos sistemas enzimáticos, atuando no metabolismo de proteínas, carboidratos e lípides.
- Ferro: o processo de hidroxilação da prolina e da lisina deve conter a presença de ferro. As anemias ferroprivas alteram o transporte de oxigênio, interferindo diretamente na produção de colágeno.
- Zinco: componente essencial de algumas enzimas envolvidas em atividades celulares como replicação de DNA e RNA, síntese de proteína e divisão celular.

O mecanismo de ação de alguns nutrientes estão descritos a seguir:

Vitamina A: essencial à diferenciação e proliferação celular, principalmente dos tecidos epitelial e ósseo. Após ingestão oral (80%), sua absorção ocorre preferencialmente no intestino delgado, por processo ativo, inicialmente como retinol. No enterócito, o álcool é esterificado formando palmitato. O palmitato é incorporado pelos quilomícrons e transportados via sistema linfático até o fígado, onde é armazenado e hidrolizado em retinol livre. O retinol circula ligado à proteína de ligação do retinol e à pré-albumina; é excretado em maior quantidade pela bile e em menores proporções pela urina (1%), processo que ocorre apenas após repleção das reservas orgânicas.

Vitamina E: apresenta importante ação como antioxidante biológico, participando do bloqueio do processo de auto-oxidação das gorduras insaturadas da membrana celular, impedindo reações peroxidativas causadas por radicais livres. A absorção ocorre de 25 a 85% pela ingestão oral, no intestino delgado; é transportada por via linfática e carreada no sangue por lipoproteínas de baixa (LDL), alta (HDL) e muito baixa densidade (VLDL). É armazenada no tecido adiposo, muscular e hepático na forma não esterificada e sua excreção é feita pela bile (80%) e urinária como glucorunídeo, produto de sua esterificação.

Vitamina B_1 (Tiamina): atua como co-enzima em reações enzimáticas, nas quais grupos aldeídos são transferidos de um doador para uma molécula receptora, também envolvida na transmissão de impulsos nervosos. A absorção ocorre no intestino delgado por processo ativo dependente da Na-K-ATPase. Na mucosa intestinal sofre fosforilação, constituindo a forma ativa tiamina pirofosfato (TPP) ou liga-se a proteínas plasmáticas (20 a 30%) para fosforilação hepática. Armazena-se no musculo-esquelético (50%), coração, fígado, rins e sistema nervoso e sua excreção é urinária.

Vitamina C: participa da regulação do potencial de óxido-redução intracelular. Essencial à síntese de colágeno, facilitando a hidroxilação enzimática de prolina para hidroxiprolina. Atua sobre a síntese de hormônios adrenais, aminas vasoativas e carnitina. O metabolismo da tirosina interrompe-se na ausência de vitamina C. Aumenta a absorção e utilização de ferro bem como permite a transformação do Fe férrico em Fe ferroso. A absorção ocorre em 80 a 90% na dieta oral, no intestino delgado, por transporte ativo, dependente de sódio saturável; é reabsorvida pelos rins em processo ativo saturável e excretada via urinária como ácido ascórbico ou metabólito (deidroascórbico, 2-3 diceto-1-gulonato, ascorbato 2-sulfato e oxalato).

Magnésio (Mg): ativador de sistemas enzimáticos que controlam o metabolismo de carboidratos, gorduras, proteínas e eletrólitos. Co-fator da fosforilação oxidativa, influencia a integridade e transporte da membrana celular, media as contrações musculares e transmissões de impulsos nervosos. A absorção deste micronutriente ocorre de 30 a 50% na ingestão oral, na porção jejunoileal do intestino delgado; circula ligado à albumina, é armazenado nos ossos (60 a 65%), músculos (27%) e outros tecidos (6 a 8%). É reabsorvido de forma ativa no néfron e passiva no túbulo proximal. Ocorre excreção urinária (1,4mg/kg/dia) e fecal (0,5mg/kg/dia).

Zinco (Zn): exerce funções específicas atuando no crescimento e replicação celular, função fagocitária, imunitária celular e humoral, maturação sexual, fertilidade e reprodução. Este oligoelemento atua na estabilização de lisossomas nos processos de síntese protéica e de membrana para a circulação de elementos celulares. A absorção é de 10 a 40% da ingestão oral, no duodeno e jejuno, passiva, formando complexos ligantes endógenos e exógenos (histidina, ácido cítrico e ácido picolínico). Circula no plasma e sangue ligado à albumina e aminoácidos (55%) e macroglobulinas (40%) não se destinando a uso metabólico; é armazenado no fígado, ossos, pele e tecido ocular. Sua excreção é fecal (10mg/dia) ocorrendo em menores quantidades pela urina, pele, cabelo e sêmen.

Estudos experimentais em que doses de zinco de 600mg/dia foram administradas após a elaboração de ferida cutânea demonstraram aceleração da cicatrização em relação ao grupo-controle. É evidente que esse mineral possui importante impacto no mecanismo de cicatrização, embora no citado estudo a dose seja extremamente elevada, o que dificultaria seu uso clínico.

ÚLCERA DE PRESSÃO

As úlceras de pressão, também denominadas de "úlceras de decúbito", podem ser definidas como lesão de modificação degenerativa entre pele e ossos, causada pela interrupção do suprimento sangüíneo na área, geralmente provocada por pressão, cisalhamento, fricção ou uma combinação desses fatores.

Sua prevalência varia de 3,5 a 29% em pacientes internados e pode chegar a 50% dos pacientes em acompanhamento domiciliar. As áreas de ocorrência, seguindo-se a definição apresentada, são as regiões de protuberâncias ósseas, como sacro, bacia, joelhos, cotovelos e região occipital.

O custo da internação hospitalar eleva-se consideravelmente nos pacientes com úlcera de pressão. Interferem de forma mais incisiva, o tempo de hospitalização prolongado e o apoio do corpo de enfermagem necessário aos cuidados com o paciente e com a lesão. A fase de tratamento inicial da úlcera também interfere no custo final da hospitalização. Quanto mais precoce for a introdução do tratamento, maior a probabilidade de recuperação da lesão em menor tempo.

O desenvolvimento de úlceras de pressão está ligado aos pacientes que sofrem com feridas crônicas e desnutrição. Estudos detectaram que quanto mais baixa a albumina do soro, mais grave a úlcera de pressão. Ela pode estar associada a uma grande exsudação, em que há perda persistente de proteínas.

A classificação da úlcera de pressão é feita em quatro fases:

1. Eritema: ocorre eritema local que torna-se esbranquiçado à pressão digital, retornando ao aspecto inicial com o final da pressão local.
2. Dermatite: associada ao eritema a dermatite descamativa de áreas centrais à lesão.
3. Erosão: há presença de úlcera superficial, sem sinais de necrose.
4. Necrose: está presente a úlcera de decúbito profundo. Pode haver comprometimento de musculatura e exposição óssea, tendinosa e cartilaginosa.

Entre os principais fatores que predispõe à úlcera de decúbito estão:

- Desnutrição.
- Imobilidade.
- Incontinência urinária e fecal.
- Hipotensão arterial.
- Temperatura corporal elevada.
- Estado mental.

O gasto energético de pacientes portadores de úlcera de pressão está elevado. Quando associado às perdas nutricionais e hídricas, na dependência do tamanho da lesão, a reparação tecidual pode ser prejudicada.

Fatores clínicos associados, como anorexia e depressão, ingestão deficiente e presença de quadro hipermetabólico, dificultam o tratamento e devem ser tratados. Em casos de ingestão oral deficiente, a nutrição enteral deve ser considerada.

O tratamento da úlcera de pressão é multiprofissional. As medidas descritas a seguir podem ilustrar a importância de cada profissional na atuação dessa entidade:

- Melhora do estado nutricional.
- Cuidados locais com a lesão e desbridamento quando necessário.
- Higiene do paciente evitando contaminação da lesão.
- Mobilização do paciente.
- Tratamento da entidade clínica de base.

SÍNDROME DE EHLERS-DANLOS (EDS)

Essa síndrome e suas variantes consistem num defeito do tecido conjuntivo, mais especificamente no colágeno. Manifesta-se por hiperelasticidade, fragilidade da pele e afrouxamento das articulações. Embora não seja doença com comprometimento nutricional, cabe seu interesse por tratar-se de anomalia ligada ao colágeno.

Hérnia diafragmática, ruptura espontânea do intestino e das artérias, com conseqüente aneurisma dissecante de aorta, descolamento de retina e anormalidades cutâneas podem ocorrer na dependência do tipo de EDS manifestada.

As diferentes formas desta patologia dependem da alteração enzimática exibida. A inibição da oxidação da lisina impede a formação da ligação cruzada do colágeno, o que pode promover modificações na força tênsil do colágeno (Quadro 2.1).

Quadro 2.1 – Tipos de colágenos.

Tipo Cadeias	Localização	Fibrilas	Derivados de lisina	Dissulfídicos	Conteúdo de carboidratos
I (α1I)2α2	Pele, ossos, tendões, ligamentos, córnea	Espessas, estriadas	+	–	Baixo
II (α1I)3	Cartilagens, discos intervertebrais, notocorda	Finas, pobremente estriadas	+	–	Médio
III (α1III)3	Pele fetal, órgãos internos, aorta, artérias, sinóvia	Estriadas	+	+	Baixo
IV (α1IV)3	Membrana basal, aorta	Não estriadas	+	+	Alto

Compilado de Robbins SL, Cotran RL.

A nutrição adequada é um dos mais importantes aspectos para o sucesso do processo de cicatrização, pois a dinâmica de regeneração tecidual exige um bom estado nutricional do paciente e consome boa parte de suas reservas corporais. A recuperação nutricional pode trazer melhores resultados e redução do tempo de cicatrização.

BIBLIOGRAFIA

Allman RM, Goode PS, Burst N, Bartolucci AA, Thomas DR. Pressure ulcers, hospital complications, and disease severit: impact on hospital costs and lenght of stay. *Adv wound care*. 1999; 12:22-30.

Barbul A, Lazarou AS, Efron DT, Wasserkrug HL, Efron G. Arginine enhances wound healing and limpocyte immune responses in humans. *Surgery*. 1990; 108:331-7.

Breslow RA, Bergstrom N. Nutritional prediction of pressure ulcers. *J Am Diet Assoc*. 1994; 94:1301-04.

Dealey C. *Cuidando de feridas*. São Paulo: Atheneu; 2001. 2 ed.

Giner M, Alessandro L, Meguid M, Gleason J. In: *correlation between malnutrition and por outcome in critically ill patients still exists*. Nutrition. 1996; 12:26-29.

Hermann F, Safran C, Levkoff S et al. Serum albumin level on admission as a predictor of death, length of stay, and mortality in the critically ill patient: a critical review of the evidence. *Crit Care Med*. 1994; 22:1192-1202.

Kirk SJ, Hurson M, Regan MC, Holt DR, Wasserkrug HL, Barbul A. Arginine stimulates wound healing and immune function in elderly human beings. *Surgery*. 1993; 114: 155-60.

Mayes T, Gottschlich MM. Burns and wound healing. In: *The science and pratice of nutrition support: a case-based core curriculum – ASPEN*. Iowa: Kendall/Hunt Publishing Co. 2001; 391-419.

Magnoni CD, Cukier C, Castilho AC. Nutrição e processo de cicatrização. News: Home care. São Paulo: Abbott. 2003; 1:1.

Rackett SC, Rothe MJ, Grant-Kels JN. The role of dietary manipulation in the prevention and treatment of cutaneous disorders. *J Am Acad Dermatol*. 1993; 29:447-61.

Robbins SL, Cotran RL. Patologia estrutural e funcional. Interamericana. 1983; 215.

Rojas AI, Phillips TJ. Patients with chronic leg ulcers show diminished levels of vitamins A and E, carotenes, and zinc. *Dermatol Surg*. 1999; 25:601-04.

Whitney JD, Heitkemper MM. Modifying perfusion, nutrition, and stress to promote wound healing in patients with acute wounds. *Heart Lung*. 1999; 28:2,123-33.

3 Fisiologia do Sistema Hematopoiético

Carlos Alexandre Cerny

INTRODUÇÃO

O sangue, a medula óssea e os órgãos responsáveis pela destruição das células sangüíneas podem ser encarados como órgãos de grande capacidade adaptativa. A medula óssea deve renovar as células sangüíneas, mantendo sempre uma população com quantidade e qualidade para atender às necessidades do organismo.

O sangue tem cerca de 5 milhões de glóbulos vermelhos por mm^3. As hemácias têm uma vida média de cerca de 120 dias. Isso significa que para cada mm^3 de sangue, a cada dia, o corpo precisa produzir cerca de 50.000 novas hemácias para manter inalterado o seu número. A medula óssea tem uma reserva, sendo que esse número de 50.000 por mm^3 por dia não representa o limite de sua capacidade.

Em caso de necessidade, a produção de hemácias pode ser elevada. Como exemplos, podemos citar a reposição de perdas após hemorragia ou mudança para uma altitude superior, que obrigue a um aumento na capacidade de carregar o oxigênio mais escasso.

O número normal de plaquetas varia de 150 a 450.000 por mm^3 de sangue. Sua vida média varia entre 7 e 10 dias. Isso obriga a medula óssea a, todos os dias, lançar cerca de 30.000 novas plaquetas para cada mm^3 de sangue. Sua vida média mais curta nos fornece motivo para compreender a maior freqüência de transfusões no caso de necessidade clínica.

Os leucócitos (glóbulos brancos) têm um mecanismo mais complexo por serem diferenciados em vários tipos. Linfócitos, neutrófilos, eosinófilos, basófilos e monócitos são os principais. O número normal de leucócitos sangüíneos é de 5.000 a 10.000 por mm^3.

Os neutrófilos duram de 6 a 12 horas no sangue, ou menos, se estiverem nos tecidos exercendo sua função fagocitária de bactérias. Para manter o número de neutrófilos sangüíneos em cerca de 5.000 por mm^3, a medula óssea deve produzir diariamente cerca de 20.000 novas células por mm^3.

A célula sangüínea de maior vida média é o linfócito. Esse glóbulo branco pode atingir vários meses ou até mesmo anos de vida.

Comparativamente, o sangue tem cerca de mil vezes mais hemácias que leucócitos. A vida média dos leucócitos é, entretanto, consideravelmente menor, exigindo maior produção das células brancas. Em análise da medula óssea ocorre normalmente maior número de células produtoras de leucócitos que de hemácias.

GLÓBULOS VERMELHOS

A hemácia foi criada para ser, basicamente, um invólucro que transporta uma solução de cerca de 280 milhões de moléculas de hemoglobina.

A molécula de hemoglobina é um tetrâmero formado por dois pares de cadeias polipeptídicas, a alfaglobina e a betaglobina, sendo que as globinas ainda se ligam ao heme.

Para a produção adequada das hemácias, o corpo necessita de:

- Medula óssea em boas condições: isso pode ser um problema em casos de aplasia, algumas infecções, exposição à radioterapia, quimioterapia ou a algumas outras drogas.
- Informação genética correta: isso é um problema nos pacientes com talassemia, anemia falciforme, defeitos de membrana etc.
- Estímulo: pela eritropoetina, ver a seguir.
- Nutrientes.

O rim controla a produção de hemácias pela medula óssea, pois libera a eritropoetina que age na medula óssea, estimulando a produção de novas hemácias. É a oferta de oxigênio ao rim que regula a produção da eritropoetina. Tanto uma hemorragia quanto uma mudança para uma altitude superior irão reduzir a quantidade de oxigênio carregada pelo sangue. No caso de hemorragia, perde-se hemácias e o volume de sangue é reposto com plasma ou soro. As hemácias restantes encontrar-se-ão diluídas e seu número menor.

No caso de grandes altitudes, o número de hemácias se mantém. Como o oxigênio é escasso, há necessidade de maior número de hemácias para capturá-lo. Como defesa, o organismo promove sua produção.

Na insuficiência renal crônica, em caso de perda de um dos dois rins, ocorre anemia pela deficiência de eritropoetina. Esses pacientes necessitam de freqüentes transfusões, o que, além da dificuldade para obtenção de algum tipo raro de sangue (B negativo), pode proporcionar acúmulo de ferro (ver adiante). Pacientes renais recebem usualmente doses periódicas de eritropoetina.

Partindo do princípio que não há alteração genética, fatores externos ou insuficiência renal, será a nutrição o fator limitante para a formação das hemácias. Além dos fosfolípides, das proteínas de membrana e das proteínas que compõem a hemoglobina, ou seja, falamos de aminoácidos e ácidos graxos, é o ferro o principal fator limitante. Devido ao papel fundamental do ferro e a sua relativa escassez na dieta, o organismo desenvolveu um importantíssimo e eficiente processo de reciclagem.

A hemácia é uma célula altamente especializada no transporte de O_2 e CO_2. Sua membrana, de alta flexibilidade, lhe permite passar por estreitos capilares. A ausência de núcleo tira da hemácia a capacidade proliferativa e de reparação. Com o tempo (120 dias de vida média), a hemácia vai perdendo a sua funcionalidade e é retirada de circulação.

Ao final de sua vida útil, a hemácia é destruída por células especializadas nesse "controle de qualidade sangüíneo". Estas células ficam principalmente no baço. No caso de uma esplenectomia (retirada do baço), essa função é assumida por outros órgãos.

A hemoglobina é destruída e irá formar a bilirrubina, que é excretada bela bile e é o produto que dá a coloração normal das fezes.

O ferro é reaproveitado. Ele pode ser armazenado como ferritina ou ser ligado à transferrina, que é a proteína que o transporta. A necessidade de ferro é bastante baixa e compensa suas perdas nas células de revestimento que descamam naturalmente e o ferro não é reciclado.

Na mulher, que tem na menstruação uma fonte de perda de ferro, pode ocorrer sua deficiência. O hemograma apresenta valores normais para mulheres mais baixos que o dos homens. A perda de ferro é um dos motivos. Diferenças de compleição física e de atividade explicam o restante. Anemia gestacional e no período de lactação ocorre pela hemodiluição e fornecimento de ferro para o feto (vide capítulo 28, Nutrição no Sistema Reprodutor e Gestação).

A oferta de ferro varia muito conforme a dieta. Em situações normais, o corpo absorve apenas 5 a 10% do ferro consumido, ao nível do jejuno. A capacidade absortiva pode ser elevada em caso de necessidade ou mesmo reduzida se houver sobrecarga de ferro no organismo. Existem duas vias para a absorção do ferro. Para o ferro no heme, em produtos animais, a absorção é muito mais eficiente. Já para o ferro em grãos a absorção é mais complexa. No pH ácido do estômago o ferro é solubilizado. Pacientes em uso de antiácido, bloqueadores de secreção ácida ou gastrectomizados tem a absorção de ferro prejudicada.

Na carência de ferro, a formação das hemácias torna-se defeituosa e o resultado é uma anemia microcítica e hipocrômica. É microcítica porque o tamanho das hemácias torna-se reduzido. Isso é avaliado pelo hemograma, no VCM, ou volume corpuscular médio. A dosagem de ferro vai ser obviamente baixa e a saturação de transferrina cerca de 15% ou menos.

A anemia por deficiência de ferro, ou ferropriva, é a mais comum das anemias.

A anemia megaloblástica manifesta aumento no volume da hemácia. Sua origem está associada a um comprometimento da síntese do DNA. Geralmente isso se deve à deficiência de vitamina B_{12} ou de ácido fólico. Pacientes com nutrição adequada podem apresentar anemias megaloblásticas durante tratamento quimioterápico (que também compromete a síntese do DNA) ou por alguma deficiência genética que impeça a síntese normal do DNA.

Como o corpo compensa uma anemia:

- Aumento no volume plasmático: se o volume de plasma não aumentar, o volume sangüíneo total seria reduzido com a anemia. Em uma hemorragia, somente em um primeiro momento isso acontece.
- Redução da afinidade da hemoglobina pelo oxigênio: isso facilita a liberação do oxigênio retido na hemoglobina.
- Aumento do débito cardíaco: o coração trabalha mais. Se existem menos carregadores, então se torna necessário um maior número de viagens.

GLÓBULOS BRANCOS

Existem várias células diferentes dentro da nossa população de leucócitos. Basicamente podemos dividi-las entre os linfócitos e os demais. A diferença básica é que todas as outras células são produzidas exclusivamente na medula óssea. Os linfócitos, também são produzidos na medula óssea, mas de lá saem como células ainda imaturas. O processo de maturação leva os linfócitos a se multiplicarem, ampliando o número deles que são capazes de reagir a determinado estímulo e deixando apenas parte do processo de maturação como células de memória.

As células maturadas apresentam respostas mais rápidas a um mesmo estímulo. Esse prazo mais curto explica o motivo pelo qual algumas doenças só são sentidas uma vez. O organismo reage rápido, e debela a infecção ainda no período de incubação, antes do surgimento dos sintomas. Após o primeiro estímulo, até o corpo possuir imunidade eficaz, é necessário um período mais longo, o que possibilita sua manifestação clínica.

A produção dos leucócitos, seja na medula óssea ou fora dela, ocorre por divisão celular e é regulada por uma série de proteínas, as citocinas. O último estágio de maturação do linfócito B é a sua transformação em plasmócito, que é a célula que produz proteínas conhecida como anticorpo.

FAGÓCITOS

Os fagócitos são os leucócitos que têm capacidade de fagocitose. São constituídos pelos neutrófilos e fagócitos mononucleares.

Os neutrófilos são os segmentados, bastonetes e formas mais jovens, como os metamielócitos. A função dos neutrófilos é destruir patógenos invasores que é, praticamente, a primeira linha de defesa do organismo.

A maturação do sistema imune e a produção de quantidades eficientes de anticorpos são processos que demoram vários dias. São os neutrófilos que primeiro atacam os patógenos invasores. Os demais fagócitos mononucleares podem ser células circulantes (monócitos) ou fixas (macrófagos, células de Kupffer, osteoclastos, células mesangeais e da micróglia).

Os fagócitos mononucleares têm um papel imunológico, pois além de fagocitar, interagem com os linfócitos para permitir a produção de anticorpos. Os fagócitos mononucleares também desempenham importante papel ao removerem detritos da corrente sangüínea, de lesões em tecidos e na remodelação de tecidos normais.

Tanto os neutrófilos quanto os fagócitos mononucleares são produzidos na medula óssea e descendem da mesma célula, que pode se diferenciar para uma ou para a outra linhagem durante seu processo de maturação. Tal maturação é regulada por citocinas, os fatores estimuladores de colônias. Dessas citocinas, o G-CSF (Granulokine®) e o GM-CSF (Leucomax®) estão disponíveis para uso comercial, sendo produzidos em escala industrial por meio de técnicas de engenharia genética. São normalmente usados em pacientes em tratamento quimioterápico ou radioterápico.

A leucopenia é a queda do número de leucócitos, ou seja, quando toda a contagem de glóbulos brancos está reduzida. A neutropenia é a queda do número dos neutrófilos e representa uma situação de risco potencial para o paciente.

A neutropenia febril é a situação em que o paciente está neutropênico e febril. A febre pode ser causada pela própria doença de base (febre como sintoma de um linfoma, de um hepatocarcinoma ou de um tumor com metástase hepática) ou em decorrência de um processo infeccioso na deficiência do sistema imune, o que representa situação de risco de morte.

A linfopenia é a queda do número dos linfócitos. Pode ocorrer em doenças infecciosas, como na presença do HIV que destrói linfócitos, bem como do uso de drogas (corticóides, imunossupressores e alguns anticorpos monoclonais).

PLAQUETAS

As plaquetas são fragmentos citoplasmáticos de uma célula da medula óssea, o megacariócito. A produção de megacariócitos e a liberação das plaquetas são reguladas por citocinas, entre elas a interleucina (IL)-11. Encontra-se comercialmente disponível a IL-11 (Neumega®).

A função das plaquetas é de aderir a vãos lesados e às outras plaquetas já aderidas, evitando uma hemorragia. Quando o número de plaquetas cai rapidamente, o paciente fica em uma situação de alto risco para desenvolver uma hemorragia. Porém, quando o corpo é submetido a uma situação de plaquetopenia crônica, ocorre algum mecanismo compensatório ainda não bem definido que reduz drasticamente o risco de hemorragia.

Existem duas situações onde as plaquetas podem representar um risco maior para hemorragia. A queda do número é a mais óbvia. Mas, também, a queda de sua função pode expor o paciente a um risco maior. A função das plaquetas pode ser prejudicada por:

- Medicações: como o ácido acetilsalisílico e outros antiagregantes.
- Doenças: lúpus eritematoso, uremia, infecção pelo HIV etc.
- Doenças hereditárias.

BIBLIOGRAFIA

Wintrobe's Clinical Hematology, 1999. 10 ed.
Cecil Textbook of Medicine, 2001. 21 ed.

4 Nutrição no Sistema Hematopoiético

Maria Izabel Lamounier de Vasconcelos

INTRODUÇÃO

Com o advento de regimes antineoplásicos altamente agressivos, tais como transplante de medula óssea (TMO), tem sido curado uma grande variedade de doenças neoplásicas, principalmente doenças do sistema hematológico, as quais, até poucos anos atrás, eram caracterizadas por um prognóstico desfavorável. O TMO é atualmente uma terapia bem estabelecida, sendo que um grande número de pacientes têm sido submetidos, anualmente, no mundo inteiro.

As anemias que resultam de uma ingestão inadequada de ferro, proteína, certas vitaminas (B_{12}, ácido fólico, piridoxina, ácido ascórbico), cobre e outros metais pesados são freqüentemente chamados de anemias nutricionais. Tais deficiências podem ser causadas por ingestão inadequada, absorção deficiente, utilização imperfeita, lesões da medula óssea ou aumento das necessidades.

O TMO está sendo utilizado no tratamento de tumores sólidos, doenças do sistema hematológico, incluindo leucemia e linfomas. Embora muitos dos pacientes, submetidos a este procedimento terapêutico, particularmente aqueles com doenças do sistema hematológico, são inicialmente bem nutridos, a maior preocupação com a terapia nutricional é rotineiramente após o TMO, com o intuito de prevenir a desnutrição secundária ao regime de condicionamento, relacionada com a toxicidade do trato gastrointestinal ou ao aumento dos requerimentos nutricionais. É verdade que, tanto a radioterapia como a quimioterapia induzem à anorexia, náuseas e vômitos, resultando em uma redução e/ou mínima ingestão oral de alimentos. No entanto, a presença de mucosite e diarréia ocasionam uma diminuição da ingestão protéico-calórica e na absorção de nutrientes, como também no aumento das perdas dos substratos nutricionais através do trato gastrointestinal. As necessidades nutricionais estão aumentadas devido ao estresse catabólico, induzida pela terapia medicamentosa, pela presença de sepse ou, no TMO alogênico, pela doença do enxerto *versus* hospedeiro (*Graft-Versus-Host Disease – GVHD*). Em adição, os requerimentos nutricionais podem também estar aumentados, com o intuito de garantir a reconstituição das células sangüíneas.

ESTADO NUTRICIONAL

As doenças oncológicas vão exercer impacto sobre o estado nutricional, dependendo do tipo de tumor, de sua localização, de interações com o hospedeiro, anormalidades do metabolismo intermediário, perda de peso e anorexia.

A etiologia da desnutrição é multifatorial e, em pacientes com câncer, certamente significa sinal de mau prognóstico.

O sintoma da doença maligna mais comumente implicado na gênese da desnutrição é a anorexia. Ocasiona diminuição na ingestão de nutrientes e perda de peso, acarretando na utilização das reservas endógenas pelo organismo para satisfazer as necessidades do hospedeiro e do tumor.

A desnutrição no câncer, conhecida como caquexia, tem como manifestações clínicas anorexia, perda tecidual, atrofia da musculatura esquelética, miopatia, perda rápida de tecido gorduroso, atrofia de órgãos viscerais e energia. As alterações bioquímicas são anemia, hipoalbuminemia, hipoglicemia, lactacidemia, hiperlipidemia e intolerância à glicose.

As complicações nutricionais são observadas freqüentemente em pacientes oncológicos.

Os efeitos dos tumores malignos são:

- As células malignas competem com as células normais pelos nutrientes necessários para a divisão e crescimento celular. Embora se desconheçam as exatas demandas do tumor em relação ao hospedeiro, as seguintes alterações metabólicas são propostas:
  - Alteração no metabolismo dos carboidratos.
  - Alteração no metabolismo das proteínas.
  - Alteração no metabolismo dos lipídios.
- As células malignas também produzem substâncias bioquímicas que afetam o apetite.
- Os tumores malignos podem invadir ou comprimir estruturas e órgãos vitais para a ingestão, digestão e eliminação de alimentos e fluidos.

Os efeitos do tratamento do câncer:

- Alterações estruturais do sistema gastrointestinal podem resultar de uma cirurgia e provocar:
  - Incapacidade de alimentação sem auxílio.
  - Incapacidade para mastigar ou deglutir.
  - Incapacidade para mover o alimento através do estômago e intestino.
  - Derivação intestinal.
- Podem ocorrer alterações funcionais em conseqüência de cirurgia, radioterapia ou quimioterapia provocando:
  - Má absorção de gorduras.
  - Hipersecreção gástrica.
  - Perda de água e eletrólitos.
  - Síndrome de "Dumping".
  - Xerostomia.

- Sensação precoce de saciedade.
- Alterações do paladar e olfato.
- As alterações metabólicas podem ocorrer em conseqüência do tratamento ou de seus efeitos colaterais, como, por exemplo, o aumento da demanda de energia provocado pela febre, estresse, diarréia, vômitos e divisão ou destruição celular.

ALTERAÇÃO DO METABOLISMO DE MACRONUTRIENTES NO PACIENTE COM TUMOR DO SISTEMA HEMATOPOIÉTICO

Carboidratos

A intolerância à glicose foi uma das primeiras anormalidades metabólicas descritas em pacientes oncológicos e ocorre mesmo antes da perda de peso e caquexia. É revertida por extirpação do tumor. Ocorre por diminuição da sensibilidade dos receptores de células beta do pâncreas à glicose, ocasionando liberação inadequada de insulina. Há ainda resistência à ação da insulina por diminuição da sensibilidade dos tecidos periféricos. Essas anormalidades do metabolismo glicêmico sugerem um estado diabético-símile. A progressão do câncer piora a resistência periférica à insulina, acarretando dificuldades para o controle glicêmico, especialmente durante períodos de estresse. A administração de insulina exógena pode suplantar a resistência à insulina e melhorar a caquexia. O aumento da gliconeogênese hepática ocorre como fator adicional de alteração do metabolismo glicídico. Parece ser o lactato um dos responsáveis pela produção de glicose. Tumores, especialmente sarcomas, consomem avidamente a glicose, através de glicólise anaeróbica, e produzem ácido láctico que deve ser metabolizado e convertido *de novo* a glicose pelo fígado, perpetuando a hiperglicemia. O consumo excessivo de glicose pelo tumor aumenta a produção de glicose hepática a partir do lactato e de aminoácidos musculares do hospedeiro. A via metabólica cíclica no qual o lactato é convertido em glicose é denominada ciclo de Cori. A gliconeogênese, ou nova produção de glicose a partir de vários substratos, requer quantidade significativa de energia. São necessárias seis moléculas de ATP para a ressíntese de glicose a partir do lactato, sendo que apenas duas moléculas de ATP são produzidas pela degradação glicolítica de cada molécula de glicose. Este novo estado metabólico se caracteriza por ciclo energético fútil, onde se perde energia. Além do papel do lactato, outras causas de gliconeogênese incluem fatores tumorais e fatores liberados pelo hospedeiro em resposta ao tumor. Hormônios contra-reguladores não estão implicados nas anormalidades do metabolismo dos carboidratos. O aumento da produção de glicose tem relação com o crescimento tumoral e o estágio do tumor.

Proteínas

Caquexia, atrofia muscular, miopatia, atrofia dos órgãos viscerais e hipoalbuminemia resultam de complexas mudanças do metabolismo protéico. No jejum agudo ocorre degradação do músculo-esquelético, para fornecer ao organismo aminoácidos para a gliconeogênese. No jejum prolongado sem câncer, a degradação muscular diminui e conserva nitrogênio, mantendo-se a massa muscular funcional. Este é um mecanismo de adaptação "poupador de proteínas". A sobrevida passa a depender da maior oxidação de gorduras e da menor desintegração de proteínas. Porém, a capacidade de poupar proteínas em resposta ao jejum está ausente no câncer, havendo persistência da proteólise.

Lipídios

As principais alterações do metabolismo lipídico são níveis elevados de lipídios circulantes e depleção das reservas de gordura do hospedeiro. Ocorre por aumento da lipólise e diminuição da síntese de gordura e relaciona-se com queda na atividade da lipase lipoprotéica e liberação de fatores tumorais lipolíticos. O grau de diminuição da atividade da lipase lipoprotéica e de depleção dos lipídios corporais totais depende do tipo de tumor. Pelo efeito regulador sobre monócitos e macrófagos, a hiperlipemia acarreta imunossupressão.

DEFICIÊNCIAS DE NUTRIENTES

Muitos estudos clínicos têm gerado consenso em demonstrar como as deficiências dos nutrientes afetam o sistema imune do organismo.

Aminoácidos

A deficiência de aminoácidos essenciais pode resultar no prejuízo da resposta humoral. Por outro lado, como esperado, a deficiência de aminoácidos não essenciais pode acarretar um pequeno efeito sobre o sistema imune. Entretanto, pode haver algumas exceções, como no caso de deficiências de aminoácidos de cadeia ramificada ou sulfurados, que resultam em depleção de células do tecido linfóide.

Alguns estudos demonstram que o triptofano é indispensável para a manutenção da produção normal de anticorpos.

Tem sido relatado que a arginina, um aminoácido considerado semi-essencial, é um potente estimulador do sistema endocrinológico, ao aumentar a secreção de hormônio de crescimento, prolactina, insulina e glucagon. Está envolvida na síntese protéica, na biossíntese de aminoácidos e seus derivados e no metabolismo da uréia, sendo necessária nas respostas mitóticas. É também uma das fontes principais de óxido nítrico. A administração de arginina resulta em benefícios na cicatrização, melhora a resposta dos linfócitos, aumenta o número de células *natural killer*, e alguns autores sugerem que o aumento na dosagem da arginina pode ser útil em certos estados de imunossupressão, tais como doenças oncológicas e AIDS.

Deficiências de aminoácidos essenciais podem prejudicar a síntese de anticorpos. No entanto, quantidade e qualidade inadequadas de proteína também podem prejudicar a resposta imune. Muitos estudos estão sendo indicados para determinar se alguns padrões ou combinações de aminoácidos podem produzir efeitos imunoestimulantes similares.

Proteína

A proteína é essencial para a produção apropriada de hemoglobina e hemácias no sangue. Na anemia por deficiência de proteína, devido à redução na massa celular e, portanto, das necessidades de oxigênio, o paciente necessita de poucas hemácias para oxigenar os tecidos. Desde que o volume sangüíneo permaneça o mesmo, esta redução do número de hemácias pode parecer uma deficiência de ferro com uma hemoglobina baixa. Na anemia aguda por deficiência da proteína, onde a perda da massa tecidual ativa pode ser maior que a redução do número de hemácias, o paciente pode ser policitêmico, tendo como resposta do organismo a supressão da produção de hemácias. O ferro liberado da destruição normal de hemácias não é reutilizado na produção de hemácias e é armazenado de tal modo que, muitas vezes, haverá suplementos adequados de ferro.

A anemia por deficiência de proteína pode ser complicada por deficiências de ferro e outros nutrientes e por infecções associadas, infestações parasitárias e má absorção.

Zinco

A deficiência de zinco causa atrofia dos linfonodos e resulta em anormalidades, tanto na imunidade celular como humoral.

Os efeitos da deficiência de zinco sobre a resposta imune podem ser resumidos da seguinte forma, de acordo com Myrvik:

- Linfopenia, atrofia do timo.
- Redução da capacidade de desencadear a hipersensibilidade tardia.
- Redução na formação de IgM e IgG.
- Prejuízo na resposta secundária dos anticorpos.
- Redução na resposta dos linfócitos aos mitógenos.
- Prejuízo na imunidade das células mediadoras.
- Prejuízo na maturação das células T.

Os resultados dos estudos indicam que a suplementação de zinco resulta em retorno da função imune em duas semanas.

Estudos científicos não têm demonstrado muito sucesso em determinar as necessidades de zinco, uma vez que os balanços negativos e positivos são alcançados com ingestão abaixo de 5mg e acima de 15mg diárias, em diferentes estudos. Fontes alimentícias: carnes, peixes e frutos do mar, cereais integrais etc.

Ferro

Pacientes com deficiência de ferro apresentam as reações à hipersensibilidade tardia prejudicada, como também às funções dos neutrófilos e macrófagos. Observa-se também uma atrofia dos tecidos linfóides e depleção dos linfócitos com a subseqüente diminuição da produção de anticorpos.

Os pacientes com deficiência protéica associada à deficiência de ferro exibem baixa concentração da proteína ligadora ao ferro no plasma.

Resumidamente, os dados sobre a deficiência de ferro indicam:
- Redução da resposta blastogênica dos linfócitos.
- Redução do número de células T circulantes.
- Redução de anticorpos.
- Prejuízo na atividade dos neutrófilos.

A anemia ferropriva é caracterizada por uma concentração reduzida de hemoglobina no sangue e uma diminuição do conteúdo total de ferro no organismo. Quando a anemia ferropriva torna-se mais grave, surgem defeitos na estrutura e função dos tecidos epiteliais, especialmente na língua, unhas, boca e estômago. A estomatite angular pode também se desenvolver, bem como a disfagia. A gastrite ocorre freqüentemente e pode resultar em acloridria.

A repleção de ferro, não só ocasiona o alívio da anemia, como também deve ser a meta. Fontes alimentícias: carnes, ovos e frutas secas.

Cobre

A deficiência de cobre sugere uma diminuição na maturação e formação dos eritrócitos e neutrófilos, como também é sabido que o cobre se faz necessário para o desenvolvimento adequado dos linfócitos.

Lipsky e Ziff relataram uma inibição das células T em resposta aos mitógenos, especialmente a atividade da célula T *helper*, em associação com a deficiência de cobre.

A anemia por deficiência de cobre também pode estar presente, isto porque o cobre tem uma função no metabolismo do ferro. A proteína que contém cobre, ceruloplasmina, é essencial para a mobilização normal do ferro de suas áreas de armazenamento para o plasma. No estado de deficiência de cobre, o ferro não pode ser liberado e isto conduz a baixos níveis séricos de ferro e hemoglobina, mesmo na presença de reservas normais de ferro. As concentrações séricas do cobre e ceruloplasmina estão baixas. Outras conseqüências da deficiência de cobre sugerem que as proteínas contendo cobre também são necessárias para a utilização do ferro pelos eritrócitos em desenvolvimento e para um melhor funcionamento da membrana eritrocitária. Fontes alimentícias: mariscos, fígado e carne.

Selênio

A deficiência de selênio, que resulta em uma supressão da resposta dos anticorpos, pode ser revertida com a administração de vitamina E. É possível que, com a deficiência de selênio resulte na disfunção da peroxidase, reduzindo a habilidade das células em protegê-las contra o ataque dos oxidantes. Assim sendo, o selênio aparece na função de um importante antioxidante do metabolismo dos fagócitos, permitindo o controle do dano autotóxico.

Vitaminas

As vitaminas estão envolvidas em uma série de reações metabólicas e, conseqüentemente, a deficiência deste grupo pode ter efeitos sobre a resistência e a resposta imune.

A anemia responsiva à piridoxina, que é uma anemia sideroblástica, que responde à terapia da vitamina B_6, é uma anemia microcítica e hipocrômica grave, com a presença de altos níveis de ferro sérico e ferro nos tecidos. O fosfato de piridoxal-5 é necessário na reação de síntese do heme, que aparece danificado, devido a um defeito na formação do ácido D-aminolevulínico (ALA). O ferro que não pode ser usado para a síntese do heme é estocado nas mitocôndrias das hemácias imaturas, que são chamadas sideroblastos. A administração de piridoxina, de 50 a 200mg/dia, pode responder satisfatoriamente, devendo manter constante tal suplementação.

Existe uma inter-relação entre o metabolismo do ácido fólico e a vitamina B_{12}. A deficiência de qualquer um interferirá com o desenvolvimento normal dos eritrócitos e leva à anemia. A vitamina B_{12} e o ácido fólico são essenciais para a síntese das nucleoproteínas necessárias para o desenvolvimento dos eritrócitos. No estado de deficiência, a proteína das hemácias não pode ser sintetizada apropriadamente e há produção de células sangüíneas grandes (macrocítica) e imatura (megaloblástica). Este estado é caracterizado por um número reduzido de eritrócitos, leucócitos e plaquetas. A administração de folato na presença de uma deficiência de B_{12} poderia corrigir a anemia megaloblástica. No quadro 4.1, pode-se observar os diversos efeitos da deficiência das vitaminas sobre a resposta imune.

TRANSPLANTE DE MEDULA ÓSSEA

O transplante de medula óssea (TMO) é indicado nos estados mórbidos que resultam em falência da medula óssea irreversível, de etiologia maligna ou benigna, tais como leucemia aguda ou crônica, linfomas, anemia aplástica grave e talassemia.

A terapêutica imunossupressora agressiva ocasiona náuseas e vômitos repetidos nas primeiras duas semanas, apesar do uso de drogas antieméticas. Mucosite orofaríngea, alteração do paladar e esofagite podem permanecer por até três a quatro semanas após TMO. A diarréia é uma complicação comum que pode permanecer por várias semanas após TMO. Altas doses de quimioterapia alteram profundamente a mucosa intestinal e a população celular, sobretudo após radioterapia.

A doença hepática do enxerto *versus* hospedeiro ocorre geralmente dentro de três meses após o TMO, tendo como manifestação principal a diarréia secretória, com perdas de até 10 litros por dia. Neste caso, a perda de nitrogênio pode ser extrema. Acompanha edema da parede intestinal e alteração da integridade da mucosa intestinal, que podem facilitar translocação bacteriana e posterior sepse.

AVALIAÇÃO NUTRICIONAL

Os objetivos da avaliação nutricional, segundo Dickson e Barale, são:

1. Avaliar o estado nutricional e potenciais fatores de risco.
2. Determinar as necessidades nutricionais.
3. Avaliar o sucesso da terapia nutricional para recuperar e/ou manter o estado nutricional.

Quadro 4.1 – Efeitos da deficiência das vitaminas sobre a resposta imune.

Vitamina	Efeitos
Piridoxina	• Diminuição da resposta dos linfócitos aos mitógenos • Prejuízo na resposta dos anticorpos • Prejuízo na resposta das células mediadas • Redução sérica dos hormônios do timo • Atrofia do tecido linfóide
Ácido Pantotênico	• Prejuízo na resposta dos anticorpos
Riboflavina (B_2)	• Prejuízo na resposta dos anticorpos • Diminuição do peso do timo
Ácido Fólico	• Prejuízo na função dos neutrófilos • Prejuízo na resposta dos linfócitos • Prejuízo na função de citotoxicidade das células T • Prejuízo na resposta dos anticorpos
Vitamina B_{12}	• Prejuízo na resposta dos linfócitos • Prejuízo na função dos neutrófilos
Biotina	• Prejuízo na resposta dos anticorpos • Prejuízo na resposta da célula mediadora • Atrofia do timo
Tiamina (B_1)	• Ligeiro prejuízo na resposta dos anticorpos
Vitamina C	• Prejuízo na resposta inflamatória • Prejuízo na atividade de citotoxicidade das células T • Prejuízo na função fagocítica dos neutrófilos e macrófagos
Vitamina A	• Prejuízo na resposta dos anticorpos • Prejuízo na resposta dos linfócitos • Aumento da suscetibilidade para alguns tumores
Vitamina E	• Prejuízo na resposta dos anticorpos • Prejuízo na resposta dos linfócitos aos mitógenos • Prejuízo na função fagocítica

Myrvik QN. Immunology and Nutrition. In: Shils ME, Olson JA, Shike M. *Modern Nutrition in Health and Disease.* 1994; 623-62.

Na admissão do paciente, a história clínica identifica a presença de risco de depleção nutricional. Entretanto, cabe ressaltar que os métodos clássicos de avaliação nutricional têm sua utilidade limitada nesse grupo de pacientes. As medidas antropométricas sofrem influência das alterações usuais da hidratação. Pelas mesmas razões, os marcadores bioquímicos séricos, como albumina e transferrina, são de pouco valor. A imunossupressão induzida pela doença ou o pré-tratamento para TMO tornam as medidas, como contagem de linfócitos totais ou reação de hipersensibilidade tardia a antígenos cutâneos, de pouco valor.

O balanço nitrogenado é um bom método de avaliação e acompanhamento nutricional, mas poderá haver dificuldades na coleta da urina de 24 horas, além da interferência que causa os vômitos e a diarréia.

NECESSIDADES NUTRICIONAIS

A determinação das necessidades calóricas pode ser estimada a partir da equação de Harris-Benedict. Existe consenso que as necessidades calóricas atingem 130 a 150% acima do cálculo estimado pela equação de Harris-Benedict. Portanto, propõe-se como referência a administração de 30-35kcal/kg/dia.

Pode haver um aumento de 170 a 190% acima do cálculo estimado pela equação de Harris-Benedict, no período imediatamente pós-transplante. Este aumento pode ser calculado da seguinte forma:

1. 60% para o estresse do regime de condicionamento, febre e infecção.
2. 10-20% para pacientes confinados ao leito.
3. 10% para ganho de peso em pacientes desnutridos.
4. 10% para manter o crescimento de crianças e adolescentes.

A necessidade protéica deve ser aumentada e geralmente atinge provisões de 1,4 a 1,5g/kg/dia para adultos. Para crianças e adolescentes varia conforme a idade, como segue na tabela 4.1.

Tabela 4.1 – Necessidades protéicas.

Idade	g/kg/dia
Adulto	1,5
15-18	1,8
11-14	2,0
7-0	2,4
4-6	2,5-3,0
1-3	3,0

Os lipídios podem ser particularmente úteis para atingir as necessidades calóricas, caso da hiperglicemia se desenvolver como conseqüência do tratamento com corticóides e da infecção. Recomenda-se 25 a 30% das necessidades calóricas totais.

Devido a intolerância à glicose, que é comum nestes pacientes, recomenda-se administrar 50 a 60% das necessidades calóricas de carboidratos complexos.

Em relação às vitaminas, a vitamina K deve ser acrescentada, uma vez que, habitualmente, não é incluída nas preparações-padrão da nutrição parenteral. É recomendado que os pacientes recebam suplementos vitamínicos por um ano pós-transplante.

Não existe recomendações específicas para os minerais, entretanto, algumas deficiências minerais podem ser comuns, tais como:

- Cálcio: deficiência causada pela terapia com corticosteróide.
- Magnésio: deficiência causada pela administração de ciclosporina e antibióticos.
- Fósforo: deficiência causada pela terapia com corticosteróide.
- Potássio: hipocalemia pode resultar pelo uso de diuréticos, antibióticos e corticosteróides; hipercalemia pode resultar da diminuição da função renal, da utilização de diuréticos e ciclosporina.
- Zinco: deficiência pode ser causada pelo excesso de diarréia (GVHD) e utilização de diuréticos.

GLUTAMINA

Em trabalhos de Ziegler et al, a suplementação de glutamina na nutrição parenteral demonstrou efeitos benéficos aos pacientes submetidos ao TMO, promovendo um aumento na porcentagem de linfócitos, redução da permanência hospitalar, dos custos e da incidência de infecção.

A prioridade da glutamina parece ter ação no sistema imunológico e no tubo gastrointestinal, havendo benefícios mesmo com doses baixas (10 a 13g/dia). A última etapa de ação é, provavelmente, a retenção nitrogenada, necessitando doses mais altas para a ação.

Embora a função primeira do intestino seja a digestão e a absorção dos nutrientes, a mucosa do trato gastrointestinal serve como um importante mecanismo de barreira que ajuda a prevenir a contaminação sistêmica. A falência da barreira mucosa pode permitir que bactérias e endotoxinas, normalmente contidas no intestino, entrem na circulação sistêmica e portal (translocação bacteriana) onde podem iniciar o processo séptico.

Vários fatores podem influenciar a barreira intestinal e a função imune, incluindo efeitos tróficos, manutenção da microflora intestinal e do epitélio intestinal e a barreira mucosa. A glutamina, portanto, manterá o trofismo da barreira intestinal e a função imune do intestino, por meio da ativação da glutamina intestinal e pelo transporte nas microvilosidades, prevenindo a deterioração da função intestinal.

A glutamina, entretanto, não previne a passagem de macromoléculas pelas vilosidades. Sua atividade na prevenção da translocação microbiana, em humanos, necessita maior comprovação científica.

TERAPIA NUTRICIONAL

As manifestações gastrointestinais graves provocadas pelo tratamento agressivo quimioterápico e/ou radioterápico freqüentemente excluem o uso de dieta oral ou nutrição enteral nestes pacientes, pelo menos no período mais crítico da evolução. Neste caso, a nutrição parenteral deve ser indicada precocemente.

Complicações pós-transplante que afetam o estado nutricional

As complicações que ocorrem no pós-transplante são inúmeras, principalmente as infecciosas, as relacionadas à doença venoclusiva e à doença do enxerto *versus* hospedeiro, além das gastrointestinais que afetam o estado nutricional.

No que se refere às complicações gastrointestinais, temos as seguintes complicações com suas possíveis causas:

1. Náuseas e vômitos: quimioterapia, irradiação corporal total, medicações, emulsões lipídicas, hiperglicemia, desidratação, desequilíbrio hidroeletrolítico, mucosite, infecção e GVHD gastrointestinal.
2. Mucosite e esofagite: quimioterapia, irradiação corporal total, infecção oral oportunista.

3. Xerostomia: irradiação corporal total, antieméticos.
4. Produção de muco viscoso: irradiação corporal total.
5. Disgeusia: irradiação corporal total, quimioterapia, morfina, antibióticos.
6. Diarréia e esteatorréia: quimioterapia, irradiação corporal total, antibióticos, mucosite, GVHD gastrointestinal e hepático, infecção intestinal.
7. Anorexia: presença do câncer, quimioterapia, irradiação corporal total, toxicidade das medicações, infecção, desequilíbrio hidroeletrolítico e dos fluidos, fatores psicológicos e ambientais.

CONCLUSÃO

A terapia nutricional representa um importante instrumento para os pacientes portadores de doenças hematológicas. Nos pacientes submetidos ao transplante de medula óssea, a nutrição parenteral é a principal arma, embora a nutrição enteral esteja sendo utilizada em algumas instituições. O objetivo da terapia nutricional parenteral é prevenir a desnutrição secundária, a toxicidade do trato gastrointestinal e as alterações metabólicas induzidas pelo agressivo regime de condicionamento. Com a nutrição parenteral é possível adequar a provisão de fluidos, eletrólitos e macronutrientes, o que torna-se extremamente necessário, considerando a complexidade clínica do período pós-transplante. A equipe multiprofissional tem um papel muito importante, determinante para a recuperação do paciente. A possibilidade de administração de substratos nutricionais específicos, durante a delicada fase de aplasia e reconstituição da medula óssea, pode influenciar os resultados, que necessitam mais investigações com trabalhos controlados. Nesse ponto, futuros estudos objetivando a avaliação da influência da terapia nutricional sobre os resultados da evolução nos pacientes transplantados, considerando, separadamente, os pacientes submetidos a transplante autólogo, alogênico, como por tumores sólidos e hematológicos, uma vez que a resposta imunológica, o impacto do tipo do tumor sobre o metabolismo do hospedeiro é substancialmente diferente.

Agradecimentos

À enfermeira-chefe da Unidade de Transplante de Medula Óssea do Hospital Alemão Oswaldo Cruz, Fabiana Cristina Mari Mancusi, por ter, pacientemente, lido, relido todo o material e muito auxiliou na elucidação de diversos pontos.

BIBLIOGRAFIA

Bociek RG, Stewart DA, Armitage O. Bone Marrow Transplantation. Current concepts. *J Invest Med.* 1995; 2:127-135.

Carvalho EB, Correa MM, Torres HOG. Nutrição em Câncer. In: Murad, AM, Katz A. *Oncologia Bases Clínicas do Tratamento.* Rio de Janeiro: Koogan. 1996; 121-5.

Cogoluenes VC, Chambrier C, Michallet M et al. Energy expenditure during allogeneic and autologous bone marrow transplantation. *Clin Nutr.* 1998; 17:253-7.

Dickson B, Barale KV. Nutritional Assessment. In: Lenssen P, Aker SN. *Nutritional Assessment and Management During Marrow Transplantation*. Seattle. 1985; 5-14.

Erdman L. Terapias de Suporte e suas Implicações para a Enfermagem. In: Clarck JC, Mcgee RF. *Enfermagem Oncológica*. Porto Alegre: Artes Médicas. 1997; 365-80.

Fürst P, Pogan K, Stehle P. Glutamine Dipeptides in Clinical Nutrition. *Nutrition*. 1997; 13:731-7.

Gross RL, Newberne PM. *Physiol. Rev.* 1980; 60:188-302.

Herrmann VM, Petruska PJ. Nutrition support in bone marrow transplant recipients. *NPC*. 1993; 8:19-27.

Jose DG, Good RA. *J Exp Med*. 1973; 137:1-9.

King JC, Keen CL. Zinc. In: Shils ME, Olson JA, Shike M. *Modern Nutrition in Health and Disease*. 1994; 214-230.

Krause MV, Maham LK. Cuidado Nutricional em Anemias. In: Krause MV, Maham LK. *Alimentos, Nutrição & Dietoterapia*. São Paulo: Roca. 1991; 581-595.

Lipsky PE, Ziff M. *J Clin Invest*, 1980; 65:1069-76.

Myrvik QN. Immunology and Nutrition. In: Shils ME, Olson JA, Shike M. *Modern Nutrition in Health and Disease*. 1994; 623-62.

Roberts S. Bone Marrow Transplantation. In: Gottschlich MM, Matarese LE, Shronts EP. *Nutrition Support Dietetics*. Core Curriculum: ASPEN. 1993; 423-32.

Savy GK. Enteral Glutamine Supplementation: Clinical Review and Practical Guidelines. *NCP*. 1997; 12:259-62.

Silva MLT, Waitzberg DL. Transplante de Órgãos. In: Waitzberg DL. *Nutrição Oral, Enteral e Parenteral na Prática Clínica*. São Paulo: Atheneu. 2001; 1417-29.

Vasconcelos MIL, Tirapegui J. Importância Nutricional da Glutamina. *Arq Gastroenterol*. 1998; 35:207-216.

Waitzberg DL. Câncer. In: Waitzberg DL. *Nutrição Oral, Enteral e Parenteral na Prática Clínica*. São Paulo: Atheneu. 2001; 1381-93.

Waitzberg DL, Lotierzo PHP, Duarte AJS et al. Imunonutrição. In: Waitzberg, D.L. *Nutrição Oral, Enteral e Parenteral na Prática Clínica*. São Paulo: Atheneu. 2001; 1511-38.

Ziegler TR, Young LS, Benfell K et al. Clinical and metabolic efficacy of glutamine-supplemented parenteral nutrition after bone marrow transplantation. *Ann Intern Med*. 1992; 116:821-8.

5 Fisiologia no Sistema Cardiovascular

Carlos Hossri

INTRODUÇÃO

Uma verdadeira viagem interminável, considerando-se basicamente dois circuitos: a pequena circulação e a grande circulação (Figs. 5.1 e 5.2), onde o coração pode ser considerado o órgão de chegada, do sangue venoso, por suas câmaras direitas e, o de partida, do sangue arterial, pelas câmaras esquerdas.

Assim, podemos descrever os caminhos por onde o sangue percorrerá, para efetivamente nutrir cada célula do organismo humano.

Didaticamente, pode-se resumir o sistema cardiovascular como um sistema constituído por uma bomba central cardíaca (Fig. 5.3), que é composta por estruturas mecânicas (musculares/valvares – Fig. 5.4), estruturas elétricas (sistema de condução – Fig. 5.4) e estruturas hidráulicas (grandes vasos e rede coronária – Fig. 5.5), compondo o sistema anatômico cardiocirculatório (Fig. 5.6).

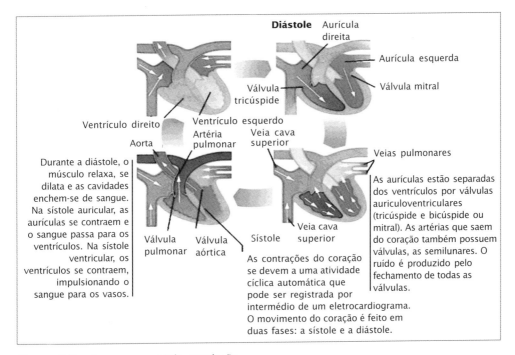

Figura 5.1 – Pequena e grande circulação.

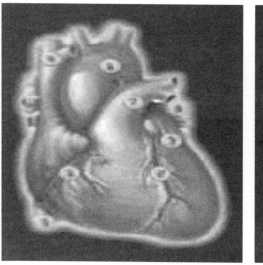
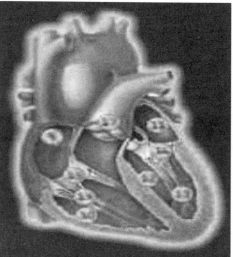

Figura 5.2 – Anatomia cardiocirculatória.

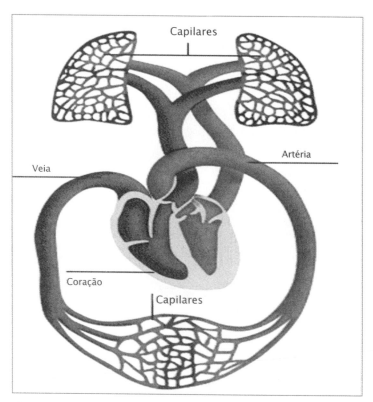

Figura 5.3 – Visão esquemática da circulação pulmonar e sistêmica.

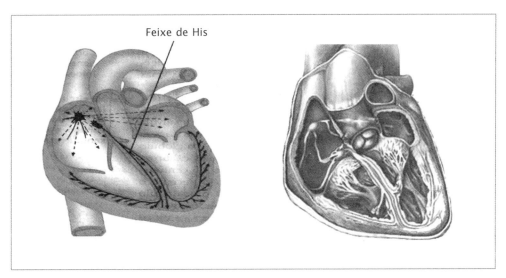

Figura 5.4 – Sistema elétrico cardíaco.

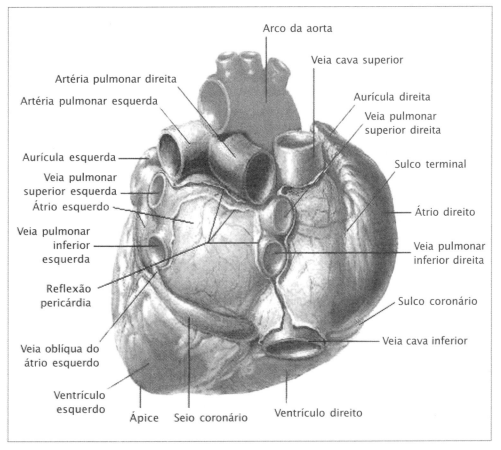

Figura 5.5 – Rede coronariana.

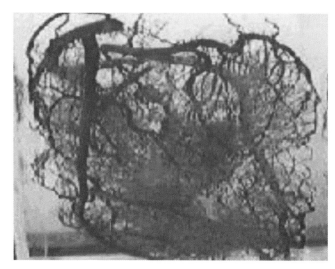

Figura 5.6 – Coração: vista posterior.

O coração direito recebe sangue das veias cavas inferior e superior, passando do átrio direito para o ventrículo direito através da valva tricúspide, seguindo para a artéria pulmonar, chega aos capilares pulmonares, onde ocorre a oxigenação (hematose) deste sangue venoso. Esse sangue oxigenado chega ao coração esquerdo através das quatro veias pulmonares, passa através da valva mitral, atinge o ventrículo esquerdo, que o bombeia para a aorta (circulação sistêmica de alta pressão), servindo os sistemas orgânicos.

O coração atua como uma bomba muscular de quatro câmaras para mover o sangue através dessas duas circulações.

Os átrios (aurículas) funcionam como reservatórios para o retorno do sangue venoso durante a sístole ventricular e o conduz durante a diástole ventricular, além disso, a contração atrial, imediatamente antes da sístole ventricular, fornece aumento de sangue para os ventrículos, o que incrementa a força sistólica ventricular.

A função normal das válvulas requer uma interação de seis estruturas anatômicas: a parede atrial, o ânulo fibroso, o tecido valvular, as cordas tendíneas, os músculos papilares e a parede ventricular. Qualquer anormalidade envolvendo esses componentes leva à disfunção valvar, que se traduz na ausculta cardíaca pelo "sopro", que se apresenta de várias formas dependendo do tipo de anormalidade.

Por exemplo, no prolapso da valva mitral, que afeta até 6% da população, uma ou duas cúspides se prolabam para além do anel valvar, podendo gerar uma insuficiência mitral.

Em contraste, essa regurgitação mitral pode ocorrer na doença arterial coronariana, quando os músculos papilares tornam-se isquêmicos ou infartados.

As atividades mecânicas do coração são iniciadas e coordenadas por um sistema elétrico intrínseco, denominado sistema de condução especializado (Fig. 5.4). Os impulsos elétricos derivados espontaneamente originam-se na região de células marcapasso, ou seja, o nódulo sinoatrial (AS), localizado na junção da veia cava superior e a aurícula direita. Os impulsos elétricos iniciam ondas de ativação elétrica, que se disseminam por toda musculatura atrial, levando à contração atrial. Tratos internodais especializados, o átrio direito, conduzem preferencialmente para o nódulo atrioventricular (AV), localizado na junção AV em proximidade direta com a valva tricúspide. Os impulsos elétricos conduzem-se lentamente através do nódulo AV, permitindo haver tempo para a sístole atrial contribuir com o enchimento ventricular. Distalmente ao nódulo AV, os sinais elétricos conduzem-se rapidamente através do feixe de His e para os ramos direito e esquerdo, localizados nos ventrículos direito e esquerdo, respectivamente. Nos ventrículos, os impulsos elétricos disseminam-se através de uma rede de tecido especializado, denominada fibras de Purkinje e, finalmente, entram nas fibras musculares ventriculares. A condução dissemina-se do endocárdio para o epicárdio e do ápice para a base, iniciando uma seqüência organizada de contração cardíaca e a subseqüente recuperação da excitação são refletidas no eletrocardiograma (Fig. 5.7).

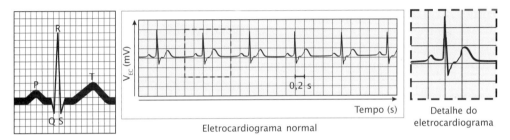

Figura 5.7 – Traçado eletrocardiográfico básico.

O coração é ricamente inervado pelas divisões simpática e parassimpática do sistema nervoso autônomo. As fibras simpáticas pós-ganglionares originam-se nos gânglios localizados ao longo das cadeias simpáticas cervicais direita e esquerda. Receptores simpáticos cardíacos são encontrados nos átrios, ventrículos e sistemas especializados de condução. Esses receptores são primariamente do tipo adrenérgico B-1, cuja estimulação resulta em aumento de força contrátil (inotropismo) e aumento da freqüência cardíaca (cronotropismo). As fibras parassimpáticas são transportadas nos nervos vagos direito e esquerdo e são primariamente distribuídas para os átrios, nódulo sinusal e nódulo AV.

A estimulação parassimpática promove diminuição da força contrátil, alentecimento da freqüência cardíaca e da condução no nódulo AV.

Além desses nervos eferentes, fibras aferentes sensitivas conduzem impulsos de várias localizações do coração para o sistema nervoso central (SNC). Essas fibras podem ser ativadas por diversas circunstâncias que incluem a distensão das câmaras cardíacas e a isquemia miocárdica.

CIRCULAÇÃO SISTÊMICA

A circulação sistêmica (periférica) distribui sangue para todas as células e tecidos do organismo, buscando a manutenção de um ambiente bioquímico para as funções corporais em repouso e também durante o exercício.

Partindo da aorta, as artérias se ramificam para todas as regiões do corpo, transportando sangue sob elevada pressão a vários tecidos e sistemas orgânicos. As arteríolas, ou ramos musculares terminais das artérias, são vasos de resistência que atuam como válvulas de controle que regulam o fluxo sangüíneo para dentro dos vários leitos capilares, de acordo com a necessidade.

Dentro dos capilares ocorre uma troca de líquido, nutrientes, oxigênio, dióxido de carbono e substâncias reguladoras entre o espaço intersticial dos tecidos e o sangue. Os capilares são túbulos de paredes finas com poros, através dos quais as substâncias podem se difundir em ambas as direções, dependendo de gradientes químicos e hidrostáticos.

As vênulas começam na extremidade distal dos capilares e se juntam para formar as veias que transportam o sangue de volta para o coração sob baixa pressão.

As artérias coronárias originam-se da aorta ascendente, imediatamente acima das cúspides anteriores da valva aórtica. A artéria coronária direita corre no sulco entre o átrio direito e o ventrículo direito, provendo ramos para a aurícula direita, parede ventricular direita anterior e superfície dos ventrículos. Em 99% dos indivíduos, a artéria coronária direita fornece suprimento sangüíneo para o nódulo AV e terço posterior do septo interventricular. Nesses indivíduos, a artéria coronária direita é chamada dominante. A artéria coronária esquerda tem um ramo inicial curto (tronco) que se bifurca em um ramo principal, descendente anterior, que corre no sulco anterior entre os ventrículos e o ramo circunflexo esquerdo, que corre no sulco entre o átrio esquerdo e o ventrículo esquerdo. Quando a artéria coronária direita é o vaso dominante, a artéria circunflexa esquerda e seus ramos marginais estão limitados à parede ventricular esquerda lateral; entretanto, em 10% dos indivíduos esta é dominante e continua no sulco AV esquerdo para suprir a parede ventricular posterior, o nódulo AV e o terço posterior do septo interventricular. Os dois terços anteriores do septo, o ramo direito e a divisão anterior do ramo esquerdo são supridos por ramos perfurantes septais da artéria descendente anterior esquerda.

É necessária uma compreensão da anatomia da árvore coronariana, a fim de avaliar os efeitos patológicos da aterosclerose coronária, sobre as várias estruturas cardíacas.

As lesões oclusivas da artéria coronária direita afetam mais provavelmente o nódulo AV, as superfícies posterior ou diafragmática (inferior) dos ventrículos e o septo posterior.

As lesões da artéria descendente anterior esquerda afetam a parede ventricular esquerda anterior e os dois terços anteriores do septo interventricular; enquanto lesões da artéria circunflexa afetam principalmente a parede lateral do ventrículo esquerdo e, por vezes, o septo posterior e o nódulo AV. As lesões obstrutivas do tronco da coronária esquerda são extremamente perigosas, levando a importante comprometimento ventricular esquerdo e improvável sobrevida.

O conhecimento da estrutura da parede arterial é importante para a compreensão do processo aterosclerótico, assim, sua composição consiste em três camadas morfologicamente distintas: a camada íntima, formada por camada única de células endoteliais ligadas à camada muscular média, pela lâmina elástica interna, composta por fibras musculares lisas e a camada externa, denominada adventícia, constituída de tecido conjuntivo frouxo com funções de proteção e nutrição para a artéria. As lesões da aterosclerose estão ilustradas na figura 5.8.

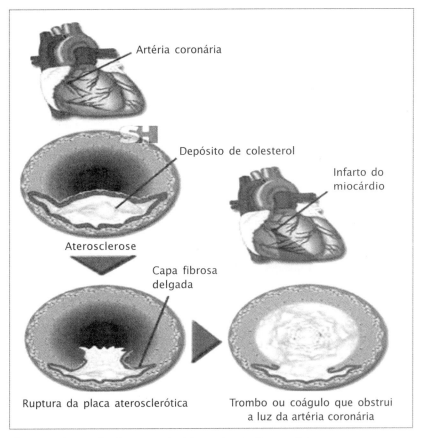

Figura 5.8 – Evolução aterosclerótica até oclusão arterial.

O processo aterosclerótico inicia-se pela camada íntima das grandes e médias artérias. Ocorre migração de células do músculo liso da média em resposta à deposição de colesterol e ésteres do colesterol do sangue circulante, presumivelmente através do defeito na camada íntima.

Com o envelhecimento da lesão, ocorre inflamação e acúmulo de tecido fibroso, o que pode ser acompanhado de hemorragia dentro da placa aterosclerótica, calcificação, necrose celular e trombose mural e conseqüente oclusão progressiva da luz arterial. As lesões oclusivas ocorrem primariamente nas artérias de médio calibre, incluindo as artérias coronárias, cerebrais, renais e de extremidades inferiores.

CIRCULAÇÃO PULMONAR

De forma diferente da circulação sistêmica, cuja função é a de servir as necessidades metabólicas das células e tecidos do organismo, a circulação pulmonar funciona primariamente para propiciar a troca gasosa entre o corpo e o ambiente externo.

A circulação pulmonar constitui parte do sistema respiratório, que também inclui os pulmões e os músculos esqueléticos da respiração. O volume de sangue que flui através dos pulmões, a partir do lado direito do coração, é comparado àquele da circulação sistêmica; entretanto, em contraste com esta, a circulação pulmonar é um sistema de baixa pressão e baixa resistência, com artérias de paredes mais finas e de maior distensibilidade que o equivalente sistêmico. Isso permite um fluxo sangüíneo pulmonar de volume elevado através dos pulmões, com pressões sistólicas do ventrículo direito que são apenas um quarto daquela gerada pelo ventrículo esquerdo.

A captação de oxigênio e a liberação de dióxido de carbono nos pulmões ocorrem nos capilares pulmonares, que são adjacentes aos sacos aéreos terminais, ou seja, os alvéolos.

Os capilares pulmonares coalescem para formar as veias pulmonares e, por sua vez, se juntam para formar duas veias pulmonares principais de cada pulmão, esvaziando-se no átrio esquerdo.

INTEGRAÇÃO FISIOLÓGICA DOS SISTEMAS CARDIOVASCULAR, PULMONAR E MUSCULOESQUELÉTICO

Para a realização do exercício físico é necessária a integração coordenada de três importantes sistemas orgânicos: musculoesquelético, cardiovascular e respiratório (Fig. 5.9).

Esses três sistemas estão diretamente acoplados para prover a troca gasosa homeostática, ou seja, oxigênio e gás carbônico, entre o ambiente externo e as fibras musculares em atividade (Fig. 5.10). Toda essa regulação depende de um controle central, a partir de informações aferentes ao tronco cerebral, onde, na formação reticular bulbar, situam-se os neurônios reguladores centrais.

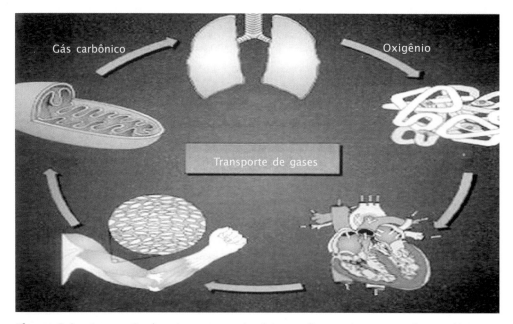

Figura 5.9 – Integração dos sistemas respiratório, cardiovascular e musculoesquelético no transporte de gases.

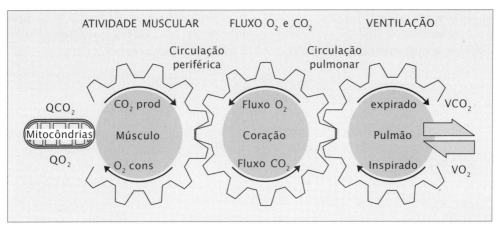

Figura 5.10 – Engrenagem da troca homeostática entre o ambiente externo e as mitocôndrias do musculoesquelético.

As informações aferentes, a partir das quais o sistema regular promove os ajustes cardiovasculares, podem ser discutidas à luz de três hipóteses que caracterizam a natureza do sistema:

1. Atuação de um "comando central" a partir de centros motores superiores originando descarga aferente aos neurônios do bulbo.
2. Descargas aferentes a partir das terminações nervosas musculares de fibras dos grupos III e IV, sensíveis a estímulos mecânicos e/ou metabólicos locais diretamente relacionados à natureza do exercício.
3. "Comando cardiodinâmico", sugerido por Wasserman e Whipp, em 1983, onde o retorno venoso e, mais precisamente, o fluxo de CO_2 aos pulmões originariam informações aferentes necessárias aos ajustes cardioventilatórios do exercício.

Qualquer quebra dentro de um ou mais desses sistemas orgânicos pode levar a causa de uma tolerância limitada do indivíduo ao exercício.

ESTRUTURA E FUNÇÃO DO SISTEMA MUSCULOESQUELÉTICO

A contração e o relaxamento muscular esquelético fornece a base para qualquer atividade física. As contrações voluntárias estão sob o comando do sistema nervoso central. Os impulsos elétricos que chegam nas junções mioneurais iniciam liberação de íons-cálcio armazenados, Ca^{++}, pelo retículo sarcoplasmático, sistema elaborado de sacos tubulares, vesículas e canais que circundam as miofibrilas. Os íons Ca^{++}, por sua vez, desencadeiam uma interação química entre os filamentos finos de actina e miosina dentro das miofibrilas. O encurtamento muscular ocorre quando os filamentos de actina são tracionados para dentro, pelas interações químicas seqüenciais com pontes cruzadas de miosina.

Os eventos mecânicos responsáveis pelo encurtamento muscular e desenvolvimento de tensão necessitam de uma fonte contínua de energia química, na forma de compostos de fosfato de alta energia.

O mais importante desses compostos, a adenosinatrifosfato (ATP), libera energia quando ligações de fosfato são quebradas durante um série de reações denominadas hidrólise (ADP, adenosinadifosfato e AMP adenosinamonofosfato):

$$ATP + H_2O\ ADP \rightarrow + P + ENERGIA$$
$$ADP + H_2O\ AMP \rightarrow + P + ENERGIA$$

A energia livre liberada nessas reações é empregada pelas células para a contração muscular e uma variedade de outros processos biológicos que requerem energia.

Nas fibras musculares, as moléculas de ATP são continuamente ressintetizadas por inúmeras reações químicas relevantes. Há um reservatório imediato de compostos de fosfato de alta energia, na forma de fosfocreatina (CP), que está em equilíbrio com o ATP e a creatina (C), como indica a reação que se segue:

$$ADP + CP \leftrightarrow ATP + C$$

Entretanto, para um trabalho muscular esquelético manter um suprimento adequado de ATP só pode ser provido pela oxidação de alimentos consumidos na dieta ou armazenados no corpo na forma de glicogênio e triglicerídeos. As reações químicas envolvidas na oxidação de glicose, glicogênio e ácidos graxos fazem parte de um processo denominado fosforilação oxidativa (Fig. 5.11).

Os principais combustíveis produtores de energia para a ressíntese de ATP são os carboidratos (glicogênio muscular e glicose sangüínea) e os ácidos graxos dos triglicerídeos no tecido adiposo armazenado. No estado de repouso, o tecido muscular obtém virtualmente quase todo seu combustível a partir dos ácidos graxos circulantes. Quando iniciamos um exercício, durante os primeiros minutos, o glicogênio muscular será utilizado como fonte energética, e com a continuação do mesmo, os

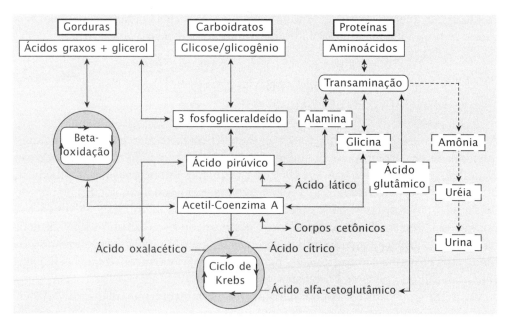

Figura 5.11 – Fosforilação oxidativa.

combustíveis originários do sangue, da glicose e ácidos graxos tornam-se importantes fontes energéticas para a contração muscular. Com exceção, nos casos de jejum prolongado, as proteínas contribuem muito pouco para o gasto energético total das fibras musculares em atividade.

A fosforilação oxidativa envolve uma seqüência anaeróbica inicial de reações que têm lugar no citoplasma das fibras musculares. Durante essa fase, a glicose e o glicogênio são metabolizados em ácido pirúvico através de um processo denominado glicólise, que fornece três moles de ATP para cada monômero de glicose no glicogênio ou dois ATP para cada molécula de glicose que entra diretamente da corrente sangüínea.

A disponibilidade de oxigênio permite ao ácido pirúvico entrar na fase aeróbica da fosforilação oxidativa, o que acontece na mitocôndria. Inicialmente, o ácido pirúvico é oxidado em acetil-CoA, o que também é a primeira etapa do metabolismo dos ácidos graxos. O acetil-CoA entra, subseqüentemente, em uma série cíclica de reações denominadas ciclo de Krebs, fornecendo dióxido de carbono e hidrogênio. Os elétrons do hidrogênio são transportados para uma cadeia de transporte de elétrons, liberando energia para a fosforilação do ADP em ATP. Ao final da cadeia, os elétrons são recombinados com os íons hidrogênio e oxigênio para formar água. Um total de 36 ATP por molécula de glicose é sintetizado em nível mitocondrial durante a oxidação aeróbica.

Durante o relaxamento muscular, as moléculas de ATP recém-sintetizadas são captadas pelos filamentos de actina e subseqüente liberação de tensão nas fibras musculares.

Além disso, os íons-cálcio são liberados e transportados de volta para o retículo sarcoplasmático para aguardar novo estímulo elétrico para a contração.

Existem dois tipos principais de fibras musculares com diferentes propriedades metabólicas e mecânicas que compreendem os vários grupos musculares esqueléticos no corpo humano.

As fibras do tipo I, ou de contração lenta, apresentam sistemas enzimáticos oxidativos altamente desenvolvidos e ricos em mitocôndrias, sendo bem adaptadas para atividades aeróbicas. As fibras do tipo II, ou de contração rápida, são mais elaboradas para atividades de força (isométricas) e breves explosões de alta velocidade; apresentam sistema enzimático glicolítico bem desenvolvido com menor teor mitocondrial e de atividade oxidativa. As fibras de contração rápida apresentam resposta contrátil rápida e são acometidas de fadiga. Além desses tipos principais de fibras musculares, existem fibras relativamente indiferenciadas que podem ser recrutadas para se comportarem como fibras do tipo I ou do tipo II, de acordo com o programa particular de treinamento de exercício escolhido. No entanto, as proporções dessas fibras I e II são geneticamente determinadas em cada indivíduo.

CAPTAÇÃO DE OXIGÊNIO

Pelo exposto, fica claro que existem duas principais necessidades metabólicas para o trabalho mantido no musculoesquelético: troca adequada entre as fibras musculares e o ambiente externo, ou seja, oferta de O_2 e eliminação de CO_2, e a disponibilidade de materiais combustíveis na forma de glicogênio, glicose e ácidos graxos.

O sistema de transporte de oxigênio envolve interação coordenada entre cardiovascular e respiratória, trabalhando conjuntamente como uma unidade funcional, provendo as necessidades orgânicas de oxigênio.

Durante o exercício inicial, existe uma relação quase linear entre a sobrecarga de trabalho e a captação de oxigênio. O teste ergométrico em esteira, ou cicloergômetro, pode traduzir e ilustrar de forma metodológica as diversas fases entre o repouso e a exaustão. A captação de oxigênio (VO_2) pode ser aferida em L de O_2/min ou ml/O_2/min. Em repouso, na posição sentada, o consumo de oxigênio (VO_2) é de aproximadamente 3,5ml/kg/min, que se determina também como um equivalente metabólico ou MET.

O teste cardiopulmonar de exercício (ergoespirométrico) é o método utilizado na obtenção laboratorial do consumo de oxigênio, o consumo máximo (VO_2 máx) é obtido através de um acentuado aumento na produção de ácido lático (acidose lática do exercício).

A produção de ácido lático pelas células musculares começa, na verdade, a ser significativa em aproximadamente 50% do VO_2 min e aumenta de forma quase exponencial até o VO_2 máximo.

O aumento do ácido lático e seu tamponamento subsqüente nas células musculares, pelo sistema do bicarbonato (HCO_3), resultam em um efluxo aumentado de CO_2 a partir dos músculos em exercício.

O princípio de Fick determina uma relação direta entre o consumo de oxigênio e o débito cardíaco e fornece compreensão do acoplamento direto dos sistemas cardiovascular e respiratório às atividades metabólicas das células musculares em atividade. Pode ser expresso pela equação:

$$VO_2 = Qt \times (CaO_2 - CVO_2)$$

onde:

VO_2 = consumo de oxigênio
Qt = débito cardíaco (L/min)
$CaO_2 - CVO_2$ = diferença do teor arteriovenoso de O_2

O débito cardíaco é o produto da freqüência cardíaca (FC) pelo volume de ejeção (VE) (ml/batimento); assim, a equação de Fick pode também ser expressa pela equação:

$$VO_2 = (FC \times VE) \times (CaO_2 - CVO_2)$$

Desta relação, pode-se verificar que a captação de oxigênio em repouso e durante o exercício é determinada pelo sistema de transporte de oxigênio, definido pela FC, VE e CaO_2, e a utilização do oxigênio refletida pela diferença do teor arteriovenoso de VO_2.

Assim, temos quatro elementos fundamentais para a determinação da capacidade de trabalho físico:

1. Resposta da FC.
2. Resposta do volume ejeção ao exercício (VE).
3. Teor de O_2 do sangue arterial (CaO_2).

4. Capacidade dos músculos em extrair O_2 do sangue.

$$VO_2 = \frac{(FC\ máx}{1} \times \frac{VE\ máx)}{2} \times \frac{CaO_2}{3} - \frac{CVO_2}{4}$$

SUPRIMENTO E DEMANDA DE OXIGÊNIO PELO MÚSCULO CARDÍACO

Diferente do musculoesquelético, o coração depende quase totalmente do metabolismo aeróbico (fosforilação oxidativa – Fig. 5.11) para as suas necessidades energéticas.

Existe uma auto-regulação do fluxo sangüíneo coronário, controlando a oferta e a demanda de oxigênio. As células miocárdicas extraem 60 a 70% do oxigênio fornecido numa ampla variação de necessidades metabólicas; portanto, um aumento na demanda de oxigênio só pode ser conseguido com um aumento no fluxo sangüíneo miocárdico.

Existem três determinantes no consumo miocárdio de oxigênio (MVO_2): tensão intramiocárdica, contratilidade miocárdica e freqüência cardíaca.

Elevações em um ou mais desses fatores, como ocorre durante o exercício, são normalmente atingidos por aumentos apropriados do fluxo sangüíneo coronariano para manter o equilíbrio suprimento e demanda. Recente evidência sugere que a auto-regulação do fluxo sangüíneo coronário é mediado pelo metabólito adenosina, produto da degradação do ATP, que é um potente vasodilatador coronariano.

CONSIDERAÇÕES FINAIS

Em suma, como podemos observar existe uma arquitetura grandiosa do ponto de vista anatômico, uma engrenagem mecânica, hidráulica e elétrica em todo o sistema cardiovascular com características próprias que se integram fisiologicamente para proporcionarem seu funcionamento harmonioso.

Assim, finalizamos este capítulo descrevendo a idéia de que todo processo orgânico requer combustíveis e complexas engrenagens que transformem estruturas anatômicas, celulares e moleculares em movimento, ação e vida.

BIBLIOGRAFIA

Astrand P, Rodahl K. *Textbook of Week Physiology*. New York: McGraw-Hill; 1977. 2 ed.

Barros Neto TL. Fisiologia do exercício aplicada ao sistema cardiovascular. *Rev Socesp*. 1996:6(1).

Eldridge FL, Milhorn DE, Kiley JP, Waldrop TG. Stimulation by central command of locomotion, respiration, and circulation during exercise. *Respir Physiol*. 1985; 59:313-37.

Ellestad MH. *Stress Testing: Principles and Pratice*. Philadelphia: F.A. Davis. 2 ed.

Fardy PS, Yanowitz FG, Wilson PK. *Cardiac Rehabilitation, Adult Fitness, and Exercise Testing,* Lea & Febiger; 1998.

Guyto ALC. *Textbook of Medical Physiology.* Philadelphia: W.B. Saunders; 1981. 6 ed.

Hossri CAC, Arakaki H. Ind. do Teste Cardiopulmonar na avaliação de pacientes com insuficiência coronária. *Rev Socesp.* 2002; 12:14-22.

Huxley HE. The mecanism of contraction. *Science.* 1969; 164:1356.

James TN, Sherf L, Schalnt RC, Silverman ME. *Anatomy of the heart.* McGraw-Hill; 1982. 5 ed.

Little RC. *Physiology of the Heart and Circulation.* Chicago: Year Book Medical Publishers.

Michell JH, Kaufman MP, Iwamoto GA. The Exercise Pressor Reflex: Its cardiovascular effects afferent mechanisms, and control pathways. *Ann Rev Physiol.* 1983; 45:229-42.

Wasserman K, Whipp BJ. Exercise physiology in health and disease. *Am Rev Respir Dis.* 1975; 14:844-52.

Wasserman K, Whipp BJ, Davis JA. *Respiratory physiology of exercise: Metabolism, gas exange, and ventilatory control.* Baltimore: University Park Press; 1981.

Whipp BJ. The bioernegetic and gas exchange basis of exercise testing. *Clin Chest Med.* 1994; 15:173-91.

6 Nutrição no Sistema Cardiovascular

Tatiana Alvarez
Silvia Cristina Ramos Gonsales
Celso Cukier
Daniel Magnoni

INTRODUÇÃO

A importância da alimentação nas doenças cardiovasculares tem sido cada vez mais crescente. Atualmente, as doenças cardiovasculares são a principal causa de morte em nosso país. Vários estudos epidemiológicos fornecem evidências para conexão das doenças cardiovasculares a diversas co-morbidades, entre elas obesidade, diabetes, hipertensão, que devem ser ativamente pesquisadas na anamnese médica e nutricional e através de exames complementares.

Há nítida correlação entre o ganho ponderal e o excesso de peso com risco de doenças cardiovasculares. O excesso de peso predisporia a essas patologias devido a anormalidades no metabolismo dos lipídios, glicose e pressão arterial.

A cada quilo de peso adquirido, aumenta-se em três por cento o risco de coronariopatia. O "moderno" estilo de vida, caracterizado por dietas ricas em gorduras e pobres em fibras, associado à inatividade física, tabagismo, estresse, implicam neste ganho de peso e, conseqüentemente, maior risco de desenvolver doenças cardiovasculares (DCV).

Para avaliar o paciente com sobrepeso ou obesidade e verificar o risco de patologias associadas é calculado o índice de massa corpórea (IMC), onde se utiliza o peso (em quilograma) dividido pelo quadrado da altura (em metro). O IMC apresenta boa correlação com a adiposidade corporal (Tabela 6.1).

Tabela 6.1 – Classificação da obesidade segundo IMC e risco de patologia associada.

IMC (kg/m²)	Classificação	Obesidade Grau	Risco de DCV
< 18,5	Baixo peso	0	Ausente
18,5-24,9	Eutrofia	0	Normal
25-29,9	Sobrepeso	I	Elevado
30-39,9	Obesidade	II	Muito elevado
≥ 40	Obesidade grave	III	Extremamente elevado

De acordo com o grau de excesso de peso corporal, o indivíduo apresenta maior risco de desenvolver doenças cardiovasculares. O uso de IMC, porém, ignora a distribuição de gordura corpórea. Através do cálculo da relação cintura/quadril, verifica-se a distribuição de gordura corporal. Este cálculo pode ser obtido através da divisão da circunferência da cintura pela circunferência do quadril.

A morbimortalidade associada à presença de obesidade são dominadas pelas doenças cardiovasculares, manifestando-se na forma de doença cardíaca isquêmica, hipertensão e insuficiência cardíaca. Um recente levantamento que estudou a prevalência de qualquer patologia cardiovascular, em relação a diferentes graus de adiposidade em adultos, encontrou 37% em IMC $\geq$ 30kg/m^2, 21% em IMC entre 25 e 29,9kg/m^2 e apenas 10% em pacientes com IMC < 25kg/m^2. Pacientes obesos, em especial aqueles com adiposidade abdominal marcante, devem ser exaustivamente investigados em relação à presença de doenças cardiovasculares, objetivando sua prevenção.

Outro estudo clínico verificou que o risco de morte prematura duplica em indivíduos com IMC $\geq$ 35kg/m^2. Morte súbita inexplicada é 13 vezes mais freqüente em mulheres obesas com IMC $\geq$ 40kg/m^2 quando comparadas a mulheres de peso normal.

A meta de perda de peso destes pacientes é difícil de ser atingida, portanto deve-se considerar que mesmo 5 ou 10% podem trazer benefícios e aumentar a expectativa de vida.

Vários estudos relacionam estilo de vida e doenças cardiovasculares. Dentre eles, destaca-se o estudo de *Framingham*, onde foi possível estabelecer fatores de risco para desenvolvimento de doenças cardiovasculares, podendo ser classificados em:

- **Independentes:** possuem relação quantitativa, como tabagismo, hipertensão arterial, colesterol total elevado, LDL elevado, baixo HDL, *diabetes mellitus*, idade avançada (homens $\geq$ 45 anos, mulheres $\geq$ 55 anos).
- **Predisponentes:** fatores que agravam os fatores de risco independentes, como obesidade abdominal, sedentarismo, história familiar prematura.
- **Condicionais:** relacionados com aumento do risco para essas patologias, como triglicérides alto, nível elevado de homocisteína, fatores protombóticos (fibrinogênio), nível elevado de lipoproteína(a), marcadores inflamatórios (proteína C-reativa).

Os homens com excesso de peso que participaram do estudo de Framingham tiveram uma taxa de mortalidade 3,9 vezes maior que o grupo de peso normal.

METABOLISMO LIPÍDICO

Os lipídios são biomoléculas que se caracterizam por serem insolúveis em água, são elementos químicos essenciais para a formação de todas as células do organismo humano, secreção de vitaminas, bile, síntese de hormônios, produção e armazenamento de energia. Os principais lipídios para o ser humano são: ácidos graxos, triglicérides, lipoproteínas e colesterol.

Os ácidos graxos mais importantes para a nutrição humana são os de cadeia longa com átomos de carbono em par. São os conhecidos ácidos graxos saturados (não apresentam dupla ligação) e ácidos graxos insaturados (que apresentam dupla ligação). Os ácidos graxos insaturados são classificados de acordo com sua dupla ligação, monoinsaturados apresentam apenas uma dupla ligação e poliinsaturados apresentam mais de uma dupla ligação.

Os triglicérides são a forma de armazenamento energético mais importante no organismo, constituindo depósitos no tecido adiposo e muscular.

O colesterol é precursor dos hormônios esteróides, dos ácidos biliares, da vitamina D, além de ter importantes funções nas membranas celulares, influenciando sua fluidez e estado de ativação de enzimas ligadas às membranas.

As lipoproteínas são responsáveis pelo transporte dos lipídios no plasma e são compostas por lipídios e proteínas. Existem quatro grandes grupos de lipoproteínas:

- Quilomícrons: maiores, densas e ricas em triglicérides, de origem intestinal.
- VLDL: de muito baixa densidade, de origem hepática.
- LDL: de densidade baixa.
- HDL: de densidade alta, ricas em colesterol.
- Lipoproteína(a): semelhante ao LDL, mas contém uma glicoproteína adicional.

Classificação das dislipidemias

As dislipidemias são alterações dos níveis sangüíneos dos lipídios circulantes, quando estes estão alterados recebem o nome de hiperlipidemias. As dislipidemias têm uma forte relação com o desenvolvimento de doenças cardiovasculares.

A classificação pode ser baseada em exames laboratoriais e genética. Em relação à classificação laboratorial:

- Hipercolesterolemia isolada: aumento isolado do colesterol sérico.
- Hipertrigliceridemia isolada: aumento isolado dos triglicérides.
- Hiperlipidemia mista: aumento do colesterol e triglicérides.
- Hipoalfalipoproteinemia: redução do HDL ou associada a alterações do LDL e/ou triglicérides.
- Hiperalfalipoproteína: aumento do HDL isolado ou associada a alterações do LDL.

Os principais processos envolvidos nas doenças cardiovasculares são: ateroma, relacionado com efeito de longa duração, e trombogênese, ligado a fatores dietéticos de curta duração; além de eventos que afetam o estilo de vida.

A orientação nutricional exerce papel fundamental na determinação do aparecimento dos demais fatores, aumentando, assim, o risco de DCV.

TERAPIA NUTRICIONAL

A nutrição no paciente cardiopata deve ser baseada no tipo de prevenção a ser empregada (primária ou secundária) podendo ser por via oral (com ou sem uso de suplementação), via enteral, parenteral ou associação entre as vias.

O *National Choresterol Education Program* (NCEP) propõe as recomendações classificadas de acordo com as categorias de risco (Tabela 6.2).

Tabela 6.2 – Classificação de diferentes categorias de risco e modificações propostas.

Categorias de Risco	Metas para LDL	Início da Modificação do Estilo de Vida	Considerações para Terapia Medicamentosa
Alto Risco* risco > 20% em 10 anos	< 100mg/dl (meta opcional < 70mg/dl)	≥ 100mg/dl	≥ 100mg/dl (< 100mg/dl: considerar opção medicamentosa)
Risco Moderadamente Alto (≥ 2 FR) risco 10-20% em 10 anos	< 130mg/dl	≥ 130mg/dl	≥ 130mg/dl (100-129mg/dl: considerar opção medicamentosa)
Risco Moderado (≥ 2 FR) risco < 10% em 10 anos	< 130mg/dl	≥ 130mg/dl	≥ 160mg/dl
Baixo Risco (0 a 1 FR)	< 160mg/dl	≥ 160mg/dl	≥ 190mg/dl (160-189mg/dl: medicação opcional)

* Pacientes que já possuem DCV (acidente vascular cerebral, infarto agudo do miocárdio, angina instável, angioplastia, revascularização, isquemia miocárdica) e/ou *diabetes melittus*, hipertensão arterial.

Os fatores de risco (FR) que o NCEP considera são:

- Hipertensão arterial (≥ 140/90mmHg ou uso de anti-hipertensivo).
- Tabagismo.
- Histórico familiar prematuro para DCV (idade ≥ 45 anos para homens e ≥ 55 anos para mulheres).
- Obesidade.
- Inatividade física.
- Hipertrigliceridemia.
- Pacientes com síndrome metabólica (conjunto de patologias que aumenta o risco de DCV).

Para o NCEP a redução dos riscos deve incluir menor ingestão de gordura saturada e colesterol, maior ingestão de fibra solúvel, redução do peso e prática de atividade física regular. No caso dos pacientes com síndrome metabólica, a recomendação é de até 35% de gordura total e 50% de carboidratos (com predominância dos complexos), mas este aumento na ingestão de gordura deve ser na forma de poliinsaturada e monoinsaturada.

Entretanto, existe uma proposta de recomendação para dislipidemia em geral, dando enfoque para cada fração de lipídios (III Diretriz – Tabela 6.3).

No caso de indivíduos com hiper-homocisteinemia tem sido verificado uma mutação genética que leva a deficiência nutricional de vitamina B_{12}, B_6, B_9 e ácido fólico. As recomendações quanto à suplementação destas vitaminas ainda são controversas, porém deve-se orientar consumo de alimentos-fonte. Fontes de ácido fólico: leguminosas, cereais integrais e vegetais folhosos verde-escuros. Como fontes

Tabela 6.3 – Recomendações dietéticas para o tratamento das dislipidemias.

Nutrientes	Ingestão Recomendada
Gordura total	25 a 35% das calorias totais
Ácidos graxos saturados	< 7% das calorias totais
Ácidos graxos poliinsaturados	Até 10% das calorias totais
Ácidos graxos monoinsaturados	Até 20 % das calorias totais
Carboidratos	50 a 60% das calorias totais
Proteínas	~ 15% das calorias totais
Colesterol	< 200mg/dia
Fibras	20 a 30g/dia (~ 25% solúvel = 6g/dia)
Calorias	Para atingir e manter o peso desejável

III Diretrizes Brasileiras sobre dislipidemias e Diretriz de Prevenção da Aterosclerose do Departamento de Aterosclerose da Sociedade Brasileira de Cardiologia.

de B_6: cereais integrais (gérmen de trigo), frutas (banana), peixe, ovo, leguminosas (soja). A vitamina B_{12} pode ser encontrada: carnes, ovo, peixe, algas marinhas, semente de girassol, banana.

Também, deve-se verificar para que o paciente tenha uma boa digestão, considerar o fator intrínseco e a flora intestinal para melhor absorção destas vitaminas, podendo ser associadas ao uso de probióticos.

O aumento dos níveis plasmáticos de lipoproteína(a), fibrinogênio e proteína C-reativa são considerados fator de risco em potencial por aumentar a incidência de DCV.

Durante os três primeiros meses de tratamento, a prioridade deve ser a redução do LDL, deve-se restringir a ingestão de alimentos que seja fonte de gordura saturada e colesterol (Quadro 6.1).

Após seis meses de intervenção, os níveis de LDL devem ser reavaliados. Se houver redução, a conduta deve ser mantida, mas, caso não haja, deve-se promover o aumento de fibra solúvel e esteróis.

Quadro 6.1 – Alimentos que devem ser evitados para redução da gordura total.

Grupo de Alimentos	Fonte Alimentar
Óleos	Margarina, maionese, molhos industrializados para saladas, óleos em geral, alimentos fritos e empanados
Oleaginosas	Coco, nozes, amendoim, castanha de caju, castanha-do-pará
Cereais e derivados	Cereais preparados com ovos, manteiga, óleo, creme de leite ou leite integral; pães, tortas ou bolos recheados com cremes ou chocolates; *croissant*, pão de queijo; bolachas à base de queijo, bacon e manteiga
Leite e derivados	Leite e derivados integrais, manteiga, creme de leite, queijos cremosos, queijo prato, provolone, suíço, gorgonzola, *camembert*, *cheddar*
Carnes e derivados	Lingüiça, salsicha, bacon, banha, presunto, mortadela, salame e outros frios (com exceção peito de peru, chester), carnes com gordura visível, aves com pele, miúdos

Para redução dos ácidos graxos saturados, deve-se orientar: leite ou iogurtes desnatados, queijos com baixo teor de gordura (ricota, *cottage* e queijo-minas ou fresco), carnes bovinas com baixo teor de gordura (lagarto, alcatra, filé mignon, patinho, coxão mole), carne branca (frango sem pele, peru), peixe, eventualmente lombo de porco sem gordura aparente.

Ácidos graxos trans aumentam os níveis de LDL e Lp(a) e reduzem o HDL, são encontrados nas gorduras animais. Principais fontes: produtos feitos à base de óleos parcialmente hidrogenados (biscoitos, bolos, pães, margarinas). Deve-se dar preferência a óleos vegetais líquidos, margarinas macias.

Os ácidos graxos trans e a gordura saturada são determinantes dietéticos da elevação do LDL. Os ácidos graxos trans também reduzem o HDL.

O colesterol é encontrado em alimentos de origem animal. Alimentos-fonte: gema de ovo, vísceras (fígado, coração, língua, moela), crustáceos e moluscos (camarão, lagosta, ostras, mariscos), manteiga.

As gorduras monoinsaturadas diminuem o colesterol, sem diminuir o HDL e induzem o aumento da oxidação lipídica.

Entre os ácidos graxos monoinsaturados, o principal é o ácido oléico, que parece ter efeito benéfico sobre os níveis de LDL; este está presente em óleos de oliva, canola, arroz, amendoim, castanha de caju, avelã ou abacate.

Os ácidos graxos poliinsaturados são divididos em duas categorias: ômega-6 (representado principalmente pelo ácido linoléico) e o ômega-3 (ácido linolênico) encontrados nos óleos de canola, soja e linhaça, e cujos representantes animais são ácidos eicosapentanóico (EPA) e docosaexanóico (DHA), presentes na gordura do peixe. Fontes de EPA: arenque, salmão, cavala, bacalhau. Fontes de DHA: sardinha, bonito e atum.

A substituição da gordura saturada pelo ácido linoléico (ômega-6) promove diminuição do LDL. Alguns estudos recomendam uma alta ingestão deste ácido, porém ainda não se sabe ao certo suas causas a longo prazo. Sua ingestão não deve exceder 7% do valor calórico total. Fonte: óleo de girassol, milho e soja.

Os ácidos graxos ômega-3 promovem diminuição dos triglicérides quando utilizados em doses elevadas, reduzindo assim risco de DCV; possui efeito contra arritmia cardíaca, efeito antitrombótico e melhora da função endotelial. A utilização de suplementação ainda está sendo estudada.

A recomendação da ingestão diária de ômega-3 e 6 ainda não está muito bem estabelecida, a *American Hearth Association* recomenda uma ingestão semanal de 180g de peixes ricos em ômega-3. Alguns estudos sugerem que independente do tipo de composição de ácidos graxos, a ingestão deve ser incentivo do consumo de peixes para promover redução do risco de DCV.

Energia

A terapia nutricional deve assegurar uma alimentação adequada, baseada nas atuais recomendações dietéticas, na qualidade e quantidade destes nutrientes.

Para indivíduos obesos recomenda-se um déficit de 500 a 1.000kcal por dia, para possibilitar a perda de peso de 500 a 1.000g por semana. A meta é a redução de cerca de 10% do peso corporal em seis meses, para possibilitar que esta perda de peso seja sustentável.

Fibras

As fibras alimentares são classificadas de acordo com sua solubilidade em água, podendo ser insolúveis (celulose, lignina, algumas hemiceluloses) e solúveis (pectinas, gomas, mucilagens e hemiceluloses restantes).

As fibras insolúveis têm a função de acelerar o trânsito intestinal, aumentar o bolo fecal, retardar a hidrólise do amido e absorção da glicose; não afetam significativamente os níveis séricos de colesterol. No caso das fibras solúveis, estas por sua vez retardam o esvaziamento gástrico, o trânsito intestinal, absorção da glicose e reduzem o colesterol sérico. Sua fonte pode ser encontrada na aveia, cevada, leguminosas, frutas.

As insolúveis estão presentes no farelo de trigo, grãos, cereais integrais e hortaliças. Alguns estudos referem que dieta rica em fibras, independente do tipo, reduz risco de DCV. A recomendação é de 20 a 30g/dia. De acordo com NCEP, deve-se ingerir 5 a 10g/dia de fibras solúveis para auxiliar na redução do colesterol. Independente da adição de fibras na dieta, deve-se restringir a ingestão de gorduras totais.

Fitosteróis

Os fitosteróis promovem a redução do LDL, sem alterar os níveis de HDL e triglicérides. Estudos indicam que o consumo diário de 3 a 5g/dia reduz de 8 a 15% os níveis de colesterol e LDL. De acordo com a III Diretriz, recomenda-se 3-4g/dia, NCEP recomenda 2g/dia. Porém, os fitosteróis reduzem a absorção de betacaroteno, então deve-se aumentar o consumo de alimentos fontes de betacaroteno em conjunto com fitosterol. Os fitosteróis estão presentes nas sementes e óleos de soja e girassol, margarinas e cremes vegetais enriquecidos com fitosteróis.

Antioxidantes

Vitaminas: de acordo com a teoria, os antioxidantes seriam capazes de neutralizar os radicais livres, inibir a oxidação do LDL e, conseqüentemente, reduzindo o risco de DCV.

As vitaminas C, E, betacaroteno possivelmente teriam ação antioxidante, porém ainda não há estudos clínicos comprovando que suplementar estas vitaminas teria realmente auxílio na redução do risco. Alguns estudos relatam a relação de neoplasia pulmonar e uso de betacaroteno. São necessárias mais evidências científicas para sua indicação.

Azeite de oliva: a utilização do azeite de oliva, principalmente o extravirgem, tem sido estimulada devido sua ação hipolipemiante; é considerado um ácido graxo monoinsaturado, apresenta propriedades antioxidantes, contribuindo para inibição da agregação plaquetária, redução da formação de moléculas pró-inflamatórias e aumento na produção de óxido nítrico. O FDA recomenda uma ingestão de 15mg/dia.

Oleaginosas: as oleaginosas são grandes fontes de antioxidantes e possuem efeitos benéficos na redução do risco de DCV, contribuindo para diminuição da oxidação do LDL, agregação plaquetária, redução da formação de coágulos.

Isoflavonas

As isoflavonas são fenóis semelhantes ao estradiol de mamíferos, com efeito protetor nas doenças cardiovasculares, com redução do LDL, aumento do HDL e maior captação hepática de LDL.

Alguns estudos referem que, se a suplementação não reduzir o colesterol do paciente, recomenda-se sua utilização na forma de alimento. Principais alimentos-fonte: soja e derivados. O FDA recomenda 30-60mg de isoflavona sob a forma de aglicona. Além disso, o FDA recomenda 6,25g de proteína de soja por porção com base no valor de 25g de soja na redução do colesterol.

Café

A forma de preparo do café influencia na remoção das frações lipídicas presentes nos grãos, o cafestol e o "kahweol" podem aumentar o colesterol sérico. Utilizar filtro de papel garante a remoção dessas substâncias, por isso, deve-se substituir o café coado em coador de pano por coador de papel.

Flavonóides

Através de diversos estudos pode-se observar a relação de consumo de alimentos ricos em flavonóides e redução do risco de doença cardiovascular devido sua ação na redução da agregação plaquetária e pela inibição da oxidação do LDL. Alimentos-fonte: vinho e suco de uva de coloração vermelho-escura.

Há evidências que o moderado consumo de álcool está associado à redução de doenças cardiovasculares. O álcool teria um efeito cardioprotetor, porém ainda há muitas controvérsias em relação a sua indicação devido um incentivo ao consumo de bebidas alcoólicas, podendo contribuir para elevação do triglicérides e do peso corporal.

A *American Hearth Association* recomenda que, caso haja ingestão de álcool, este consumo não deve ultrapassar dois drinques por dia para homem (equivalente a 30g de etanol/dia) e um drinque para mulheres. A Sociedade Brasileira de Cardiologia não recomenda o consumo de álcool.

CONSIDERAÇÕES FINAIS

O avanço do conhecimento científico sobre o aumento da morbimortalidade enfatiza a necessidade de intervenção terapêutica da doença cardiovascular. A redução de peso pode ser obtida por meio de alterações no hábito de vida, promovendo redução dos fatores de risco, concorrendo para retardar ou mesmo prevenir a doença cardiovascular.

BIBLIOGRAFIA

Anderson GH. Control of Food Intake. In: Shils ME, Olson JA, Shike M, Ross AC. Modern Nutrition in Health and Desease. Philadelphia: Lea & Febiger. 1998; 631-44.

American Dietetic Association. Position of the ADA: functions foods. *J Am Diet Assoc*. 1999; 99(10):1278-84.

American Dietetic Association. Position of the ADA: health implications of dietary fiber. *J Am Diet Assoc*. 1999; 99(10):1278-84.

Armaganijan D, Batlouni M. Impacto dos fatores de risco tradicionais. *Rev Soc Cardiol Estado de São Paulo*. 2000; 10(6):686-693.

Belgudnodouz L et al. Interaction of transresveratrol with plasma lipoproteins. *Biochem Pharmacol*. 1998; 55:811-816.

Bolton-Smith C et al. The Scotish heart health study. Dietary intake by food frequency questionnaire and odds ratios for coronary heart disease risk. I. The macronutrients. *Eur J Clin Nutr*. 1992; 46:75-84.

Cintra IP, Cuppari L, Heyde MED, Heyde RV. Intervenção dietética. In: Martinez TLR. *Manual de condutas clínicas em dislipidemias*. Rio de Janeiro: Medline; 2003:141-161.

Cuppari L. Guia de nutrição: nutrição clínica no adulto. In: Costa RP, Silva CC. *Doenças cardiovasculares*. São Paulo: Manole; 2002:263-288.

Dawber TR. *The Framingham study*. Cambridge, Havard University Press; 1980.

Donovan J, Brll JR, Karakas SK, German B et al. Catechin is present as metabolites in human plasma after consumption of red wine. *J Nutr*. 1999; 129:1662-1668.

Eckey RH. Obesity and Hearth Disease: A Statement for heatlhcare profissionals from the nutrition committee, American Heath Association. *Circulation*. 1997; 96(3):3248-3250.

Farret JF. Aplicações da nutrição em cardiologia. In: Farret JF. *Nutrição e doenças cardiovasculares: prevenção primária e secundária*. São Paulo: Atheneu. 2004; 3-16.

Fletcher GF, Balady G, Blair SN, Blumenthal J, Caspersen C, Chaiitman B et al. Statement on exercise: benefits and recommendations for physical activity programs for all Americans: a statement for health professionals by the committee on exercise and cardiac reabilitation of the council on clinical cardiology, American Heath Association. *Circulation*. 1996; 94:857-862.

Glore SR, Treeck DV, Knehans AW, Guild M. Soluble fiber and serum lipids: a literature review. *J Am Diet Assoc*. 1994; 94(4):425-36.

Grundy SM, Pasternak R, Greenland P, Smith S, Fuster V. Assessment of cardiovascular risk by use of multiple risk-factor assessment equations. *Circulation*. 1999; 100(1):1481-1482.

Hallikainen MA, Uusitupa MI. Effetcs of two low-fat stanol-ester containing margarines on serum cholesterol concentration as part of a low fat diet in hypercholesterolemic subjects. *Am J Clin Nutr*. 1999; 69:403-10.

Hegsted MD, Ausman LM, Johnson JA, Dalla GE. Dietary fat and serum lipids: an evaluation of the experimental data. *Am J Clin Nutr*. 1993; 57:875.

Hsiao C. The effect of the nutritional education on serum lipid level and BMI in subjects with hypercholemia. *Abtracts Resume – Congress of American Society for Parenteral and Enteral Nutrition – ASPEN*. Taiwan: Chinese Medicine University Hospital; 2004:89.

Hu FB, Wilett WC. Optimal diets for prevention of coronary hearth disease. *JAMA*. 2002; 288:2569-78.

Ito H, Nakasuga K, Ohshima A et al. Detection of cardiovascular risk factors by indices of obesity obtained from anthropometry and dual-energy X-ray absorptiometry in Japanese individuals. *Int J Obes Relat Metab Disord.* 2003; 27(2):232-7.

III Diretrizes Brasileiras sobre Dislipidemias e Diretriz de Prevenção da Aterosclerose do departamento de aterosclerose da Sociedade Brasileira de Cardiologia. *Arq Bras Cardiol.* 2001; 77(supl III):4-47.

Johan BU et al. Vitamin B12, Vitamin B6 and folate nutritional status in mem with hyperhomocysteinemia. *Am J Clin Nutr.* 1993; 57:47-53.

Katan MB, Zock PL, Mensink RP. Effects of fats and fatty acids on blood lipids in humans: an overview. *Am J Clin Nutr.* 1994;1017S.

Krauss RM, Eckey RH, Howard B et al. AHA Dietary Guidelines. Revision 2000: A Statement for heathcare professionals from the nutrition committee of the American Heath Association. *Circulation.* 2000; 102(2):2284-2299.

Lerario DDG, Gimeno SG, Franco LJ, Iunes M, Ferreira SRG e Grupo de Estudo de Diabetes na Comunidade Nipo-Brasileira. Excesso de peso e gordura abdominal para a síndrome metabólica em nipo-brasileiros. *Rev. Saúde Pública.* 2002; 36(1):4-11.

Lotufo P. Novos conceitos sobre uma velha realidade. *Risco cardiovascular global.* 1999; 2:31-43.

Mancini MC. Noções fundamentais – diagnóstico e classificação da obesidade. In: Garrido Jr AB, Ferraz EL, Marchesini JB, Szegö T. *Cirurgia da obesidade.* São Paulo: Atheneu. 2003; 1-3.

Miettinen TA, Gylling H. Regulation of cholesterol metabolism by dietary plant sterols. *Curr Opin Lipidol.* 1999; 10:9-14.

Mgbonyebi OP et al. Atiproliferative effect on syntehetic resveratrol on huma breast epithelial cells. *Int J Oncol.* 1998; 12:865-869.

Mozaffarian D, Lemaitre N, Kuller LH et al. Cardiac benefits of fish consumption may depend on the type of fish meal consumed. *Circulation.* 2003; 107:1372-7.

National Choresterol Education Program – NCEP. *Detection, evaluation and treatment of high blood cholesterol in adults.* National Institute of Health; 2002.

National Choresterol Education Program – NCEP. III Report of the Expert Panel on the Detection, evaluation, and treatment of high blood colesterol in adults. *NIH Publication* 01-3670; May 2001.

National Task Force on the prevention and treatment of overweight, obesity and health risk. *Arch Intern Med.* 2000; 160:898-904.

Nestel PJ, Yamashita T, Sasahara T et al. Soybean isoflavones improve systemic arterial compliance but not plasma lipids in menopausal and perimenopausal womem. *Arterioscler Thomb Vasc Biol.* 1997; 17:3392-8.

Ochoa JJ, Quiles Jl, Ramirez-Tortosa MC et al. Dietary oils high oleic acid but different unsaponifiable fraction contents have different effects in fatty acid composition and peroxidation in rabbit LDL. *Nutrition.* 2002; 18(1):60-5.

Reddy KS. Cardiovascular diseases in the developing countries: dimensions, determinants, dynamics and directions for public health action. *Public Health Nutr.* 2002; 5(1A):231-237.

Saliba SJ. Cardiovascular disease. Prevention of coronary artery disease. *Prim Care.* 2000; 3(27).

Santos RD, Timerman S, Spósito AC. Excesso de peso no Brasil – o fator de risco do novo milênio. In: Diretrizes para cardiologistas sobre excesso de peso e doença cardiovascular dos departamentos de aterosclerose, cardiologia clínica e FUNCOR da Sociedade Brasileira de Cardiologia. *Arq Bras Cardiol*. 2002; 78(1).

Sturm R, Wells KB. Does obesity contribute as much to morbidity as poverty or smoking? *Public Health*. 2001; 115(3):229-35.

Teede HJ, Dalais FS, Kotsopoulos D et al. Dietary soy has both beneficial and potentially adverse cardiovascular effects: a placebo-controlled study in men and postmenopausal womem. *J Clin Endocrinol Metabolism*. 2001; 86(7):3053-3060.

Tracy RP. Is visceral adiposity the "enemy within"? *Arterioscler Thromb Vasc Biol*. 2001; 21(6):881-3.

Visentainer JV, Carvalho PO, Ikegaki M et al. Concentração de ácido eicopsapentaenóico (EPA) e ácido docosaexaenóico (DHA) em peixes marinhos da costa brasileira. *Cienc Tecnol Aliment*. 2002; 20(1).

Visioli F, Galli C. The effect of minor constituints of olive oils on cardiovascular disease: new findings. *Nutr Rev*. 1998; 56(5):142-7.

Vogel RA, Berger H. *Epidemiologia e prevenção da doença cardíaca coronariana*. Publicações Científicas. 2001; 1:1-23.

Wilson PW, D'Agostinho RB, Levy D, Belanger AM, Silbershatz H, Kannel WB. Prediction of coronary hearth using risk factor categories. *Circulation*. 1998; 97(1):1837-1847.

World Health Organization. Obesity-prevention and managing the global epidemic. *Report*. Geneva: 1998. (WHO – Technical Reports Series).

Woollen LA, Dietschy J. Effect of long-chain acids on LDL cholesterol metabolism. *Am J Clin Nutr*. 1994; 60:991S.

7 Fisiologia do Osso

Marcelo Prado

INTRODUÇÃO

O esqueleto adulto contém apenas dois tipos de osso, o cortical (compacto) e o trabecular. O osso cortical forma a parede da diáfise dos ossos longos, e o osso trabecular se concentra nas epífises.

O osso cortical é formado por unidades conhecidas como ósteon, estruturas cilíndricas de camadas concêntricas de osso lamelar que circunda um canal (Havers) que contém os nervos e vasos que suprem o osso. São responsáveis pela remodelação óssea através da ação dos osteoclastos (reabsorvem o osso) e dos osteoblastos (depositam osso), determinada pela solicitação e estímulos ao crescimento.

A superfície externa do osso é recoberta pelo perióstco, responsável pelo crescimento em espessura, e sua superfície interna pelo endósteo, responsável por atividades metabólicas e estruturais, determinando a espessura do osso cortical. As artérias do perióstco suprem o terço externo da cortical óssea.

O osso trabecular é formado por uma rede complexa de pequenos túbulos e placas ósseas formadas por osso lamelar.

O osso cortical corresponde a 80% da massa do esqueleto, enquanto o osso trabecular corresponde ao restante, 20%; no entanto, devido à vasta área de superfície do osso trabecular, sua superfície é 10 vezes maior que a do osso cortical. Por esse motivo, a sua atividade metabólica é proporcionalmente maior que a do osso cortical. Além disso, tem grande resistência às forças de compressão. Com o envelhecimento, ocorre um desequilíbrio entre formação e reabsorção do osso, com aumento da velocidade de reabsorção, resultando em diminuição da resistência às forças de compressão, favorecendo a ocorrência de fraturas.

HOMEOSTASE ÓSSEA

Cálcio

O esqueleto funciona como uma reserva mineral de cálcio ionizado e fósforo. A concentração de cálcio nos fluidos extracelulares é responsável por reações enzimáticas, função mitocondrial, manutenção da membrana celular, comunicação intercelular, transmissão interneuronal, transmissão neuromuscular, contração muscular e coagulação sangüínea. Esses níveis são mantidos em intervalos muito estreitos pelo sistema de hormônio paratireoidiano e vitamina D. As necessidades de ingestão de cálcio é de 1.000mg por dia para um indivíduo adulto jovem, chegando a 1.500mg por dia em mulheres pós-menopausa, e até a 2.000mg por dia em uma mulher que esteja amamentando.

Vitamina D

Metade da vitamina ingerida vem de fontes como o leite enriquecido, e o restante da transformação da pré-vitamina D na pele, estimulada pela radiação ultravioleta. As necessidades diárias são de 400UI para adulto jovem, podendo chegar a 800UI nas pessoas idosas. Tem como função a regulação da concentração extracelular do cálcio e fosfato, interferindo na absorção intestinal e na reabsorção óssea através dos osteoclastos.

REGULAÇÃO DO METABOLISMO DO CÁLCIO E FOSFATO

A regulação dos níveis séricos de cálcio estão sob influência da glândula paratireóide, que produz o paratormônio (PTH), da glândula tireóide, que secreta a calcitonina, e dos rins, que transforma a pró-vitamina D no composto ativo.

A calcitonina tem como principal função inibir a reabsorção óssea pelos osteoclastos, em resposta a níveis séricos elevados de cálcio. A vitamina D ativa regula a absorção intestinal de cálcio e fosfato e ativa a reabsorção óssea estimulando o recrutamento dos precursores dos osteoclastos (pré-osteoclastos). A transformação da pró-vitamina D no composto ativo nos rins, depende de uma enzima que é estimulada pelos níveis de PTH e diminuição dos níveis séricos de fosfato. O PTH regula a reabsorção renal do cálcio filtrado (Quadro 7.1).

Quadro 7.1 – Regulação hormonal do cálcio.

Hormônio	PTH	1,25(OH)$_2$D Vitamina D ativa	Calcitonina
Estímulo	↓Ca sérico	PTH ↓Ca sérico ↓Pi	↑Ca sérico
Inibição	↑Ca sérico ↑Vitamina D	↓PTH ↑Ca sérico ↑Pi sérico	↓Ca sérico
Efeito intestinal	Sem efeito direto	Estimula absorção de Ca e Pi	Duvidoso
Efeito renal	Ativa Vitamina D Reabsorve Ca filtrado Excreção Pi	Duvidoso	Duvidoso
Efeito ósseo	Estimula osteoclasto Recruta preosteoclastos	Estimula osteoclasto	Inibe osteoclasto
Resultado final	↑Ca sérico ↓Pi sérico	↑Ca sérico ↑Pi sérico	↓Ca sérico

REGULAÇÃO DA MASSA ÓSSEA

O pico de massa óssea é alcançado por volta da metade da quarta década de vida, mantendo-se constante através do equilíbrio entre formação e reabsorção. O pico de massa óssea alcançado depende da atividade física com apoio realizada, da adequada ingesta de cálcio, da presença da vitamina D ativa e da função hormonal normal. Várias patologias determinam um menor depósito de sais de cálcio ou aumentam sua reabsorção, causando alteração do equilíbrio, com resultante diminuição da massa óssea que pode chegar ao ponto de facilitar a ocorrência de fraturas.

FATORES QUE INTERFEREM NA REMODELAÇÃO ÓSSEA

Em 1892, o anatomista alemão Julius Wolff afirma que o formato do osso depende da sua função. Um ótimo exemplo se observa na arquitetura óssea das trabéculas do fêmur proximal, cuja distribuição é determinada pelas forças de compressão e tração que aí agem.

No caso das consolidações viciosas, com formação de angulação normal entre os fragmentos, espera-se que a deformidade piore com o passar do tempo, pela força deformante da musculatura ao redor ou do apoio; no entanto, o que ocorre é o oposto, com a correção progressiva da angulação. O que determina tal resposta do osso normal são sinais elétricos que existem no tecido ósseo. Quando o osso é submetido a forças, o lado côncavo (área de compressão) torna-se carregado negativamente, e o lado convexo (área de tensão) torna-se eletropositivo. Esse potencial elétrico, dependente do estresse, depende apenas da arquitetura da matriz mineral do osso, independente da viabilidade celular.

Existe um potencial bioelétrico no osso normal (dependente da viabilidade celular), aonde, junto às placas de crescimento da metáfise dos ossos longos são eletronegativas, e a diáfise, eletropositiva. Na ocorrência das fraturas, toda a diáfise do osso envolvido torna-se eletronegativa. Regiões de crescimento ativo do osso e áreas de reparo são eletronegativas, enquanto menos ativas, são neutras ou eletropositivas.

BIBLIOGRAFIA

Bourne GH. The biochemistry and phisiology of bone. New York: Academic Press. 1972; 1. 2 ed.

Callager JC, Riggs BL. Current concepts in nutrition and bone disease. *N Engl J Med*. 1978; 298:193-195.

Carter DR, Hayes WC. The comprehensive behavior of bone as a two phases porous structure. *J Bone Joint Surg*. 1977; 59a:954-962.

Ham AH. Histology. Philadelphia: *Lippincott*; 1969. 6 ed.

Heaney RP, Recker RR, Saville PD. Calcium balance and calcium requirement in middle aged women. *Am J Clin Nutr*. 1977; 30(10):1603-1611.

Klearekoper MB, Tolia K, Parfitt AM. Nutritional endocrine and demographic aspect of osteoporosis. *Orthop Clin North Am.* 1981; 12:547-558.

Netter FN. The CIBA Collection of Medical Illustration. New Jersey: West Coldwell. 1987; 8(1):170-183.

Parfitt AM. The coupling of bone formation to bone resorption, a critical analysis of the concept and of its relevance to the pathogenesis of osteoporosis. *Metab Bone Dis Relat Res.* 1982; 4(1):1-6.

Parfit AM. Diactaryrisk factors for age related bone loss and fractures. *Lancet.* 1983; 2(8360):1181-1185.

8 Fisiologia do Músculo

Marisa Regenga

INTRODUÇÃO

Aproximadamente quarenta por cento do corpo humano é constituído por músculos esqueléticos. É evidente que a sua principal função é a contração que resulta em movimento. No entanto, é a manutenção de algumas funções básicas no mecanismo de contração muscular que determinará o tipo e a qualidade do movimento alcançado.

ARQUITETURA MUSCULAR

O músculo é constituído por milhares de células musculares cilíndricas conhecidas como fibra muscular. Cada fibra muscular é agrupada e separada de suas fibras vizinhas por uma fina camada de tecido conectivo, o *endomysium*. Outro lençol de tecido conectivo circunda um grupo de cerca de 150 fibras, o *perimysium*. Envolvendo o músculo como um todo existe uma fáscia de tecido fibroso conhecida por *epimysium*. Esta camada de revestimento se prolonga e se afunila em cada extremidade formando os tendões que conectarão cada extremidade do músculo à superfície mais externa do osso, o periósteo (Fig. 8.1).

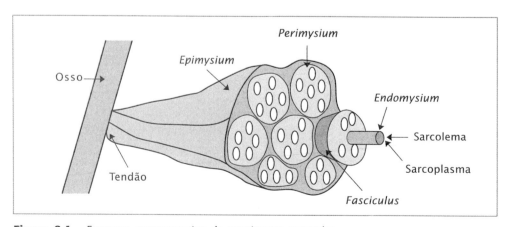

Figura 8.1 – Esquema representativo da arquitetura muscular.

O **sarcolema** é uma fina membrana elástica e não celular que engloba a fibra muscular, é composto de uma mebrana plasmática e de uma membrana basal. A membrana plasmática tem como principal função a condução da onda de despolarização eletroquímica através da superfície da fibra muscular. Entre a membrana basal e a membrana plasmática encontram-se as células-satélites que desempenham importante função no regeneramento celular e na recuperação muscular pós-traumática.

A **miofibrila** é o elemento contrátil da célula muscular. Em cada fibra muscular existem muitas miofibrilas de espessura de 1 a 3mm cada, dispostas paralelamente entre si, alinhadas no interior do sarcolema de tal forma que pontos de mesma densidade fiquem no mesmo nível, dando a aparência de discos cruzando toda a espessura da fibra muscular. Cada repetição é chamada de sarcômero e é limitado por uma estreita membrana chamada "linha Z".

Cada miofibrila é composta por pequenas unidades, os miofilamentos, que se dispõem paralelamente ao eixo axial da miofibrila e são constituídos principalmente das proteínas actina e miosina, que formam cerca de 85% do complexo miofibrilar. Os miofilamentos grossos são constituídos de actina e os miofilamentos mais finos de miosina. No entanto, já foram identificados seis outros tipos de proteínas, com função estrutural ou de interação dos filamentos protéicos durante a contração muscular:

- Tropomiosina, localizada nos filamentos de actina (5%).
- Troponina, localizada nos filamentos de actina (3%).
- α-actina, distribuída na região da banda Z (7%).
- β-actina, encontrada nos filamentos de actina.
- m-proteína, identificada na região das linhas M dos sarcômeros (menos de 1%).
- c-proteína, que contribui para a integridade estrutural do sarcômero (menos de 1%).

As miofibrilas ficam suspensas no interior da fibra muscular numa matriz denominada sarcoplasma, cujo líquido contém grandes quantidades de enzimas, lipídios, partículas de glicogênio e mitocôndrias. Também no sarcoplasma está o retículo sarcoplasmático, um retículo endoplasmático extenso constituído de pequenos sacos tubulares, vesículas e canais de diversos calibres, cuja organização é considerada extremamente importante no controle da contração muscular, sendo considerado como o sistema de encanamento e ativação do músculo, com estruturas que suportam, controlam, regulam e excitam o material contrátil muscular.

SARCÔMERO

Com auxílio de microscópio, pode-se identificar ao longo do comprimento da fibra muscular, faixas alternadas claras e escuras que irão conferir ao músculo o seu aspecto estriado. A área mais clara é conhecida como "banda I", enquanto a mais escura é denominada "banda A". A "linha Z" divide a "banda I" em duas partes, delimitando as extremidades do sarcômero (unidade funcional da fibra muscular) e adere ao sarcolema, proporcionando estabilidade a toda a estrutura.

Um sarcômero está posicionado em série em relação ao outro e mede cerca de 2,5mm. A "banda A" encontra-se na região média do sarcômero e possui no seu centro uma região de menor densidade óptica, devido a ausência de filamentos de actina, conhecida como "zona H". A porção central da "zona H" é dividida em partes iguais pela "linha M".

Podemos resumir a disposição do sarcômero da seguinte maneira – os filamentos de miosina (espessos) com cerca de 1,6mm de comprimento e 15nm de espessura, ocupam a "banda A". Os filamentos de actina, troponina e tropomiosina (mais finos) com 6nm de espessura, ocupam a outra banda que vai desde a "zona Z" até a "banda A", onde começa a "zona H"; o comprimento destes filamentos é de cerca de 1μm de cada lado da "linha Z". Desta forma, a "banda I" é ocupada apenas por filamentos finos, a "zona H" apenas por filamentos grossos e as laterais da "banda A" por ambos (Fig. 8.2).

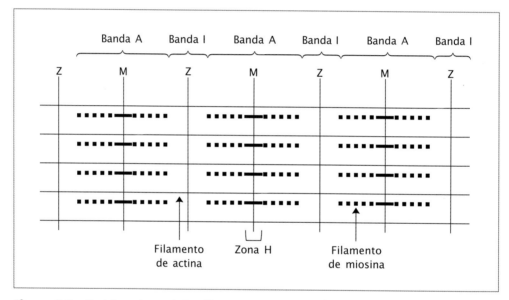

Figura 8.2 – Posição estrutural dos filamentos em um sarcômero.

EVENTOS MECÂNICOS DURANTE A CONTRAÇÃO E O RELAXAMENTO MUSCULARES

Teoria do filamento deslizante: esta teoria propõe que um músculo se encurta ou se alonga porque os miofilamentos espessos e finos deslizam uns sobre os outros, sem mudança de comprimento. O que irá acionar este processo de encurtamento é a ação das pontes cruzadas de miosina.

Durante o encurtamento, o comprimento da "banda A" permanece constante enquanto a "banda I" torna-se mais estreita, podendo, por vezes, desaparecer. Com os filamentos finos unidos a "linha Z", eles serão puxados juntos durante a interação actina-miosina e o sarcômero irá se encurtar. Na contração isométrica, onde o comprimento muscular permanece constante, o comprimento das "bandas A e I" permanece inalterado, quando ocorre contração com mudança de comprimento muscular, contração excêntrica, a "banda A" torna-se mais longa.

A miosina desempenha um papel, tanto enzimático quanto estrutural, no processo de contração muscular. A molécula de miosina lembra um taco de golfe com uma "cabeça" e uma "cauda."A região responsável pela atividade enzimática e afinidade pela actina encontra-se na "cabeça", que contém uma ATPase ativada pela actina em seu local de fixação da actina e proporciona a produção de potência mecânica, para que os filamentos de actina e miosina possam deslizar uns sobre os outros pela hidrólise de ATP. As regiões responsáveis pela afinidade com outras moléculas de miosina adjacentes estão na "cauda".

Na contração muscular, as pontes cruzadas de miosina realizam movimentos oscilatórios contínuos, combinando-se e separando-se com novos locais ao longo dos fios de actina. Quando a molécula de ATP se une ao complexo actino-miosina, as pontes cruzadas de miosina separam-se das de actina, voltando a tornar-se disponível para unir-se a um novo local ativo sobre a actina. Os filamentos de actina e miosina podem deslizar uns sobre os outros com uma velocidade de até 15μm/s.

O comprimento do sarcômero varia de 1,6μm (na superposição máxima dos filamentos de actina) quando ocorre cerca de 70% da tensão máxima, até 3,6μm (nenhuma interação das pontes cruzadas), o comprimento máximo que pode ser atingido pelo filamento de actina é de 2μm e o de miosina é de 1,6μm, quando não apresenta nenhuma tensão.

EVENTOS QUÍMICOS DURANTE A CONTRAÇÃO E O RELAXAMENTO MUSCULARES

Acoplamento excitação-contração: mecanismo fisiológico pelo qual uma descarga elétrica no músculo desencadeia os eventos químicos na superfície da célula que resultam na liberação de Ca^{2+} intracelular e, finalmente, acarretam uma contração muscular.

O Ca^{2+} é o elo entre a excitação e a contração. A concentração de Ca^{2+} na fibra muscular inativa é menor quando comparada com a concentração do líquido extracelular que banha a célula. Quando um sinal nervoso chega à fibra muscular e esta é estimulada, ocorre um aumento imediato da concentração intracelular de Ca^{2+}, desencadeado pelo potencial de ação nos túbulos transversos que leva a liberação de Ca^{2+} pelos sacos laterais do retículo sarcoplasmático; este aumento na concentração de Ca^{2+} irá preceder o início da contração muscular.

Quando o Ca^{2+} se une à troponina e a outras proteínas do filamento de actina, a ação inibitória que elas exercem e que previne a interação actina-miosina é suspensa rapidamente fazendo com que o músculo fique "pronto" para realizar a contração.

A partir do momento que ocorre união dos locais ativos da actina e miosina a proteína-miosina ATPase é ativada, fracionando a ATP. Esta energia liberada é a responsável pelo movimento das pontes cruzadas de miosina, gerando tensão muscular. Quando a ATP se une à ponte de miosina as suas pontes cruzadas se separam da actina. O acoplamento e o desacoplamento continuarão enquanto a concentração de Ca^{2+} permanecer em um nível suficiente para inibir o sistema troponina-tropomiosina.

Quando cessa a estimulação neural o Ca^{2+} retorna aos sacos laterais do retículo sarcoplasmático, restaurando a ação inibitória da troponina-tropomiosina, mantendo a actina e a miosina separadas enquanto houver ATP, (sem ATP, as pontes cruzadas permanecem presas e não podem ser separadas) (Fig. 8.3).

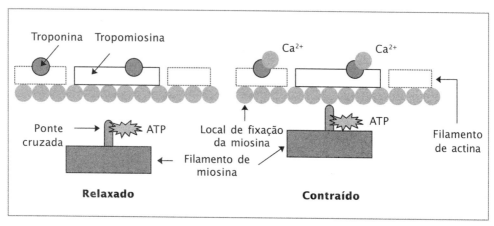

Figura 8.3 – Interação entre os filamentos de actina-miosina.

A chegada apropriada dos sinais químicos até as proteínas contráteis, depende em grande parte dos reguladores dos canais iônicos. Estas estruturas agem como "comportas" seletivas ou "sensores" para modular a passagem dos íons entre os líquidos intracelulares e extracelulares antes da ativação real dos miofilamentos.

Quando um músculo não é mais estimulado (durante o relaxamento muscular), o fluxo de Ca^{2+} cessa e a troponina fica novamente livre para inibir a interação actina-miosina. Durante a recuperação, o Ca^{2+} é bombeado ativamente para dentro do retículo sarcoplasmático, onde se concentra nas vesículas laterais. Esta recuperação de Ca^{2+}, a partir das proteínas troponina-tropomiosina, "desliga" os locais ativos sobre o filamento de actina.

BIBLIOGRAFIA

Astrand PO, Rodhal K. Contração Muscular. In: *Tratado de Fisiologia do Exercício*. Rio de Janeiro: Interamericana. 1980; 30-45. 2 ed.

Guyton AC. Contração do Músculo-Esquelético. In: *Tratado de Fisiologia Médica*. Rio de Janeiro: Interamericana. 1977; 117-132. 5 ed.

McArdle WD, Katch FI, Katch VL. Skeletal Muscle: Structure and Function. In: *Exercise Physiology, Energy, Nutrition and Humam Performance*. Williams & Wilkins: Baltimore. 1996; 315-335. 4 ed.

9 Nutrição, Atividade Física e Osteoporose

Anna Christina Castilho
Celso Cukier
Daniel Magnoni
Tatiana Alvarez

DEFINIÇÕES, FISIOPATOLOGIA, CLASSIFICAÇÃO E FATORES DE RISCO

A osteoporose é uma doença esquelética sistêmica, causada por desordem multifatorial que envolve fatores genéticos, nutricionais, endócrinos e físicos. É considerada um grave problema de saúde pública, que afeta universalmente as populações de idosos do mundo inteiro.

A osteoporose é caracterizada pelo aumento da fragilidade óssea e definida clinicamente como uma diminuição da densidade mineral óssea (BMD), ou seja, diminuição da relação entre a massa óssea e seu volume, com um aumento da porosidade do osso, acima de 2,5%, quando comparada com aquela encontrada em adultos jovens saudáveis; uma condição marcada pela ocorrência de fraturas.

A evolução da osteoporose está relacionada com a idade e esta condição tende a agravar-se quando a secreção de hormônios sexuais é reduzida, como ocorre no período pós-menopausa, que acomete geralmente mulheres com mais de cinqüenta anos de idade e que, lamentavelmente, os sintomas só surgem quando a perda óssea já é acentuada. Sabe-se também que a eficiência de absorção do cálcio diminui com a idade.

Os ossos, embora pareçam estruturas bem duras e inativas, são formados de substâncias que se modificam ao longo da vida. As células ósseas estão constantemente sendo substituídas, aproveitando-se as células velhas para se formar um novo tecido ósseo. Esse processo depende de diversos fatores. Quando o período da adolescência termina, os ossos param de se formar, atingindo o máximo da densidade óssea por volta dos 30-40 anos de idade, tanto para homens como para mulheres. É nessa época que inicia a perda da massa óssea, sendo que para mulheres após a menopausa, este processo é mais acelerado. Homens e pessoas de raça negra têm menos chance de serem acometidos pela doença.

A osteoporose pode ser classificada como primária, subdividida em tipo I ou pós-menopausa e tipo II (associada à idade); e secundária.

Tipo I, osteoporose pós-menopausa, é vista em mulheres idosas entre os 15 e 20 anos de menopausa. É relacionada ao hipoestrogenismo do período climatério e constitui-se a mais comum das doenças ósseas metabólicas, afetando muitas mulheres no final de suas vidas. "É caracterizada por fraturas radiodistais e fraturas dolorosas e deformantes esmagadoras das vértebras lombares".

Tipo II, ou osteoporose senil, é associada à idade, ocorrendo em indivíduos com idade em torno de 70 anos, afeta ambos os sexos. Há um aumento das fraturas de vértebras, que ocorrem na velhice, levando a dores nas costas, perda de altura e deformidades na espinha, devido à perda de espaço intervertebral.

A osteoporose secundária, geralmente relacionada a outras doenças ou fatores, tem como causas afecções de origem endócrino-metabólicas (hereditárias ou não), reumatológicas, renais, digestórias, neoplásicas e o uso de medicações que interferem com o balanço do cálcio (corticóides, anticonvulcivantes, antiácidos etc.).

Algum grau de perda óssea é inevitável com o avanço da idade, independentemente de sexo, raça, clima ou dieta. O que deve ser prevenido é a perda óssea excessiva que pode levar à fratura após trauma menor.

Dieta rica em cálcio, vitamina D, exercícios, uso adequado da terapêutica de reposição hormonal e eliminação de fatores de risco como fumo e uso de corticóides são considerados importantes no combate à doença.

Os fatores que parecem ser responsáveis para o desenvolvimento da osteoporose e fraturas associadas são diversos e relatados detalhadamente no quadro 9.1.

Quadro 9.1 – Fatores de risco para osteoporose.

Fatores genéticos	Doenças endocrinológicas
Parente de primeiro grau com relato de fraturas	Hiperparatireoidismo primário Hipertireoidismo Síndrome de Cushing Doença de Addison
Fatores ambientais	
Tabagismo Consumo de álcool Sedentarismo Compleição corpórea pequena Baixa ingestão de cálcio Pouca exposição à luz solar	**Doenças hematológicas**
	Mieloma múltiplo Mastocitose sistêmica Linfoma, leucemia Anemia perniciosa
História reprodutiva e menstrual	**Doenças reumatológicas**
Menopausa precoce (antes dos 40 anos de idade) Amenorréia prolongada (por anorexia nervosa, hiperprolactinemia etc.)	Artrite reumatóide Espondilite anquilosante
	Doenças gastrointestinais, renais e pulmonares
Medicamentos	Síndrome de má-absorção (doença celíaca e doença de Chron) Hepatopatia crônica Doenças renais com hipercalciúria Asma brônquica e doença pulmonar obstrutiva crônica (DPOC)
Glicocorticóides Anticonvulsivantes Anticoagulantes Hormônios em doses suprafisiológicas	

Waitzberg DL. *Nutrição Oral, Parenteral e Enteral na prática clínica*. São Paulo: Atheneu; 2000. 3 ed.

O IMPACTO DA ATIVIDADE FÍSICA

Somente há vinte anos que alguns preparadores físicos, nutricionistas e fisiologistas do exercício começaram a se preocupar com a saúde dos ossos. Isto se deve ao fato de ter sido observado que atletas, ocasionalmente, apresentavam fraturas. Também poucos eram os profissionais de educação física que trabalhavam com idosos, e poucos eram também os grupos populacionais diagnosticados como tendo osteoporose, doença que era considerada uma conseqüência inevitável da idade.

Ainda não existe evidência de que apenas o exercício ou este e mais o acréscimo da ingestão de cálcio, possa prevenir a redução máxima na massa óssea nos anos pós-menopáusicos imediatos. Robert Heaney da Creighton University demonstrou que a saúde dos ossos está na dependência de três prováveis inter-relações:

1. Sobrecarga de trabalho sobre o esqueleto.
2. Ingestão adequada de cálcio e vitamina D.
3. Níveis normais dos hormônios que agem no processo de calcificação.

A atividade física diária de suportar o peso do próprio corpo é essencial para o desenvolvimento normal e manutenção de um esqueleto sadio. O exercício transmite carga ao esqueleto mediante o impacto direto e a contração muscular. A tensão mecânica do peso do corpo constitui, talvez, o principal fator exógeno que atua sobre o desenvolvimento e a remodelação óssea.

A falta de atividade física adequada pode influenciar negativamente o pico de massa óssea. Uma pessoa sedentária corre maior risco de tornar-se osteoporótica do que outra que pratica exercícios que envolvam o suportar o próprio peso.

A sustentação para a afirmativa de que o exercício físico é uma medida preventiva para a osteoporose baseia-se em observações, segundo as quais indivíduos fisicamente ativos e tipicamente atletas têm maior massa óssea em relação aos sedentários. Exercícios de força e de carga de alto impacto garantem melhores resultados, em comparação com os de treinamento de resistência. No entanto, não existe nenhuma evidência de que o exercício sozinho possa reduzir a perda óssea associada à redução dos hormônios reprodutivos, ocorrência característica da menopausa.

A mulher que praticou ginástica durante toda a sua vida desde a adolescência, chega à menopausa com massa muscular maior. A mulher que tem a musculatura mais firme está mais protegida contra a osteoporose.

O programa ótimo para as mulheres mais idosas deveria incluir atividades que envolvem força, flexibilidade e coordenação, que podem reduzir indiretamente, porém de maneira efetiva, a incidência de fraturas osteoporóticas por tornarem as quedas menos prováveis. Vale ressaltar que o exercício não pode ser recomendado como um substituto para a terapia hormonal.

Não obstante, todas as mulheres sadias devem ser encorajadas a se exercitarem. Independentemente de a atividade possuir um componente osteogênico significativo que permite obter os outros benefícios de saúde que resultam do exercício regular.

Talvez, se um maior número de pessoas estivesse engajado em um programa de atividade física, muitos problemas poderiam ser evitados (problemas financeiros e emocionais devido a acidentes causados pela osteoporose), possibilitando uma vida mais produtiva, com qualidade melhor para várias pessoas.

Os atletas em geral têm ossos mais fortes que as pessoas que não praticam esportes. Contudo, o treinamento excessivo e exagerado nas mulheres pode, na verdade, atrasar a menstruação, deixando-a irregular e a irregularidade ajuda no aparecimento da osteoporose. A menstruação pode até mesmo parar temporariamente, como resultado das mudanças nos níveis de estrógenos provocadas pelo treinamento físico. Essas mudanças hormonais podem resultar em perda de massa óssea, osteoporose e fraturas.

Outro fato em relação à prática do esporte é que as mulheres com perda rápida de massa óssea, que sofrem pancadas e/ou acidentes esportivos, podem fraturar os ossos e a densitometria óssea permite responder se a prática do esporte é ou não perigosa para tais casos.

Várias metas devem ser atingidas quando se faz um programa de exercícios para pacientes com osteoporose. A mais importante de todas é que o programa não ofereça perigo. Ele deve aumentar a habilidade do paciente para realizar suas atividades de rotina diária, e deve minimizar o risco de fratura subseqüente.

Os pontos importantes a serem incluídos em qualquer programa de atividade física são:

- Relaxamento para aliviar o espasmo muscular.
- Monitoramento da altura e postura.
- Exercícios respiratórios.
- Fortalecimento dos músculos posturais, abdominais, do soalho pélvico, da cintura escapular e dos músculos do pescoço.

Além de seus efeitos diretos sobre o osso, o exercício também aumenta o tônus e a massa muscular. Esses resultados podem ajudar a melhorar o equilíbrio e assim prevenir as quedas e proporcionar melhor proteção durante as mesmas.

Assim como para qualquer população especial, um exame médico completo é uma recomendação razoável no auxílio da detecção de problemas ou de fatores de risco que podem afetar a decisão sobre o início de um programa de exercícios. É inquestionável que os idosos, assim como os jovens, apresentam uma especificidade e uma adaptabilidade ao treinamento, seja ele de força ou de *endurance*. Conseqüentemente, o programa de exercício deve ser constituído por atividades de *endurance*, de flexibilidade e de força, dentro da capacidade de população de idosos que está sendo servida, como objetivo de obter melhorias nesses componentes do condicionamento físico. Os benefícios potenciais claramente valem o tempo e a energia investidos.

O IMPACTO DA NUTRIÇÃO

A manutenção de um bom estado nutricional é de fundamental importância para que os regimes terapêuticos para osteoporose tenham sucesso. Além de uma ingestão diária e mínima de cálcio e vitamina D, outras carências nutricionais, especialmente de vitamina B_{12} e vitamina K, também devem ser corrigidas.

É bem conhecida e largamente demonstrada a relação entre a ingestão de proteínas, cálcio, vitamina D e, possivelmente, vitamina K e o pico de massa óssea. Os principais estudos avaliando o papel dos nutrientes na determinação do pico de massa óssea dizem respeito à ingestão dietética de cálcio. Outros nutrientes, como as proteínas, vitaminas e oligoelementos, devem também ser considerados.

Existe consenso na literatura de que aumentos na ingestão de cálcio durante a infância e adolescência são associados com incrementos no pico de massa óssea. Muitos estudos têm confirmado esta suposição, embora alguns outros não tenham demonstrado relação positiva entre a ingestão de cálcio e a massa óssea.

Apesar de não se compreender plenamente o mecanismo de regulação da massa óssea máxima, sabe-se que o fator genético é um agente importante na predisposição à osteoporose. Estudos mostram fortes evidências, sugerindo que a interação entre genes e ambiente desempenha um papel importante na densidade mineral óssea. Em 1997, foram listados no *Online Mendelian Inheritance in Men* (OMIM) 67 genes associados com a osteoporose, incluindo a *Vitamin D receptor gene* (VDR). No entanto, não está claro como eles interagem com o cálcio.

Poucos estudos longitudinais, considerando esta questão, são disponíveis. Nos poucos existentes, a suplementação de cálcio na adolescência é associada a maiores aumentos na massa óssea. Entretanto, o ganho de massa óssea não é uniforme e varia de acordo com o estádio puberal do indivíduo, o sítio esquelético avaliado, bem como o polimorfismo do gene VDR.

Cálcio

O cálcio dietético é importante na prevenção e no tratamento da osteoporose. Apesar da recomendação diária de cálcio ser de 1.000 a 1.300mg/dia, dependendo da idade, nenhum grupo de mulheres adultas responde a esse padrão. Na tentativa de impedir a osteoporose, a atenção é dirigida às mulheres jovens (com menos de 25 anos) para maximizar o crescimento ósseo e as necessidades de cálcio foram ajustadas pela nova recomendação, *Dietary Reference Intake (DRI)*, a fim de atingir esse objetivo.

As taxas de absorção de cálcio pelo intestino oscilam e é necessário haver um suprimento constante dietético biodisponível; porém vários fatores podem dificultar ou impedir sua absorção no organismo, entre eles:

1. **Hipocloridria:** a baixa dos níveis de ácido clorídrico prejudica intensamente a absorção do mineral, provavelmente por promover a ionização dos sais de cálcio. Neste caso, a utilização de quelatos ou complexos de cálcio podem contornar o problema, ainda que a acidez tenha de ser corrigida, inclusive pelo prejuízo que sua deficiência pode causar à absorção de outros nutrientes, entre eles a proteína.

2. **Deficiência na formação de vitamina D:** já é sabido que a vitamina D é formada na pele, a partir da estimulação dos raios UV que converte rapidamente o 7-deidrocolesterol em vitamina D. Cerca de 10 minutos diários de exposição solar garantem um suprimento adequado. Este é o motivo porque dificilmente a osteoporose teria origem na deficiência dessa vitamina em indivíduos jovens e ativos fisicamente. Entretanto, quando se trata de pacientes na terceira idade, a situação é diferente.

A vitamina D, uma vez formada, se converte em calcidiol no fígado. A forma biologicamente ativa da vitamina D, o calcitriol, se forma no rim a partir do calcidiol, o qual estimula a reabsorção óssea e a absorção intestinal do cálcio, conduzindo a um incremento da concentração do cálcio sérico. No entanto, o aumento da concentração de cálcio sérico freia a produção do hormônio paratireóide e a síntese de calcitriol, produzindo uma maior excreção urinária de cálcio e a redução, tanto da reabsorção óssea quanto da absorção intestinal de cálcio. A deficiência de vitamina D nas pessoas de idade avançada pode não ser puramente decorrente de uma oferta insuficiente, mas da diminuição da síntese renal de calcitriol, apontada como causadora de menor proteína ligante de cálcio na estrutura óssea, provocando excessiva perda urinária de cálcio.

No idoso, fica patente a diminuição dos níveis de calcitriol no plasma e, nestes casos, deve ser suplementado em níveis seguros e que não acarretem hipervitaminose.

3. **Excesso de fósforo na dieta:** o fósforo é um elemento competidor pela absorção com o cálcio e este problema torna-se complicado, considerando o consumo excessivo de alimentos ricos em ácido fosfórico, acidulante, encontrado em refrigerantes, doces e legumes em conserva. Tudo isso nos leva a considerar que temos na dieta moderna a abundância de um elemento que, embora importante para o organismo, prejudica intensamente a absorção do cálcio.

4. **Desequilíbrio do balanço cálcio/magnésio:** o magnésio também é um elemento que compete com o cálcio. Entretanto, aqui, a situação é diferente: o magnésio é importante para a fixação do cálcio nos ossos e nos dentes. A administração de cálcio extra, sem a simultânea administração de magnésio, pode ocasionar transtornos para o tecido ósseo. O magnésio é um elemento encontrado principalmente nas verduras. Dietas que são pobres destes vegetais, certamente vão levar à deficiência do mineral (no leite de vaca o teor de magnésio é cerca de seis vezes menor que o do cálcio).

5. **Excesso de gorduras:** os lipídios dietéticos, particularmente triglicerídeos e ácidos graxos saturados de baixo peso molecular, formam sabões insolúveis com o cálcio dietético, aumentando sua excreção fecal e conseqüentemente reduzindo sua absorção.

Vários fatores também podem aumentar a excreção do cálcio pela via urinária ou pelas fezes. Entre eles convém considerar o seguinte:

1. Cafeína em excesso, substância encontrada nas bebidas como o café, chás, chocolate e refrigerantes, podem aumentar a excreção do cálcio urinário.
2. Álcool aumenta a excreção do cálcio e seu consumo exagerado sobre a função osteoplástica está vinculado às disfunções hepáticas, como esteatose hepática, hepatite e cirrose.
3. O hábito do tabagismo contribui significativamente para a perda de cálcio orgânico, principalmente nas mulheres após os 50 anos. O tabaco tem um efeito inibidor direto sobre os osteoblastos, que se intensifica mais precocemente em mulheres fumantes.
4. Drogas e medicamentos como, por exemplo, os corticóides podem aumentar a excreção ou dificultar a absorção do cálcio. O excesso de antiácidos contendo hidróxido de alumínio pode contribuir para o desalojamento do cálcio ósseo.

5. O ácido oxálico, presente em alguns vegetais (beterraba, espinafre, semente de tomate e aspargo) e também no cacau, chocolate, gérmen de trigo, nozes e feijões, forma complexos com o cálcio dietético, os quais precipitam no lúmen intestinal em conseqüência do meio alcalino e são excretados pelas fezes.
6. Os fitatos representam compostos formados durante o processo de maturação de sementes e grãos de cereais integrais e feijões, podendo se complexar com minerais como o cálcio, o ferro, o zinco e com as proteínas. Em virtude da presença de fitato, o balanço de cálcio tem sido alterado por dietas muito ricas em fibras.

Proteínas

A participação da ingestão protéica sobre o desenvolvimento esquelético tem sido difícil de avaliar. Estudos experimentais e em humanos sugerem que estados de deficiência ou excesso protéico podem afetar negativamente o balanço de cálcio e levar à redução da densidade e resistência óssea.

Estados de deficiência calórico-protéica em crianças desnutridas são associados a baixo pico de massa óssea e baixa resistência mecânica, sem evidência histológica de osteomalácea.

O mecanismo através dos quais a baixa ingestão protéica interfere com o desenvolvimento esquelético não são totalmente conhecidos, uma possível via fisiopatológica seria por meio do IGF-1 (Fig. 9.1).

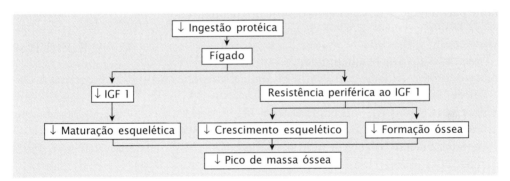

Figura 9.1 – Via fisiopatológica do IGF-1. Waitzberg DL. *Nutrição Oral, Parenteral e Enteral na prática clínica.* São Paulo: Atheneu; 2000. 3 ed.

A ingestão protéica influencia a produção hepática de IGF-1, que é fundamental para a maturação esquelética. Em situações de baixa ingestão protéica, a produção hepática de IGF-1 e o hormônio de crescimento é comprometida, levando a um crescimento esquelético deficitário.

O IGF-1 atua positivamente sobre a taxa de aposição óssea periosteal, aumentando o diâmetro externo dos ossos longos, além de influenciar indiretamente sobre o crescimento longitudinal do esqueleto e sobre a massa óssea. Assim, a carência protéica, compromete o desenvolvimento longitudinal e transversal do esqueleto.

Da mesma forma que a observada para a ingestão de cálcio, a literatura carece de estudos longitudinais prospectivos avaliando a influência da ingestão protéica sobre o pico de massa óssea.

BIBLIOGRAFIA

American College of Sports of Medicine. *ACCM'S Guidelines for Exercise Testing and Prescription*. Baltimore: Williams & Wilkins; 1995. 5 ed.

Bandeira F, Macedo G, Caldas G, Griz L, Faria M. *Osteoporose*. Rio de Janeiro: Medsi; 2000.

Bellantoni M.F. Osteoporosis prevention and treatment. *Am Fam Physician*. 1996; 54:986-992.

Bodinski LH. *Dietoterapia: Princípios e Prática*. São Paulo: Atheneu; 1998.

Coelho RG. Interações nutricionais. *Revista de Metabolismo e Nutrição*. Porto Alegre. 1995; 2(3):106-117.

Colegio Americano de Medicina Desportiva. Osteoporose e Exercício. *Med Sci Sports Exerc*. 1995; 27(4):662-666.

Comisión Europea. *Informe sobre la osteoporosis en la Comunidad Europea*: Accion para la prevención. Luxemburgo: Oficina de Publicationes Oficiales de las Comunidades Europeas; 1998.

Criss ME, Thompson DP, Johnson J, Kasch FW. Effects of training on VO_2 max, thigh strength, and muscle morphology in sptuagenarian women. *J Appl Physiol*. 23:752-58.

Drinkwater BL, Grimston S, Cullen DMR, Snow-Harter C. Osteoporosis and Exercise. *Med Sci Sports Exerc*. 1995; 27:(4):I-VII.

Food and Nutrition Board, Institute of Medicine, National Academies. *Dietary reference Intake for Calcium, Phosphorous, Magnesium, Vitamin D, and Fluoride* 1997.

Fox EL, Bowers RW, Foss ML. *Bases fisiológicas da educação física e dos desportos*. Rio de Janeiro: Guanabara Koogan; 1991. 4 ed.

Grimston SK, Morrison K, Harder JA et al. Bone mineral density during puberty in western Canadian children. *Bone Miner*. 1992; 19:85-89.

Guedes. *Protocolo de Guedes para o cálculo da composição corporal*. Programa Archimedes. MICROMED; 1999.

Haack VS, Chesters JG, Vollendorf W Story JA, Marlett JA. Increasing amounts of dietary fiber provided by foods normalizes physiologic response of the large bowel without altering calcium balance or fecal steroid excretion. *Am J Clil Nutr*. Bethesda. 1998; 68:(3):615-622.

Heyward VH, Stolarczyk LM. *Avaliação da composição corporal aplicada*. São Paulo: Manole; 2000.

Johnston CC, Miller JZ, Slemenda CW et al. Calcium supplementation and increases in bone mineral density in children. *N Engl J Med*. 1992; 327:82-87.

Johnston CC, Slemenda C. Osteoporosis: An overview: *Phys Sports Med*. 1987; 15(11):65-68.

Kapandji IA. *Fisiologia Articular: Esquemas comentados de mecânica humana. Tronco e coluna vertebral*. São Paulo: Manole; 1996.

Kaplan Frederick S. Prevenção e Tratamento da Osteoporose. *Rev Clin Symp*. 1995; 47(1).

Khoury MJ. Genetic and Epidemiological Approaches to the Search for Gene-Environment Interaction: the case of osteoporosis. *Am J Epidemiol Baltimore*. 1998; 147:1-2.

Knoplich J. Prevenindo a Osteoporose: orientações para evitar fraturas. São Paulo: Ibrasa; 1995.

Kravitz L, Mayo J. *The physiological effects of aquatic exercice: a brief review*. AEA; 1997.

Kroger H, Kotaniemi A, Kroger L et al. Development of bone mass and bone density of the spine and femoral neck – a prospective study of 65 children and adolescents. *Bone Miner.* 1993; 23:171-182.

Kung AWC, Luk KDK, Chu LW, Chiu PKY. Age-related osteoporosis in Chinese: an evaluation of the response of intestinal calcium absorption and calcitropic hormones to dietary calcium deprivation. *Am J Clin Nutr.* Bethesda. 1998; 68:1291-1297.

Lanzillotti H et al. Osteoporosis in postmenopausal women, dietary calcium and other risk factors. *Rev Nutr.* 2003; 16:181-193.

Lindle J. *The influence of weight-bearing water exercises on bone density of post-menopausal women.* The AKWA letter; 1994.

Lloyd T, Andon MB, Rollings N et al. Calcium supplementation and bone mineral density in adolescent girls. *JAMA.* 1993; 270:841-844.

Lloyd T, Rollings N, Andon MB et al. Determinants of bone density in young women I. Relashionships among pubertal development, total body bone mass, and total body bone density in premenarchal females. *J Clin Endocrinol Metab.* 1992; 75:383-387.

Magnoni D, Cukier C. *Perguntas e Respostas em Nutrição Clínica.* São Paulo: Rocca; 2001.

Masi FDH. *Propriedades Físicas e Aspectos Fisiológicos.* Rio de Janeiro: Sprint; 2000.

Matkovic V, Fontana D, Tominac C et al. Factors that influence peak bone mass formation: a study of calcium balance and the inheritance of bone mass in adolescent females. *Am J Clin Nutr.* 1990; 52:878-888.

Mcardle WD, Katch FI, Katch VL. *Fisiologia do exercício – Energia nutrição e desempenho humano.* Rio de Janeiro: Guanabara Koogan; 1998. 4 ed.

Powers ST, Howley ET. *Fisiologia do Exercício: Teoria e Aplicação ao Condicionamento e ao Desempenho.* São Paulo: Manole; 2000. 3 ed.

Prince R, Devine A, Dick I, Criddle A, Kerr D, Kent N, Price R, Randell A. The Effects of Calcium Supplementation (Milk Powder or Tablets) and Exercise on Bone Density in postmenopausal women. *J Bone Minel Res.* New York. 1995; 10(7):1068-1075.

Ruiz JC, Mandel C, Garabedian M. Influence of spontaneous calcium take and physical exercise on the vertebral and femoral bone mineral density of children and adolescents. *J Bone Miner Res.* 1995; 10:675-682.

Schoutens A et al. Effects of inactivity and exercise on bone. *Sports Med.* 1989; 7:71-81.

Shaw JM, Witzke KA. Exercise for Skeletal Health and Osteoporosis Prevention. In: ACSM'S RESOURCE. *Manual for guidelines for exercise testing and prescription.* Baltimore: Willians and Wilkins.1998; 288-239. 3 ed.

Tylavsky FA, Anderson JJB, Talmage RV et al. Are calcium intakes and physical activity patterns during adolescences related to radial bone mass of white college-age females? *Osteoporosis Int.* 1992; 2:232-240.

Waitzberg DL. *Nutrição Oral, Parenteral e Enteral na prática clínica.* São Paulo: Atheneu; 2000. 3 ed.

Woolf AD. *Osteoporose.* São Paulo: Art Plus; 1995.

Zmuda JM, Cauley JA, Ferrel RE. Vitamin D receptor Gene Variants and Osteoporosis. *Epidemiol Rev.* Baltimore. 2002; 2:(2):203-217.

10 Nutrição no Esporte

Anna Christina Castilho
Celso Cukier
Daniel Magnoni

INTRODUÇÃO

Os alimentos fornecem carboidratos, proteínas, gorduras, minerais, vitaminas e água, necessários à vida, para que sistemas e funções vitais, como os de produção de energia e o sistema imune, possam trabalhar em circunstâncias diversas. Cada nutriente desempenha um papel específico no corpo e, se qualquer um deles estiver deficiente ou ausente, uma função essencial não se realizará adequadamente.

Hipócrates, há séculos atrás, já reconhecia a importância do equilíbrio entre o consumo de alimentos que fornece combustível para o corpo (consumo energético) e atividade física (gasto energético) para a saúde. A influência da alimentação e da atividade física na saúde tem sido, portanto, observada há dezenas de séculos e à medida que a ciência e a medicina evoluem, mais evidências surgem relacionando o papel positivo da alimentação no desempenho esportivo.

A nutrição adequada é um dos fatores fundamentais no desempenho físico, responsável pela formação de novos tecidos, reposição das perdas de vários nutrientes que ocorrem durante os exercícios, como também, reparo de células já existentes. O atleta que deseja otimizar sua performance, antes de qualquer manipulação nutricional, precisa adotar um comportamento alimentar adequado ao seu esforço, em termos de quantidade e variedade, levando em consideração o que está estabelecido como alimentação saudável.

É importante diferenciarmos atletas de pessoas fisicamente ativas. Os primeiros são esportistas profissionais que se submetem, em seus treinos diários, a uma carga de exercícios bastante intensa e, por conta disso, apresentam metabolismo e necessidades nutricionais completamente alterados e aumentados. Ao passo que pessoas fisicamente ativas são aquelas que buscam na prática de atividades físicas, a promoção da saúde, a qualidade de vida e o bem-estar. A alimentação nos dois casos é uma grande aliada, mas com estratégias e objetivos diferentes.

Cabe ressaltar que a nutrição pode apenas otimizar a performance, mas não irá assegurar, isoladamente, um pico de desempenho. Outros fatores influenciam e estão diretamente associados à melhora de performance como: características genéticas e individuais do atleta (idade, sexo, peso, altura e estado nutricional), estilo de vida, aptidão física, tipo e intensidade de treinamento, tipo de composição da fibra muscular, além de fatores psicológicos e condições ambientais.

Para entender a nutrição esportiva, o primeiro passo é compreender como funcionam as vias metabólicas, relacionando-as com o tipo de esforço e dispêndio energético. O substrato energético utilizado durante o exercício dependerá do tipo, intensidade e duração da atividade física.

METABOLISMO DOS MACRONUTRIENTES – UMA VISÃO GERAL

O metabolismo dos carboidratos representa papel crucial no suprimento de energia para a atividade física; ou seja, o suprimento de carboidratos é fundamental para a capacidade de trabalho físico. Mesmo em repouso, a falha na manutenção da concentração de glicose no sangue (a qual fornece combustível à base de carboidratos ao cérebro e a tecidos) acarreta disfunção do sistema nervoso, que pode progredir para o coma e a morte.

Os carboidratos tornam-se disponíveis para o organismo através da dieta, assim como através de reservas endógenas, a maior parte sob a forma de glicogênio muscular e hepático.

Qualquer que seja a forma sob a qual são consumidos, os carboidratos devem ser digeridos em monossacarídeos para que ocorra sua absorção. Após absorção intestinal, a veia porta hepática fornece ao fígado uma quantidade elevada de glicose que será liberada para o sangue e, assim, suprir as necessidades energéticas de todas as células do organismo.

O passo inicial da degradação dos estoques de carboidratos do corpo ocorre sem o envolvimento de oxigênio, sendo, portanto, um processo anaeróbio. A terminologia depende do ponto inicial: a degradação da glicose é denominada glicólise, enquanto a do glicogênio, glicogenólise. Porém, o termo glicólise é convenientemente utilizado para ambos os processos, já que compartilham uma via comum após os primeiros passos e tendo como produto final o piruvato.

O piruvato pode seguir vários caminhos metabólicos e em condições anaeróbicas no músculo, durante atividades físicas rigorosas, reduzindo a lactato para geração de energia novamente. Em condições aeróbicas, o piruvato não é transformado em lactato e sim transferido para a mitocôndria onde é convertido em acetil-CoA.

Entre os passos fundamentais do metabolismo dos carboidratos, está a entrada da glicose no interior da célula, regulada por alguns fatores e dependente de uma proteína transportadora, localizada na membrana celular. O transporte da glicose para o interior da célula, geralmente, é estimulado pela insulina, a qual promove o armazenamento após a ingestão alimentar que contenha carboidratos. O transporte para o músculo também é estimulado pelo exercício, aumentando a disponibilidade de glicose como substrato e esta, quando em excesso, é convertida em glicogênio. Os hormônios, glucagon, epinefrina, glicocorticóides, tireoidianos, GH e outros também influenciam a glicemia.

A energia consumida durante treinos e competições depende da intensidade e duração dos exercícios, sexo dos atletas e estado nutricional inicial. Quanto maior a intensidade dos exercícios, maior será a participação dos carboidratos como fornecedores de energia.

Dietas deficientes em carboidratos depletam rapidamente o glicogênio muscular e hepático e, subseqüentemente, reduzem o desempenho nos exercícios intensos e de curta duração, assim como nas atividades de resistência e submáximas. Se ocorrer um metabolismo insuficiente dos carboidratos, quer por depleção do glicogênio (exemplo, jejum prolongado ou exercício vigoroso) ou por deficiência no transporte da glicose para o interior da célula, a gliconeogênese fornece glicose para o organismo e em combinação ocorre a mobilização de gordura, ocorrendo um metabolismo incompleto desse macronutriente e o acúmulo de corpos cetônicos, podendo levar ao quadro de cetose (ou acidose). No entanto, para que as gorduras sejam utilizadas como um substrato para o metabolismo aeróbico, é necessário que sejam primeiramente convertidos em acetil-CoA. Neste momento, a gordura também contribuirá para as necessidades energéticas do músculo. O ácido graxo livre entra na célula muscular, sofre uma transformação enzimática chamada β-oxidação, transformado-o em acetil-CoA, onde finalmente entrará no ciclo de Krebs. Este processo é denominado lipólise.

Os exercícios aeróbicos, além dos benefícios cardiovasculares, potencializam a capacidade do músculo em utilizar a gordura como substrato energético, sendo uma forma de preservar o glicogênio muscular. Os fatores estimulantes da lipólise são o exercício, a presença de oxigênio e um alto catabolismo dos carboidratos. Como os bioquímicos dizem: "a gordura queima em uma chama de carboidratos".

A partir daí, com a continuidade e maior duração dos exercícios, passa a ocorrer, então, o processo de gliconeogênese hepática, que consiste na síntese de glicose sangüínea a partir das proteínas.

A maior parte do metabolismo dos aminoácidos ocorre intracelularmente no fígado. Os grupos amino dos aminoácidos são removidos em processo envolvendo principalmente dois tipos de reações: transaminação e desanimação oxidativa. As reações de transaminação exercem papéis centrais, tanto na síntese como degradação dos aminoácidos e atuam como ponte entre o metabolismo dos aminoácidos e carboidratos. Após remoção do grupo amino, as cadeias carbonadas dos aminoácidos são degradadas para atender 10-15% das necessidades energéticas do organismo. Segundo a natureza dos produtos de degradação, os aminoácidos podem ser classificados como glicogênicos e/ou cetogênicos.

Aminoácidos glicogênicos: são os precursores da glicose, degradados a:

- Piruvato: alanina, serina, glicina, treonina, cisteína, triptofano e hidroxiprolina.
- Oxaloacetato: aspartato e asparagina.
- α-cetoglutarato: glutamato, glutamina, arginina, histidina e prolina.
- Succinil-CoA: metionina, valina e isoleucina.
- Fumarato: fenilananina e tirosina.

Aminoácidos cetogênicos: podem ser convertidos em ácidos graxos ou corpos cetônicos e são degradados a:

- Acetil-CoA: isoleucina, leucina e treonina.
- Acetoacetil-CoA/acetoacetato: fenilalanina, tirosina, lisina, leucina e triptofano.

RECOMENDAÇÕES NUTRICIONAIS

Carboidratos

A escolha de alimentos fontes de carboidratos, assim como a preparação das refeições que antecedem o evento esportivo, deve respeitar as características gastrointestinais individuais dos atletas. O fracionamento da dieta em cinco refeições diárias deve considerar o tempo de digestão necessária para a refeição pré-treino ou prova, que muitas vezes podem exigir mais de 3 horas para o esvaziamento gástrico.

Na impossibilidade de esperar por mais de 3 horas para digestão, pode-se evitar o desconforto gástrico com refeições pobres em fibras, em gorduras, moderadas em proteínas, com adequação na quantidade de carboidratos, para manter glicemia e maximizar os estoques de glicogênio.

A recomendação sugere uma ingestão de 60 a 70% de carboidratos. Para otimizar a recuperação muscular, recomenda-se um consumo de 5 a 8g/kg de peso/dia de carboidratos e no caso de atividades de longa duração de até 10g/kg de peso/dia para a adequada recuperação e/ou aumento da massa magra.

Para provas longas, os atletas devem consumir de 30 a 60g de carboidratos, para cada hora de exercício, evitando hipoglicemia, depleção de glicogênio e fadiga. Após o exercício, recomenda-se a ingestão de carboidratos simples (preferencialmente) entre 0,7 e 1,5g/kg de peso no período de 4 horas, tempo suficiente para que ocorra a ressíntese de glicogênio muscular.

O efeito dos carboidratos sobre a glicose sangüínea é determinado por sua resposta glicêmica (velocidade da chegada da glicose no sangue após ingestão de um alimento fonte de carboidrato). Quanto mais rápida for a entrada da glicose no sangue, maior será a descarga de insulina para a manutenção da glicemia.

Os carboidratos simples, principalmente de alto índice glicêmico, invadem depressa a corrente sangüínea fornecendo energia imediata ao organismo, sendo, portanto, muito indicados no período de recuperação. Os alimentos de baixo a moderado índice glicêmico entram lentamente na corrente sangüínea e fornecem energia continuamente, sendo mais indicados no período pré-treino e/ou competição. Veja a classificação na tabela 10.1.

Proteínas

Para indivíduos sedentários recomenda-se o consumo diário de proteínas (RDA) entre 0,8 e 1,2g/kg de peso/dia. Tem sido constatada uma maior necessidade de ingestão para aqueles indivíduos praticantes de exercícios físicos, pois as proteínas

Tabela 10.1 – Índice glicêmico de alguns alimentos*.

ALTO	IG	MODERADO	IG	BAIXO	IG
Glicose	100	Farelo de trigo	60	Maçã	36
Maltose	100	Suco de laranja	57	Pêra	36
Cenoura	92	Batata cozida	56	Leite achocolatado	34
Batata assada	85	Arroz branco	56	Iogurte com frutas	33
Flocos de milho	84	Arroz integral	55	Grão-de-bico	33
Bolo de arroz	82	Pipoca	55	Leite desnatado	32
Mel	73	Milho	55	Banana verde	30
Melancia	72	Batata doce	54	Lentilha	29
Pão branco	70	Banana madura	52	Vagem	29
Pão integral	69	Inhame	51	Leite integral	27
Farelo de trigo	69	Ervilhas	48	Cevada	25
Chocolate	68	Feijão cozido	48	Frutose	23
Farinha de trigo	67	Laranja	43	Soja	15
Sacarose	65	Espaguete	41	Amendoim	13
Beterraba	64	Pão de centeio integral	41		
Passas	64	Suco de maçã sem açúcar	41		
Flocos de aveia	61				
Sorvete	36-80				

* Quantias baseadas em 50g de carboidratos por porção.

contribuem para o fornecimento de energia e também na síntese protéica muscular no pós-exercício. Para atletas de *endurance*, as proteínas assumem papel auxiliar no fornecimento de energia, calculando-se ser de 1,2 a 1,6g/kg de peso a necessidade diária. Para os atletas de força, a proteína tem um papel importante no fornecimento de "matéria-prima" para a síntese de tecido, sendo de 1,4 a 1,8g/kg de peso as necessidades diárias.

Lipídios

Para atletas tem prevalecido a mesma recomendação nutricional destinada à população, portanto, as mesmas proporções de ácidos graxos essenciais que são: 10% de saturados, 10% de poliinsaturados e 10% de monoinsaturados.

Se houver a necessidade de dietas hipolipídicas, devem prevalecer as cotas, em relação à oferta calórica total, menor que 8% para as saturadas, maior que 8% para as monoinsaturadas e de 7 a 10% para as poliinsaturadas.

Em geral os atletas consomem mais do que 30% do VCT (valor calórico total da dieta) em lipídios, com déficit na ingestão de carboidratos.

Vitaminas e minerais

Em relação às vitaminas não há evidências científicas que comprovem a necessidade de suplementação. Já em relação aos minerais alguns merecem destaque.

Atletas do sexo feminino, com dietas restritas, podem sofrer deficiências na oferta de alguns minerais como ferro e cálcio, causando fadiga e anemia, afetando a performance e o sistema imunológico; havendo a necessidade, atenção ao consumo de alimentos com ferro biodisponível.

Recomenda-se que a dieta contenha no mínimo 1.000mg/dia de cálcio e, em relação ao ferro, recomenda-se a ingestão de 15mg/dia para mulheres e 10mg/dia para os homens. No caso de gestantes esta recomendação é de 30mg/dia. Recomendações estas facilmente alcançadas com uma dieta adequada, não sendo necessário a suplementação destes minerais.

REFEIÇÕES PRÉ-COMPETIÇÃO

Em esportes como luta livre, boxe e levantamento de peso, nos quais a competição é dividida em categorias baseadas no peso corporal, os atletas geralmente recorrem a técnicas de perda de peso rápida, nos dias que antecedem uma competição. Isso poderá incluir práticas de desidratação, bem como privação moderada a intensa de alimentos e líquidos. Os possíveis efeitos agudos dessas práticas sobre a saúde e o desempenho incluem prejuízos para a termo-regulação e redução das reservas de combustível muscular, fenômenos que provavelmente reduzirão o desempenho.

A refeição pré-competição deve satisfazer os seguintes objetivos:

1. Evitar plenitude e desconforto gástrico, ao mesmo tempo evitando a fome.
2. Aumentar a quantidade de combustível desejável, sem desgaste desnecessário das fontes energéticas.
3. Proporcionar uma hidratação adequada.

Hidratação

A reposição hídrica em volumes equivalentes às perdas de água pela sudorese pode prevenir a desidratação e a amenizar seus efeitos.

A água pode ser uma boa opção de reidratação por ser facilmente disponível e ocasionar um esvaziamento relativamente rápido. Para atividades prolongadas, com mais de uma hora de duração, apresenta as desvantagens de não conter sódio e carboidratos, dificultando o processo de equilíbrio hidroeletrolítico.

A concentração de sódio no suor varia individualmente, de acordo com a idade, o grau de condicionamento e a aclimatação ao calor. A hiponatremia pode causar apatia, náusea, vômito, consciência alterada e convulsões, entre outras.

Em exercícios prolongados, que ultrapassam uma hora de duração, recomenda-se beber líquidos contendo de 0,5 a 0,7g/l de sódio, que corresponde a uma concentração similar ou mesmo inferior àquela do suor de um indivíduo adulto.

A recomendação atual é de que o atleta deve iniciar a atividade com a ingestão prévia de 250 a 500ml de água duas horas antes do exercício. Durante o exercício, recomenda-se iniciar a ingestão já nos primeiros 15 minutos e continuar a cada 15,

20 minutos para compensar as perdas adicionais de água pela urina e sudorese. Se a atividade durar mais de uma hora ou se for intensa, do tipo intermitente, mesmo com menos de uma hora de duração, devemos repor carboidrato na quantidade de 30 a 60g/h, com concentração de 4 a 8g/dl e Na⁺ na quantidade de 0,5 a 0,7g/l. A ingestão de carboidratos durante o exercício prolongado deve ser ofertada preferencialmente com a mistura de glicose, frutose e sacarose. O uso isolado de frutose pode causar distúrbios gastrointestinais. A bebida deve estar numa temperatura em torno de 15 a 22°C e com sabor, de acordo com a preferência do atleta.

Suplementação dietética

Da mesma maneira que os resultados de levantamentos científicos apresentam diferenças entre subgrupos, no que se refere à utilização de suplementos, há também variações nas práticas de suplementação entre esportes diferentes.

A literatura científica se refere aos ergogênicos como sendo substâncias ou artifícios utilizados, visando a melhora da performance. O termo ergogênico é derivado de duas palavras gregas: *ergon* (trabalho) e *gennan* (produzir). Portanto, um ergogênico normalmente se refere à alguma coisa que produz ou intensifica o trabalho.

Nos dias de hoje, atletas têm usado ergogênicos visando a melhora da performance esportiva, dentro do que seria possível atingir através de suas habilidades naturais (genética) e de treinamento.

O propósito da maioria dos ergogênicos é aumentar a performance através da intensificação da potência física (produção de energia), da força mental (controle da energia) ou do limite mecânico (eficiência energética); e, desta forma, prevenir ou retardar o início da fadiga.

De modo geral, os atletas apresentam três razões para explicar a utilização de suplementos:

- para compensar dietas ou estilos de vida inadequados;
- para atender uma demanda não habitual induzida por exercício pesado;
- para produzir um efeito direto (ergogênico) sobre o desempenho.

O quadro 10.1 apresenta as principais características dos suplementos dietéticos. Deve-se ressaltar que não é o suplemento por si só que produz um melhor desempenho esportivo e sim o sucesso obtido pelo atleta na consecução de uma meta fisiológica ou nutricional (Quadro 10.1).

Quadro 10.1 – Características dos suplementos dietéticos.

- Conter nutrientes em quantidades semelhantes às encontradas nos alimentos e de acordo com as recomendações nutricionais diárias.
- Proporcionar um meio conveniente para a ingestão desses nutrientes.
- Atender às exigências fisiológicas ou nutricionais de um atleta.
- Conter grandes quantidades de nutrientes para reverter um estado conhecido de deficiência nutricional.
- Permitir a aplicação específica do suplemento a fim de satisfazer uma necessidade fisiológica, melhorando comprovadamente o desempenho esportivo.
- Ser eficaz no emprego correto dos suplementos.

Pode-se observar os métodos pelos quais os ergogênicos podem intensificar a performance esportiva através do quadro 10.2.

Quadro 10.2 – Aumentando a performance através da potência física, força mental e limite mecânico.

Para intensificar a potência física
• Aumento do tecido muscular usado na produção de energia.
• Aumento da taxa dos processos metabólicos que produzem energia dentro do músculo.
• Aumento da oferta de energia no músculo durante atividades de maior duração.
• Melhora da liberação das ofertas de energia do músculo.
• Combate ao acúmulo de substâncias no corpo que interferem na ótima produção de energia.
Para intensificar a força mental
• Aumento dos processos psicológicos que maximizam a produção de energia.
• Diminuição dos fatores que interferem no ótimo funcionamento psicológico.
Para intensificar os limites mecânicos
• Melhora da eficiência dos mecanismos corporais humanos, através da diminuição da massa corporal, principalmente da gordura.
• Melhora da estabilidade, através do aumento da massa corporal, principalmente da massa muscular.

Os ergogênicos podem ser classificados em cinco categorias: nutricional, farmacológica, fisiológica, psicológica e biomecânica e mecânica; consistem nas técnicas de treinamento propriamente ditas (ex.: uniformes e equipamentos). Segue abaixo categorias relacionadas com nutrição.

Ergogênicos nutricionais

Servem principalmente para aumentar o tecido muscular, a oferta de energia para o músculo, e a taxa de produção de energia no músculo. Os nutrientes estão envolvidos com os processos geradores de energia através de três funções básicas: (a) alguns deles são utilizados como fonte de energia; (b) alguns regulam os processos através dos quais a energia é produzida no corpo; e (c) alguns promovem o crescimento, desenvolvimento do tecido corporal que produz energia.

Uma alimentação adequada é fundamental para que consigamos atingir a performance esportiva ótima. Se a alimentação é deficiente em determinado nutriente que é utilizado fundamentalmente para a produção de energia durante o exercício, a performance será prejudicada. Todos os nutrientes estão envolvidos com a produção de energia, de uma maneira ou de outra, mas alguns nutrientes específicos são especialmente importantes para atletas, cujas taxas de produção de energia podem aumentar significativamente durante o exercício.

O quadro 10.3 mostra os nutrientes que tem sido estudados em relação a performance esportiva.

Quadro 3 – Ergogênicos nutricionais.

- Carboidratos: suplementos de carboidratos.
- Gorduras: suplementação de gordura, ácidos graxos ômega-3 e triglicerídeos de cadeia média (TCM).
- Proteínas: suplementos de proteína, aminoácidos de cadeia ramificada (BCAA), arginina, lisina, ornitina, triptofano e aspartatos.
- Vitaminas: antioxidantes, ácido pantotênico, tiamina (B_1), ácido fólico, riboflavina (B_2), B_{12}, niacina, ácido ascórbico (C), piridoxina (B_6) e vitamina E.
- Minerais: cálcio, ferro, cromo, selênio, zinco e magnésio.
- Água: suplementos líquidos.
- Extratos de plantas: fitosteróis anabólicos e ginseng.
- Outros: suplementos industrialmente formulados e HMB (beta-hidroxi-beta-metilbutirato).

Ergogênicos farmacológicos

São drogas destinadas a funcionar como hormônios ou neurotransmissores, que podem intensificar a potência física através de alterações promovidas nos processos metabólicos, levando ao sucesso no esporte. Por exemplo, as anfetaminas podem "imitar" os efeitos da epinefrina, um hormônio secretado naturalmente durante o exercício, que intensifica os processos fisiológicos envolvidos com a produção de energia. Os ergogênicos farmacológicos também podem afetar a força mental e o limite mecânico.

Eles têm despertado preocupação, uma vez que o *doping*, uso de drogas visando aumentar a performance, tem persistido.

Apesar de algumas drogas serem ergogênicos eficazes, o seu uso pode aumentar significativamente o risco de vida. A Comissão Médica do Comitê Olímpico Internacional (COI) considera que o *doping* viola a ética tanto do esporte quanto da Ciência Médica e, portanto, é proibido.

O quadro 10.4 mostra alguns exemplos das principais substâncias farmacológicas e métodos proibidos pelo COI.

Quadro 10.4 – Exemplos de substâncias farmacológicas e métodos proibidos pelo COI.

Substâncias proibidas
Estimulantes (anfetaminas, cocaína, efedrina), narcóticos, anabólicos (esteróides anabólicos, clenbuterol) e diuréticos.
Métodos proibidos
Doping sangüíneo, manipulação física, química e farmacológica.
Drogas sujeitas a certas restrições
Álcool, cafeína, marijuana, anestésicos locais, corticosteroides e betabolqueadores.

Ergogênicos fisiológicos

Ergogênicos fisiológicos são substâncias ou técnicas destinadas a intensificar os processos fisiológicos naturais que geram a potência física. Como por exemplo, o *doping* sangüíneo, eritropoietina e inalação de oxigênio. Os ergogênicos fisiológicos não são drogas em si, porém têm sido proibidos pelo COI.

Outros ergogênicos fisiológicos podem estar relacionados aos ergogênicos nutricionias. Carnitina e creatina são encontradas nos alimentos, mas são nutrientes não essenciais, pois são formados pelo nosso organismo a partir de outros nutrientes. Em geral, esses nutrientes não essenciais estão intimamente envolvidos com os processos fisiológicos importantes na performance esportiva.

O quadro 10.5 dá exemplos de ergogênicos fisiológicos que têm sido estudados em relação à sua influência no esporte.

Quadro 10.5 – Ergogênicos fisiológicos.

Metabolismo celular
Carnitina, coenzima Q10, creatina e bicarbonato de cálcio.
Hormônios (neurotransmissores)
Colina, DHEA (deidroepiandrosterona), gonadotropina coriônica humana, hormônio do crescimento e testosterona.
Transporte de oxigênio
Doping sangüíneo, eritropoietina, glicerol, inosina e oxigênio.

BIBLIOGRAFIA

Blackstock JC. *Biochemistry*. Oxford: Butterworth. 1998; 164-91.

Burke LM, Read RSD. Dietary supplements in sport. *Sports Med*. 1993; 15(1):43-65.

Carvalho T et al. Modificações dietéticas, reposição hídrica, suplementos alimentares e drogas: comprovação de ação ergogênica e potenciais riscos para a saúde. *Rev Bras Med Esp*. 2003; 9(2).

Horton HR et al. *Principles of biochemistry*. Upper Saddle River: Prentice Hall. 2002; 531-67. 3 ed.

McKee T, McKee JR. *Biochemistry: The molecular basis of live*. New York: McGraw Hill. 2003; 449-2529. 3 ed.

Magnoni D, Cukier C. *Perguntas e Respostas em Nutrição Clínica*. São Paulo: Roca; 2001.

Maughan R, Gleeson M, Greenhaff P. *Bioquímica do Exercício e Treinamento*. São Paulo: Manole; 2000.

Nelson DL, Cox MM. *Lehninger – Princípios de Bioquímica*. São Paulo: Sarvier; 2002. 3 ed.

Powers SK, Howley ET. *Fisiologia do Exercício*. São Paulo: Manole; 2000. 3 ed.

Stryer L. *Bioquímica*. Rio de Janeiro: Guanabara-Koogan. 1996; 419-36. 4 ed.

Taylor NAS. Eccrine sweat glands. Adaptations to physical training and heat acclimation. *Sport Med*. 1986; (3):387-397.

Voet D et al. *Fundamentos da Bioquímica*. Porto Alegre: Artmed. 2000; 562-610.

Williams MH. Breaking Performance Barries with Sports Ergogenics. In: *Ergogenis Edge. Human Kinetics*. 1998; 9-18.

Wolinsky I, Hickson Junior JF. *Nutrição no Exercício e no Esporte*. São Paulo: Roca; 1996.

11 Fisiologia da Boca, Faringe e Esôfago

Edison Takehiko Yanagita
Júlio Cesar Martinez
Matsuyoshi Mori
Ivo Contin
José Carlos Del Grande

INTRODUÇÃO

O aparelho digestório tem como principal função prover o organismo de água, nutrientes e eletrólitos. Para desempenhar tal função, possui um complexo mecanismo para identificar, preparar, separar, absorver os nutrientes e eliminar os seus resíduos. Pode-se dividir didaticamente as funções do aparelho digestório em sensitiva, mecânica, química e absortiva.

A função sensitiva participa e interage em todas as etapas e funções do aparelho digestório, permitindo análise das características físico-químicas do alimento ingerido.

A função mecânica compreende as ações de fragmentação/trituração/pulverização, valvular e propulsiva, ou seja, promove a homogeinização do alimento por transformá-lo em fragmentos progressivamente menores, acomoda-o em compartimentos e ainda conduz ativamente o bolo alimentar para o compartimento seguinte.

A função química envolve a umidificação do bolo alimentar e a sua mistura com as secreções digestivas que contém, entre muitos componentes, as enzimas digestivas e catalizadoras; passo importante que, através da microfragmentação dos alimentos e emulsificação, permitirá a absorção dos nutrientes.

A função absortiva permite incorporar efetivamente os nutrientes, provendo o organismo de combustível e substrato para a manutenção da homeostase e da estrutura corporal. Na seqüência de compartimentos do tubo digestório, os segmentos de função absortiva encontram-se mais distal, após os segmentos de preparação. Além da absorção dos nutrientes, ocorre a reabsorção de grande parte das secreções digestivas. Os resíduos são compactados para exoneração.

A proposta deste capítulo é discorrer sobre a fisiologia da boca, faringe e esôfago concernentes aos aspectos mecânico-funcionais relacionados com a função de deglutição, uma vez que as outras funções fogem do escopo do livro ou serão comentadas em outros capítulos.

BOCA

A boca é o segmento inicial do trato digestório tendo como limite anterior o óstio bucal (lábios), posterior o istmo bucofaríngeo, superior o palato e, inferiormente, o assoalho muscular da boca.

A designação morfofuncional da boca é um sistema estomatognático (do grego, *gnatos* = mandíbula) e é formado pela mandíbula, maxila e por um conjunto de tecidos e órgãos, entre eles os dentes, o periodonto, as glândulas, os músculos, o sistema nervoso e as articulações temporomandibulares (ATM), que harmonicamente realizam as funções de respiração, sucção, mastigação, deglutição e fonoarticulação. Exceto a respiração, as demais são funções exclusivas do sistema estomatognático.

A respiração e a sucção são características inatas no homem, a mastigação deve ser aprendida após o surgimento dos primeiros dentes e tem a importante função de transformar os alimentos em partículas progressivamente menores que, junto com a saliva iniciam o processo da digestão, mesmo antes da deglutição.

A fonoarticulação também requer aprendizado mas, a integridade e desenvolvimento correto das outras funções do sistema estomatognático são determinantes no bom desempenho fonatório.

Sucção

Função inata e essencial. A função mastigatória ainda não está desenvolvida, então é através da sucção que ocorre a captação alimentar na fase inicial da vida. Ocorrem diferenças anatômicas entre a boca da criança e do adulto que determinam a adequação estrutural para a função de sucção.

Na criança a mandíbula ainda não está desenvolvida, o que, proporcionalmente, deixa a língua maior, preenchendo toda a cavidade oral, além de repousar em posição mais anteriorizada que no adulto. A criança possui coxins gordurosos (*sucking pads*) ao nascimento que ajudam a estabilizar as bochechas e desaparecem aos quatro a seis meses.

O desenvolvimento da sucção/deglutição ocorre ainda na vida intrauterina. Nota-se resposta a estímulos táteis na boca com cerca de sete semanas de gestação e, com 15 a 18 semanas, já observa-se padrões de sucção e deglutição. Desta forma, ao nascimento, a integração e desenvolvimento sensorial e neuromotora da sucção/deglutição está concluída.

Deglutição e mastigação

Pode-se definir a deglutição como o fenômeno de condução do alimento da boca para o estômago, protegendo as vias aéreas por fenômeno reflexo. A faringe também desempenha a função respiratória, portanto, se não houver a proteção das vias aéreas ocorre uma disfunção: a disfagia.

O fenômeno deglutitivo é resultante da complexa ação harmônica de vários grupos musculares. É dividido didaticamente em três fases: fase oral, fase faríngea e fase esofagogástrica.

Fase oral

A fase oral é dita voluntária pela possibilidade de interferência volitiva, entretanto, envolve várias ações automatizadas, sem a necessidade de coordená-las conscientemente. Esta fase divide-se em 4 estágios:

- **Estágio de preparação:** tritura e umidifica os alimentos.
- **Estágio de qualificação:** análise do volume, consistência, densidade, grau de umidificação e características físicas e químicas do alimento.
- **Estágio de organização:** o bolo alimentar é posicionado e dividido para a propulsão do alimento.
- **Estágio de ejeção oral:** coordenação da musculatura da boca, língua e faringe para formar uma câmara propulsiva aboral.

Os estágios estão todos imbricados, entretanto, pode-se notar "maior simultaneidade" dos estágios de preparação e qualificação. A essência mecânico-funcional da fase de preparação e qualificação está na mastigação e oclusão.

Mastigação e oclusão

A fragmentação e trituração dos alimentos ocorre devido a mastigação. A mastigação é iniciada voluntariamente mas, uma vez iniciada, ocorre sem que se tome consciência da mesma, mediada pelos geradores de padrões centrais (GPC) do tronco encefálico ou da medula espinhal.

O movimento realizado pela mandíbula durante a mastigação é chamado de ciclo mastigatório e pode ser dividido em três fases: de abertura da boca, de fechamento da boca e da oclusão dos dentes.

- **Abertura da boca:** ocorre com o relaxamento reflexo dos músculos massétéres, temporais e pterigóideos mediais. A contração isotônica simultânea dos músculos pterigóideos laterais inferiores tracionam os côndilos mandibulares para frente e para baixo, e os músculos supra-hióideos, com o osso hióide fixo, tracionam a mandíbula para baixo.
- **Fechamento da boca:** ocorre pela contração isotônica dos músculos massétéres, temporais, pterigóideos laterais superiores e pterigóideos mediais, e relaxamento reflexo dos músculos supra-hióideos e pterigóideos laterais inferiores.
- **Oclusão dos dentes:** os dentes se contatam no lado da mastigação e deslizam para a máxima intercuspidação (MIC) triturando e pulverizando os alimentos contra a face oclusal funcional dos dentes antagonistas.

O golpe mastigatório divide o bolo alimentar durante a mastigação (em MIC ou próximo deste). Parte do bolo desliza para a região vestibular e parte para a região lingual dos dentes posteriores. Para novo golpe mastigatório, durante a fase de abertura da boca o músculo bucinador recoloca o bolo alimentar do vestíbulo sobre a superfície oclusal dos dentes, e o bolo alimentar da região lingual é reconduzido para a superfície oclusal pela língua e assim sucessivamente até a ejeção.

A mastigação pode ser dividida em três etapas: a incisão, a trituração e a pulverização. A incisão ocorre quando o alimento sofre preensão entre as bordas dos incisivos superiores e inferiores. Com a mandíbula protruída e com a retropulsão da mesma, as bordas dos incisivos inferiores deslizam para MIC, tocando a face palatina dos incisivos superiores (guia incisal) e promovendo o corte do alimento.

Tem a participação efetiva dos lábios (e músculos periorais) na preensão e posicionamento dos alimentos durante o corte.

Posteriormente, a língua conduz o pedaço do alimento até a região dos pré-molares ou molares para a trituração e pulverização, respectivamente. Os pré-molares transformam alimentos maiores, mais duros ou consistentes em partículas menores, pois sua superfície oclusal reduzida tem grande capacidade de penetração e trituração. Os molares pulverizam os alimentos em partículas pequenas que, misturadas à saliva, ficarão fluidificadas e homogeneizadas e, portanto, preparadas para a deglutição.

A trituração e a pulverização ocorrem quando a mandíbula realiza o movimento de lateralidade (látero-retrusão ou látero-protrusão) para o lado da mastigação: este é denominado de lado de trabalho.

Função mastigatória

A função mastigatória é a mais importante do sistema estomatognático, pode ser avaliada por meio de dois testes:

- Teste objetivo: o indivíduo mastiga determinados tipos de alimentos, que são analisados qualitativa e quantitativamente.
- Teste subjetivo: a avaliação da mastigação por meio de entrevista ou questionário.

Os dados subjetivos são freqüentemente superestimados quando comparados aos testes funcionais. Em adultos saudáveis com dentição completa, a força mastigatória varia de indivíduo para indivíduo, mostrando um aumento progressivo do registro da força de mordida máxima para a região posterior (2º pré-molar, 1º e 2º molares).

Observa-se aumento em até 10 vezes, no contato unilateral sobre o canino inferior, quando comparada à mastigação balanceada total. Este aumento da força ao padrão de co-ativação dos músculos da mandíbula atribuiu as propriedades físicas dos tecidos de suporte craniomandibular e dental.

A capacidade de mastigação sofre redução quando aumenta o número de dentes perdidos. Alguns estudos demonstraram que nos portadores de prótese total, prótese parcial removível e prótese parcial fixa, a força de mordida representava respectivamente, 11, 35 e 80%, quando comparados com os portadores de dentição natural completa.

Estudos demonstraram que mulheres com idade superior a 40 anos apresentam eficiência menor mastigatória.

A cada posição de mordida, os músculos mais eficientes são solicitados e o tamanho é determinante na eficiência e vantagem mecânica. Porém, paradoxalmente ocorre uma diminuição no recrutamento do feixe anterior do músculo temporal e do músculo massétér, na mordida na região dos molares; isto pode ser atribuído à grande vantagem mecânica. A diferença no tamanho dos músculos pode justificar a diferença na potência dos músculos da mastigação entre os indivíduos do sexos masculino e feminino.

A patogênese de desordens craniomandibulares, a performance dos músculos elevadores da mandíbula parecem ser influenciados pela oclusão dental. A redução do contato oclusal é fator de risco no desenvolvimento de desordens craniomandibulares.

Indivíduos saudáveis com dentição natural completa, em MIC, devem apresentar contatos oclusais em 12 a 14 pares de dentes, especialmente dos dentes posteriores (1$\underline{^{os}}$ e 2$\underline{^{os}}$ molares). A quantidade de contatos oclusais afeta a atividade elétrica muscular, força de mordida, movimentos mandibulares e eficiência mastigatória. Com suporte oclusal estável, os músculos elevadores são ativados fortemente durante a mordida e mastigam com força e eficiência, com contrações relativamente rápidas e seguidas de um período de pausa.

Evidências neurofisiológicas da atividade receptora e interação reflexa dos núcleos mesencefálico, sensitivo principal e espinhal com o núcleo motor do nervo trigêmio (V par craniano) e no tronco encefálico, tendem a indicar que o controle oclusal periférico dos músculos elevadores é provido de retroalimentação dos pressorreceptores do periodonto.

Indivíduos com perda de dentes posteriores (média de 5,7 dentes) necessitam de maior número de ciclo mastigatório, no preparo do alimento para a deglutição, assim como, deglutem partículas de alimentos maiores que os de dentição completa.

A função mastigatória foi prejudicada em pacientes com deslocamento anterior de disco articular da ATM. Os valores da área de contato oclusal, da força de mordida e da eficiência mastigatória foram significantemente menores que os pacientes sem disfunção nas ATM, embora não encontrassem diferenças na pressão oclusal nos dois grupos.

O número de unidades dentais funcionais e a força de mordida são os responsáveis pelo desempenho da mastigação e sugerem que todo esforço deve ser feito na manutenção dos mesmos para promover estado de saúde funcional.

A mastigação, deglutição e todas funções do sistema estomatognático, dependem principalmente do movimento da mandíbula, que ocorre nas articulações temporomandibulares (ATM). A exemplo de qualquer outra articulação, pode ser afetada por traumatismos, neoplasias, artrite reumatóide, displasias, que produzem dor, desconforto, até mesmo anquilose, impedindo ou dificultando o processo da mastigação.

Estímulos aferentes provenientes da ATM são fundamentais para o movimento mandibular harmônico, como para o processamento de informações nociceptivas em casos de distúrbios articulares (Casatti, 1995). Um exame acurado da ATM deve ser realizado, diante de qualquer dificuldade de mastigação e de se instituir qualquer tipo de terapia oclusal.

Oclusão

Pode ser definida morfologicamente como a forma oclusal e axial dos dentes superiores e inferiores se encaixarem em MIC (estaticamente), porém, os dentes se relacionam também de forma dinâmica durante as funções do sistema estomatognático (respiração, sucção, mastigação, deglutição e fonoarticulação). Os princípios que definem oclusão ótima ou ideal estão citados no quadro 11.1.

Quadro 11.1 – Princípios de Beyron e Dawson para boa oclusão.

1. Contatos bilaterais e simultâneos em relação cêntrica (RC) e máxima intercuspidação (MIC)
2. Cargas axiais
3. Lado de trabalho sem interferência
4. Lado de balanceio sem interferência
5. Protrusão com desoclusão posterior
6. Guia anterior harmônico com os movimentos mandibulares relação normal da ATM

FUNÇÕES ANEXAS AO SISTEMA ESTOMATOGNÁTICO

Glândulas salivares

As glândulas salivares produzem material mucoso ou seroso de acordo com as características físico-químicas do alimento ingerido e percebidos pelas terminações sensoriais e gustativas da cavidade oral. É formado por células caliciformes que formam ácinos, que por sua vez agrupam-se formando lóbulos. Um grupo de lóbulos constitui um lobo e, finalmente, um grupo de lobos, a glândula.

A cavidade oral contém inúmeras glândulas salivares pequenas na mucosa dos lábios, dos vestíbulos bucais, do palato e da língua. Três pares de glândulas são de maior porte: as parótidas, as submandibulares e sublinguais. Além de ajudar a adequar a consistência do bolo alimentar à deglutição, contém enzimas digestórias que iniciam o processo de digestão de alguns tipos de alimentos.

Paladar

O paladar é uma função complexa que engloba percepção tátil da textura, volume e características químicas dos alimentos, essencial no estágio de qualificação da fase oral da deglutição. A percepção sensitiva química é desempenhada pelos botões gustativos localizados na boca. O olfato também contribui para a sensação gustativa, porém foge das atribuições deste capítulo. Considera-se quatro sensações gustativas primárias: o sabor ácido, o sabor salgado, o sabor doce e o sabor amargo.

Os botões gustativos estão localizados em sua grande maioria na língua, mas também podem ser encontrados no palato e nos pilares amigdalianos. A via neuronal para transmissão da língua e faringe ao sistema nervoso central ocorre através do quinto nervo nos dois terços anteriores da língua, que, passando pelas cordas do tímpano, chega ao nervo facial, e, por sua vez, ao feixe solitário do tronco cerebral. As sensações gustativas do terço posterior da língua e das regiões posteriores da boca são transmitidas pelo nervo glossofaríngeo para o feixe solitário. Algumas sensações gustativas da base da língua e faringe ganham o feixe solitário via nervo vago.

Estágio de organização e ejeção oral

As ordens motoras que definem a atividade motora seqüencial da deglutição partem de um centro robencefálico, independente dos centros dos pares cranianos.

A atividade muscular seqüencial da deglutição resulta de estímulos motores conduzidos para a periferia através de fibras eferentes de vários pares cranianos (V, VII, IX, X e XII).

O controle sensorial e motor da mandíbula e ATM são realizados pelo nervo trigêmio (V par craniano). A inervação motora da língua é feita pelo hipoglosso (XII) enquanto a gustativa pelo facial (VII) e glossofaríngeo (IX). O controle motor dos lábios, das bochechas e do restante da boca é feito pelo nervo facial (VII); o controle sensorial de tato e pressão é desempenhado pelo V par (trigêmio).

Terminada a mastigação, o bolo alimentar é colocado no dorso da língua e é impelido em direção à faringe. As musculaturas das bochechas, dos lábios e da língua impedem os escapes de conteúdo e pressão para os vestíbulos laterais e anteriores; a elevação do palato mole impede o escape para a rinofaringe.

FARINGE

A faringe se estende da base craniana até o esôfago, aproximadamente ao nível da sexta vértebra cervical. As paredes posteriores e laterais são musculares. A face anterior da faringe é composta essencialmente pelos óstios de comunicação. Na sua porção superior, as coanas comunicam com a cavidade nasal; os óstios da tuba auditiva com o ouvido médio. Na porção média, o istmo bucofaríngeo comunica com a cavidade oral e na porção inferior o ádito laríngeo com a via respiratória. Por causa destas relações, a faringe é dividida em rinofaringe, orofaringe e laringofaringe. A rinofaringe participa das funções respiratória, olfativa e fonoarticular. A orofaringe e laringofaringe desempenham, além das funções descritas para a rinofaringe, a função deglutitiva.

A musculatura faríngea é composta principalmente pelos músculos constritores superior, médio e inferior, que formam as paredes laterais e posterior da faringe, e, tendo orientação transversa, agem reduzindo a luz. Feixes musculares longitudinais inseridos na faringe e ancorados no palato e processo estilóide promovem a elevação e dilatação faríngea. A elevação e anteriorização do osso hióide e da laringe contribuem indiretamente para a dilatação faríngea.

A inervação da faringe e do palato mole são constituídos basicamente pelo plexo faríngeo, excetuando-se a inervação motora do tensor do palato que é feita pelo nervo trigêmio (V par). O plexo faríngeo é constituído pelos nervos glossofaríngeo (IX) e vago (X) e fibras simpáticas do gânglio cervical superior. A função sensorial do plexo é desempenhada basicamente por fibras do glossofaríngeo, enquanto a motora pelo nervo vago.

Algumas áreas desencadeiam reflexo deglutitivo, como é o caso das pregas palatinas e parede posterior da faringe. A aferência ocorre pelo ramo maxilar do nervo trigêmio (V par).

Fase faríngea da deglutição

Para desempenhar exclusivamente a função deglutiva, a orofaringe e a laringofaringe têm a incumbência de evitar a dissipação de energia da câmara de ejeção, formar gradiente pressórico que favoreça a transferência do bolo alimentar para o esôfago ao mesmo tempo que protege as vias aéreas. A fase faríngea da deglutição é totalmente involuntária e rápida: tudo transcorrendo em menos de meio segundo.

Como já foi descrito, o direcionamento ejetório do bolo alimentar é feito pela língua, pelas pregas palatoglossos e palato mole que impedem os escapes anteriores, laterais e póstero-superior, respectivamente; simultaneamente, as musculaturas da oro e laringofaringe relaxam-se para formar o canal de transferência juntamente com a base da língua.

Como a oro e laringofaringe ora desempenham a função respiratória e ora deglutitiva, proteger a via respiratória durante a deglutição é um fenômeno essencial.

Proteção de vias aéreas

Para que não ocorra a penetração e/ou aspiração das vias aéreas, Costa cita dois tipos de mecanismos de proteção de vias aéreas durante a deglutição: as que independem de ação pressórica e as que dependem de ação pressórica e/ou resistência.

As que independem da ação pressórica decorrem de fatores anatômicos que desempenham a ação de barreira contra o fluxo livre do bolo alimentar para o vestíbulo laríngeo. São exemplos as valéculas e as pregas ariepligóticas.

As que dependem de ação pressórica/resistência atuam: a) direcionando o bolo alimentar por contração e compressão da musculatura, indiretamente ajudando a ocluir a laringe e liberando e alargando a passagem para a via digestiva, ou b) por aumento ativo da resistência das vias aéreas (mecanismos laríngeos e apnéia preventiva).

Esfíncter superior do esôfago

O esfíncter superior do esôfago corresponde à zona de alta pressão que existe entre a faringe e o esôfago, que, anatomicamente, é composto por fibras do constritor inferior da faringe, o músculo cricofaríngeo e as primeiras fibras musculares circulares da extremidade proximal do esôfago. Tanto as fibras do constritor inferior da faringe quanto o músculo cricofaríngeo têm formato em ferradura, inserindo-se nas bordas laterais das cartilagens tireóide e cricóide, respectivamente. Efetivamente, os músculos que compõem o esfíncter superior do esôfago relaxam durante a deglutição, porém existe outro fenômeno essencial para a abertura da passagem faringoesofágica que é o afastamento da cartilagem cricóide (anel completo) do seu contato com o corpo da sexta vértebra cervical. As duas estruturas rígidas perdem o contato devido à anteriorização e elevação do bloco faríngeo.

ESÔFAGO

O esôfago é uma estrutura tubular com 20 a 30cm de extensão, que ocupa três territórios do corpo humano: região cervical, torácica e abdominal. Desta forma, divide-se o esôfago em três segmentos, sendo que o cervical é o mais proximal; o segmento torácico é o mais extenso e o abdominal, o mais distal. O esôfago comunica a faringe ao estômago e conduz o alimento ativamente. O esôfago é um órgão predominantemente intratorácico e sofre influência de pressão negativa. Isto cria um gradiente favorável ao refluxo gastroesofágico: o segmento abdominal.

Essencialmente muscular, é constituído por uma camada concêntrica muscular externamente, e a mucosa, internamente. A camada muscular possui fibras longitudinais que ficam externas à camada muscular circular interna. No terço superior as fibras musculares são estriadas, seguido por segmento de transição até a metade inferior, que é constituído exclusivamente por fibras musculares lisas.

A fibras estriadas são inervadas diretamente por neurônios motores centrais do núcleo ambíguo. As fibras musculares lisas são inervadas por fibras parassimpáticas pós-ganglionares provenientes do plexo mientérico.

O plexo mioentérico é uma rede neuronal ganglionada instrínseca que está espalhada entre as duas camadas musculares concêntricas. O arranjo neuromuscular do segmento de musculatura lisa confere característica sincicial, permitindo atividade contrátil independente de aferência central, entretanto, sofre a influência do mesmo através de fibras eferentes pré-ganglionares do núcleo motor central do vago. A inervação extrínseca pós-ganglionar contém, tanto fibras excitatórias colinérgicas, quanto fibras inibitórias não colinérgicas não adrenérgicas.

A atividade contrátil da musculatura no trato digestório tem a finalidade de propelir o bolo alimentar através do mecanismo esfincteriano. No caso do esôfago, pode-se observar importante função propulsora e esfincteriana.

Para que ocorra a peristalse, ou seja, a contração seqüencial coordenada e descendente da musculatura esofágica, é necessário que ocorram alguns eventos: a contração do miócito, a ordenação da contração pela inervação intrínseca e extrínseca do músculo, a coordenação da contração simultânea de um segmento para gerar a pressão intraluminar, a modulação e coordenação neuronal entre os segmentos para gerar o gradiente propulsivo do conteúdo intraluminar.

Ocorrem dois tipos de contrações propulsivas: o peristaltismo primário, no qual o estímulo neuronal provém de aferência central, em continuidade à ativação seqüencial descendente da região faríngea, e o peristaltismo secundário, desencadeado por estímulo mecânico local através do estiramento das fibras musculares pela presença de conteúdo intraluminar; este último tipo de contração independe de estímulo aferente central. No período interdigestório (jejum) não há atividade motora basal, portanto, o aparecimento de contrações espontâneas, principalmente não propulsivas, sugere estado patológico.

Desencadeado o peristaltismo primário, a onda contrátil leva de 6 a 9 segundos para percorrer toda a extensão do órgão. A presença da contração não implica na presença da peristalse como mostram as figuras 11.1 e 11.2. A peristalse só é garantida quando ocorre a coordenação motora seqüencial descendente.

Fase esofagogástrica da deglutição

A fase esofagogástrica, da mesma forma que a fase faríngea, é involuntária. O estímulo elétrico descendente proveniente da faringe deflagra resposta motora no esôfago que, através da formação de segmentos contraídos proximais aos segmentos relaxados distais, impele o bolo alimentar para o estômago. Todo o transporte do alimento da faringe ao estômago é sempre realizado ativamente em condições fisiológicas. Por exemplo, a pipoca sempre chega ao estômago mesmo que o indivíduo esteja de ponta-cabeça no sofá e sem tomar um gole de refresco. Tomando um

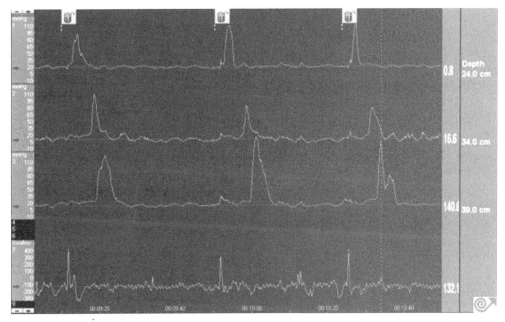

Figura 11.1 – PERISTALSE. A contração no esôfago proximal ocorre momentos antes do esôfago médio e, este por sua vez, pouco antes do esôfago distal. Isto determina o gradiente propulsivo da contração peristáltica.

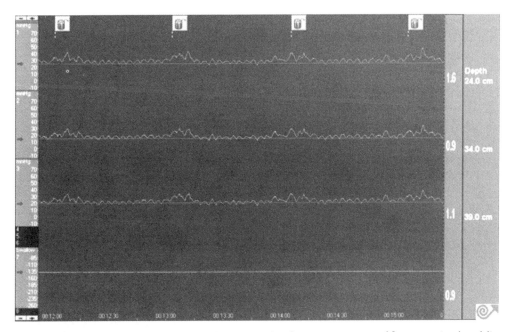

Figura 11.2 – APERISTALSE. A contração ocorre simultaneamente no esôfago proximal, médio e distal. Não significa que não há contratilidade. Aperistalse refere-se a capacidade propulsiva.

refresco, este também chega ao estômago sem dificuldades apesar de estar de cabeça-para-baixo. O que seria do astronauta se não ocorresse o peristaltismo primário?

Como já foi citado, o esôfago sofre influência da pressão negativa intratorácica, cerca de 5mmHg negativos em relação a pressão basal gástrica. Existe, na realidade, um gradiente favorável ao refluxo. A força gravitacional é um fator potencializador, sinérgico e não determinante da propulsão do bolo alimentar.

Esfíncter inferior do esôfago

Na transição esofagogástrica existe uma zona de alta pressão com cerca de 2cm de extensão que tem dupla função: permitir fluxo livre aboral para o bolo alimentar deglutido e impedir o refluxo do conteúdo gástrico para o esôfago. As estruturas que determinam esta zona de alta pressão estão na transição esofagogástrica, não sendo possível individualizar um esfíncter anatômico. Desta forma, pode-se concluir que o esfíncter inferior é funcional e não anatômico. O fato dos componentes radiais de força serem assimétricos e não concêntricos corroboram este conceito.

O esfíncter inferior do esôfago possui uma pressão positiva de repouso e sofre relaxamento concomitante ao desencadeamento do peristaltismo esofágico em decorrência à onda inibitória descendente, mediada por neurotransmissores que atuam nos receptores não colinérgicos e não adrenérgicos (possivelmente VIP, óxido nitroso e outros subprodutos da L-arginina).

A falta do relaxamento provocará dificuldade ou até impedimento da passagem do alimento. A falta de relaxamento é denominada acalásia. A falha no relaxamento pode ser por assincronia, síncrono com duração encurtada, relaxamento incompleto e/ou pressão residual elevada.

A região da transição esofagogástrica é composta por dois componentes musculares: a musculatura lisa intrínseca da transição esofagogástrica propriamente dita e a musculatura estriada extrínseca que corresponde à porção crural do diafragma. O fato de haver dois esfíncteres tem importância especialmente na função de barreira anti-refluxo.

O EIE intrínseco é responsável pela contenção do refluxo durante o aumento da pressão gástrica, decorrente da contração gástrica pela atividade do complexo motor migratório. O EIE extrínseco teria a função de contrapor às rápidas mudanças de pressão intra-esofágica e intragástrica pela contração da musculatura esquelética da parede torácica e abdominal. A crura diafragmática desempenha o papel de contensor devido à contração "fásica" na fase inspiratória.

DISFAGIA

A palavra "disfagia" tem origem grega e significa "dificuldade para comer" (prefixo *dys* = que significa "mau estado" ou "dificuldade"; do elemento complementar *phágos* = "que come" ou "ato de comer"; sufixo nominal *ia* = "qualidade", "estado" ou "moléstia"). A disfunção da deglutição pode ser decorrente da alteração de qualquer um dos fenômenos descritos neste capítulo.

O conhecimento da fisiologia é essencial para a detecção da disfunção, porém é sempre prioritária a verificação da integridade anatômica.

A seguir, segue-se citações das situações mais comuns que determinam distúrbios na função mastigação/deglutição.

Situações que afetam a função do sistema estomatognático mais freqüentemente

- Cáries.
- Respiração bucal.
- Perimólise.
- Doença periodontal.
- Ausência de dentes.
- Dor na musculatura mastigatória.
- Dores na ATM.
- Lesões de tecido mole.
- Paralisia facial.
- Xerostomia.

Causas de disfagia orofaríngea

- Iatrogênica: drogas, pós-operatório, radiação ou corrosiva.
- Infecciosa: difteria, botulismo, doença de Lyme, sífilis, mucosite (viral, fungo etc).
- Metabólica: amiloidose, síndrome de Cushing, tireotoxicose, doença de Wilson.
- Miopatia: DMTC, dermatomiosite, *miastenia gravis*, distrofia miotônica, distrofia oculofaríngea, polimiosite, sarcoidose, síndrome paraneoplásica.
- Neurológico: Tumor cerebral, TCE, AVC, paralisia cerebral, síndrome de Guillain-Barré, doença de Huntington, esclerose múltipla, pólio, síndrome pós-polio, discinesia tardia, encefalopatia metabólica, esclerose lateral amiotrófica, doença de Parkinson, demência.
- Estrutural: barra cricofaríngea, divertículo de Zencker, membrana cervical, tumores de orofaringe, osteófito ou anormalidades esqueléticas, congênito (*cleft*, divertículo, bolsas etc.).

Fatores de risco para disfagia neonatal

- Infecções congênitas (CMV, sífilis, rubéola, toxoplasmose etc.).
- Uso de drogas pela mãe.
- Anomalias craniofaciais.
- Idade gestacional inferior a 37 semanas.
- Peso ao nascer menor que 1.500g e/ou PIG.
- Asfixia neonatal.
- Distúrbio metabólico da gestante e do RN.
- Ventilação pulmonar mecânica por mais de 10 dias.
- Meningite, principalmente bacteriana.
- Doença pulmonar.
- Distúrbios neurológicos.

- RGE, distúrbios funcionais do aparelho digestório.
- Anomalias do aparelho digestório (estenose de esôfago).
- Intubação orotraqueal ou gástrica prolongada.
- Alimentação inadequada.

Causas de disfagia esofágica

- Iatrogênica: drogas, pós-operatório, radiação, corrosiva.
- Infecciosa: principalmente infecções oportunistas em imunodeprimidos e imunossuprimidos (*Candida*, HSV, CMV, *M. tuberculosis* etc.).
- Doenças motoras do esôfago: primária (espasmo difuso do esôfago, esôfago em "quebra-nozes", acalásia, doença motora inespecífica do esôfago); secundária (esofagopatia chagásica, esclerodermia, DMTC, dermatomiosite, *miastenia gravis*, outras miopatias, doenças neurológicas etc.).
- Estrutural: benignas (tumores, membranas, osteófito ou anormalidades esqueléticas, congênita, divertículo, bolsas etc.); malignas.

BIBLIOGRAFIA

Akeel R, Nilner M, Nilner K. Masticatory efficiency in individuals with natural dentition. *Swed Dent J*. 1992; 16(5):191-8.

Bakke M. Mandibular elevator muscles: physiology, action and effect on dental occlusion. *Scand J Dent Res*. 1993; 101(5):314-31.

Boretti G, Bickel M, Geering AH. A review of masticatory ability and efficeincy. *J Prosthet Dent*. 1995; 74(4):400-3.

Casatti CA. Inervação sensitiva e autonômica da ATM do rato – estudo empregando traçadores neuronais e imuno-histoquímica para neuropepitídeos. São Paulo; 1995. [Tese de mestrado – ICB, Histologia – USP].

Cook IJ, Kahrilas PJ. AGA Technical Review on the Management of Oropharyngeal Dysphagia. *Gastroenterology*. 1999; 116:455-478.

Costa MMB. Mecanismos de Proteção das Vias aéreas durante a deglutição: Avaliação Videofluoroscópica. Texto de concurso – Professor Titular Departamento de Anatomia ICB/CCS/UFRJ. Rio de Janeiro: URFJ; 1992.

Costa MMB. Revisão anatômica e videofluoroscópica das bases morfofuncionais da dinâmica da deglutição. Rio de Janeiro: URFJ; 1998.

Costa MMB. Revisão anatômica e videofluoroscópica das bases morfofuncionais da dinâmica da deglutição. Rio de Janeiro: IX Curso de Extensão – URFJ; 2002.

Douglas CR. Fisiologia Aplicada à Prática Odontológica. Rio de Janeiro: Guanabara. 243-76.

Furkim AM, Silva RG. In: *Programas de Reabilitação em Disfagia Neurogênica*. São Paulo: Frôntis; 1999.

Gear RW, McNeill C. In: *Ciência e Prática da Oclusão*. São Paulo: Quintessence; 2000. 50-68.

Guyton AC. Sentidos químicos- paladar e olfato. In: Guyton AC. *Tratado de Fisiologia Médica*. Rio de Janeiro: Guanabara Koogan; 1989.

Hatch JP, Shinkai RS, Sakai S, Rugh JD, Paunovich ED. Determinants of masticatory performance in dentate adults. *Arch Oral Biol.* 2001; 46(7):641-8.

Kikuchi M, Korioth TW, Hannam AG. The association among occlusal contacts, clenching effort, and bite force distribution in man. *J Dent Res.* 1997; 77(6):1316-25.

Marchesan IQ. Deglutição-normalidade. In: Furkim AM, Santini CS. *Disfagias orofaríngeas.* São Paulo: Pró-Fono; 1999.

Miyaura K, Morita M, Matsuka Y, Yamashita A, Watanabe T. Reabilitation of biting abilities in patients with different types of dental prostheses. *J Oral Rehabil.* 2000; 27(12):1073-6.

Mittal RK. Conceitos atuais da barreira anti-refluxo. *Clin Gastroent Am Norte.* 1990; 3:519-535.

Mittal RK, Balaban DH. The esophagogastric junction. *N Engl J Med.* 1997; 336:924-932.

Perlman A, Debrieu KS. In: *Deglutition and its disorders.* San Diego: Singular Publishing Group; 1997.

Planas P. Reabilitação neuro-oclusal. São Paulo: Medsi; 1988.

Sato S, Ohta M, Sawatari M, Kawamura H, Motegi K. Occlusal contact area, occlusal pressure, bite force, and masticatory efficiency in patients with anterior disc displacement of the temporomandibular joint. *J Oral Rehabil.* 1999; 26(11):906-11.

Sinfrim D, Janssens J, Vantrappen G. A wave of inhibition precedes primary peristaltic contractions in the human esophagus. *Gastroenterology.* 1992; 103:876-82.

Sinfrim D, Janssens J, Vantrappen G. Failing deglutitive inhibition in primary esophageal motility disorders. *Gastroenterology.* 1994; 106:875-82.

Smout AJPM, Akkermans LMA. Anatomy of the gastrointestinal tract. In: *Normal and disturbed motility of the gastrointestinal tract.* Petersfield: Wrightson Biomedical Publishing; 1994.

Smout AJPM, Akkermans LMA. Innervation of the gastrointestinal tract. In: *Normal and disturbed motility of the gastrointestinal tract.* Petersfield: Wrightson Biomedical Publishing; 1994.

Sugarbaker DJ, Kearney DJ, Richards WG. Fisiologia e fisiopatologia esofágicas. *Surg Clin North Am.* 1993; 73:1137-56.

Throckmorton GS, Dean JS. The relationship between jaw-muscle mechanical advantage andactivity levels during isometric bites in humans. *Arch Oral Biol.* 1994; 39(5) 429-37.

Van der Bilt A, Olthoff LW, Bosman F, Oosterhaven SP. The effect of missing postcanine teeth on chewing performance in man. *Arch Oral Biol.* 1993; 38(5):423-9.

Yanagita ET, Furkim AM, Toma RK. Síndrome Disfágica. In: Magnoni D, Cukier C. *Perguntas e Respostas em Nutrição Clínica.* São Paulo: Rocca; 2001.

12 Nutrição da Boca, Faringe e Esôfago – Disfagia

Thais Verdi Nabholz
Celso Cukier
Daniel Magnoni
Tatiana Alvarez

INTRODUÇÃO

Disfagia é a desordem na deglutição e/ou potencial desabilidade em deglutir com prejuízo na segurança, eficiência e qualidade de comer e beber.

A síndrome disfágica ocorre em 13% do total de pacientes hospitalizados nos Estados Unidos, sendo 9% em pacientes de UTI, 4,9% em centro cirúrgico, 16,7% após extubação orotraqueal e 69,4% na enfermaria clínica.

Os distúrbios da deglutição podem trazer grande morbidade e mortalidade, por causarem desnutrição ou aspiração de alimentos com conseqüentes pneumonias aspirativas. Nos Estados Unidos estima-se que cerca de 40 mil mortes ao ano são causadas por aspiração após acidentes vasculares cerebrais.

Os músculos faciais, linguais, mastigatórios, faríngeos, esofágicos e respiratórios participam da deglutição. Distúrbios neurológicos que prejudicam a contração coordenada de qualquer desses músculos podem causar disfagia.

Clinicamente, as disfagias podem manifestar-se por meio de uma série de sintomas como: desordem na mastigação, dificuldade em iniciar a deglutição, regurgitação nasal, controle de saliva diminuído ou e/ou engasgos durante as refeições. O paciente pode desenvolver desidratação, desnutrição e pneumonia aspirativa.

O fenômeno deglutitivo é resultante da complexa ação harmônica de vários grupos musculares. É dividido didaticamente em três fases:

- **Fase oral:** possibilidade de interferência voluntária, envolve várias ações automatizadas, sem a necessidade de coordená-las conscientemente.
- **Fase faríngea e fase esofagogástrica:** são fases involuntárias, pois não há possibilidade de interferência volitiva.

CLASSIFICAÇÃO

Durante o diagnóstico clínico estabelece-se a capacidade de deglutição do paciente, conforme classificação apresentada no quadro 12.1.

Quadro 12.1 – Classificação de disfagia (Saeed, 1995).

Escala de pontuação capacidade de deglutição
0 – Incapaz de deglutir
1 – Ingestão de líquido com dificuldade, não consegue ingerir sólidos
2 – Ingestão de líquido sem dificuldade, não consegue ingerir sólidos
3 – Dificuldade ocasional, apenas com sólidos
4 – Dificuldade rara, apenas com sólidos
5 – Deglutição normal

CAUSAS DA DISFAGIA

Determinadas situações mórbidas podem desencadear a síndrome disfágica. As causas mais comuns de síndrome disfágica são acidente vascular cerebral (AVC), doença de Parkinson e o câncer de cabeça e pescoço. Outras citadas no quadro 12.2 merecem atenção do profissional de saúde que se depara frente ao paciente ou risco de complicações advindas desse distúrbio.

Quadro 12.2 – Causas da disfagia (Eckley, 2001).

Acidente vascular cerebral	Paralisia cerebral
Trauma cranioencefálico	Câncer de cabeça e pescoço
Parkinson	Tumores cerebrais
Mal de Alzheimer	Distúrbios gastroenterológicos
Miastemia grave	Medicamentos como: antidepressivos, antibióticos e quimioterápicos
Distrofia muscular	
Esclerose lateral amiotrófica	AIDS

DIAGNÓSTICO

O diagnóstico da síndrome disfágica deve inicialmente ser clínico e efetuado preferencialmente por profissional habilitado. Exames diagnósticos complementares como nasofaringoscopia, videodeglutograma oral, pHmetria, manometria esofágica e endoscopia digestória alta podem ser realizados. Os sintomas da disfagia estão descritos no quadro 12.3.

Quadro 12.3 – Sintomas da disfagia.

Dificuldade em deglutir a saliva
Dificuldade no controle da língua na alimentação em geral
Aparecimento repentino ou a persistência de reflexo patológico, como de mordida, procura, sucção, mastigação (em idades incompatíveis)
Diminuição da movimentação das estruturas envolvidas na alimentação
Tosse freqüente durante a ingestão de qualquer tipo de alimento ou líquido, e até de saliva
Apnéia (falta de ar) e a presença de resíduos que foram ingeridos na cavidade nasal são aspectos dificultadores do processo da deglutição
Perda de peso ou nutrição inadequada por tempo prolongado

IDENTIFICAÇÃO DO RISCO NUTRICIONAL PARA PACIENTES DISFÁGICOS

Pacientes disfágicos adquirem maior morbidade e mortalidade. A pneumonia aspirativa destaca-se por tratar-se de complicação grave que impõe inclusive risco de morte. Aspectos referentes à doença e ao paciente devem ser identificados a fim de prevenir a desnutrição.

A desnutrição provocada pela disfagia está relacionada com a caquexia, que se refere a uma complexa síndrome multifatorial, caracterizada por anorexia, fadiga, fraqueza, disfunção imune, diminuição da massa muscular e uma variedade de alterações metabólicas, onde muitas de suas causas ainda não são compreendidas em toda sua extensão (Quadro 12.4).

Quadro 12.4 – Fatores que contribuem para diminuir a ingestão de nutrientes (Eckley, 2001).

Diminuição da ingestão oral
Anorexia
Náuseas
Vômitos
Diminuição do paladar
Alteração na percepção do gosto e do cheiro

O trabalho da equipe de saúde responsável visa orientar o cuidador e o paciente quanto a:

- Consistência mais adequada do alimento.
- Volume do alimento.
- Ritmo da oferta.
- Necessidade de fracionamento das refeições.
- Adequação dos utensílios.
- Manobras posturais facilitadoras de deglutição e protetoras das vias aéreas.

A comunicação entre esses profissionais deve ser diária, pois a diminuição da ingestão alimentar pode causar desnutrição, com piora da função da deglutição. Proteção inadequada das vias aéreas ocasiona aspiração orotraqueal, o que, no paciente desnutrido e imunologicamente debilitado, aumenta a morbidade infecciosa.

Nos sintomas de deficiência nutricional e desidratação estão incluídas astenias, irritabilidade, diminuição da falta de atenção, mudança do hábito alimentar, fome, sede, diminuição do turgor da pele e alteração da urina. Se a necessidade dietética não for alcançada via oral, outros métodos de alimentação devem ser usados.

Após determinação da consistência do alimento, inicia-se a alimentação oral. A manutenção da sonda nasoenteral se dará de acordo com a capacidade de ingestão das necessidades de macro e micronutrientes.

O acompanhamento nutricional é responsável por assegurar uma adequada ingestão alimentar, de acordo com as necessidades nutricionais do paciente, ou seja, planejando e implementando a melhor forma de alimentação oral, enteral ou sua combinação (Quadro 12.5).

Quadro 12.5 – Dados de relevância na determinação dietética do paciente disfágico.

Grau de disfagia
Grau de independência
Aceitação e preferências alimentares
Estado nutricional
Risco de aspiração
Capacidade de incorporar manobras compensatórias
Grau de escolha adequada quanto à via de acesso para alimentação
Disponibilidade de supervisão profissional e familiar
Condições socioeconômicas

O grande desafio para prescrever dieta para um paciente disfágico é retirar alimentos de risco e, ao mesmo tempo, fornecer substitutos capazes de suprir as necessidades nutricionais, evitando a desnutrição calórico-protéica de acordo com as preferência e versões do paciente. A monitorização clínica e laboratorial do paciente auxiliará na detecção precoce de deficiência nutricional.

OBJETIVOS DA TERAPIA NUTRICIONAL EM DISFAGIA

Os seguintes objetivos devem ser propostos para obter melhor eficácia da terapia nutricional:

- Prevenir a perda de peso.
- Atingir e manter o peso normal.
- Prevenir aspiração e sufocação.
- Facilitar uma alimentação e deglutição segura e independente.
- Evitar e tratar efeitos indesejáveis relacionados ao tratamento (perda de fluidos, e eletrólitos, diarréia, vômitos).
- Proporcionar calorias adequadas, proteínas, carboidratos, gordura, vitaminas, minerais e hidratação.

TEXTURA DOS ALIMENTOS

Existem sete características de textura importantes no tratamento da disfagia, que exigirão do paciente uma habilidade específica nas etapas de preparação do bolo alimentar na boca e deglutição.

A textura é a soma das sensações cinestésicas derivadas da degustação de um alimento, englobando assim todas as sensações percebidas na cavidade oral, ou seja, textura é a relação do alimento frente à aplicação de forças (Quadro 12.6).

VISCOSIDADE DOS ALIMENTOS

A viscosidade pode ser definida como a resistência do líquido ao fluxo, sendo medida em centpoises (ctps ou cP). A viscosidade do bolo alimentar influencia a deglutição, sendo que há maior risco para aspiração quando um alimento é um fluido.

Quadro 12.6 – Características dos alimentos frente a habilidade de deglutição (Tymchuck, 1999).

Característica do alimento – Habilidade/Força para deglutição
Firmeza Força necessária para compressão de um alimento pastoso (ex: o pudim entre a língua e o palato)
Elasticidade Grau em que o material retorna à forma original depois de comprimido (ex: maria-mole, sendo comprimida e liberada entre a língua e o palato)
Viscosidade Força ou pressão para iniciar o fluxo do alimento (ex: ingerir alimentos líquidos na forma de canudinho)
Adesividade É a atração entre a superfície do alimento e outra (ex: remoção da pasta de amendoim aderida ao palato)
Pressão de corte Força aplicada no alimento antes de ele escorrer
Fraturabilidade Força que causa a quebra de um alimento de consistência dura (ex: cenoura)
Mastigabilidade/Dureza Força para deformar alimentos sólidos (ex: a salsicha antes de iniciar a sua quebra)

O guia americano *National Dysphagia Diet: Standardization for Optimal Care* (2002) sugere padrões de variação de viscosidade para serem utilizados em dietas para disfagia baseada na prescrição dietética (Tabela 12.1 e Quadro 12.7).

Tabela 12.1 – Viscosidade de alimentos e medidas.

Categoria de viscosidade	Valores de viscosidades (cP)
Ralo	1-50
Néctar*	51-350
Mel	351-1.750
Pudim	>1.750

* Consistência cremosa rala.

Quadro 12.7 – Escala de medidas de textura relacionadas aos grupos de alimentos.

Textura	Escala de medidas				
	0	25	50	75	100
Viscosidade	Água	Creme denso	Xarope		Leite condensado
Coesão	Gelatina	Pudim de baunilha	Pudim de tapioca		—
Adesividade	Óleo vegetal	Aveia	Aveia	Ervilha em lata	Manteiga de amendoim
Firmeza	Creme	Queijo ralado	—	—	Requeijão
Maciez	Requeijão	Salsicha	*Marshmallow*		

Existem alguns efeitos que afetam a viscosidade dos alimentos, como o efeito químico – a viscosidade é afetada pela degradação enzimática; o efeito físico-químico como do pH que influencia a viscosidade, principalmente em produtos que contêm espessantes e o efeito físico que envolve a temperatura, o teor sólido e a umidade.

A escala de gravidade, chamada de DOSS (*Dysphagia Outcome Severity Scale*), que é a determinação da gravidade da disfagia, pode auxiliar o profissional, tanto o fonoaudiólogo e como a nutricionista na prescrição de uma dieta mais adequada. A escala apresenta-se em sete níveis, sendo que o nível 1 apresenta o estágio avançado da disfagia (Quadro 12.8).

Quadro 12.8 – Correlação entre o nível de gravidade da disfagia e a modificação mais apropriada da dieta (*National Dysphagia Diet*, 2002).

Níveis	Tipos de deglutição
Nível 7	Deglutição normal – alimentação normal
Nível 6	Deglutição funcional – alimentação normal, com tempo maior para completar as refeições
Nível 5	Disfagia leve – alimentação modificada, precisando de acompanhamento a distância (ex: dieta branda)
Nível 4	Disfagia leve-moderada – restrição de uma ou duas dietas modificadas, necessitando de um acompanhamento em intervalos (dieta branda ou semi-sólida)
Nível 3	Disfagia moderada – restrição de uma ou duas dietas modificadas, necessitando de um acompanhamento total, com estratégias especiais durante as refeições (ex: semi-sólida ou pastosa)
Nível 2	Disfagia moderado-grave – uso parcial da alimentação via oral, necessitando de um acompanhamento exclusivo, com manobras compensatórias de deglutição (ex: dieta pastosa)
Nível 1	Disfagia grave – restrição total da alimentação via oral, necessitando de acompanhamento exclusivo

CONSISTÊNCIA

A mudança da consistência do alimento e/ou da preparação geralmente é uma conduta que visa contornar problemas de deglutição e/ou facilitar a ingestão de alimentos. Para uma adequada modificação dessas características nos alimentos e preparações, cabe entender o processo da deglutição e identificar qual é a etapa deste processo que se encontra efetivamente comprometida.

A deglutição envolve tanto a etapa da mastigação quanto a fase faríngea e a esofágica, sendo que uma delas desempenha um papel importante da ingestão dos alimentos. Cada alimento e/ou preparação apresenta características de viscosidade, dureza, elasticidade, plasticidade e adesividade inerentes aos mesmos, que exigirão do indivíduo uma habilidade específica na etapa de preparação do bolo alimentar para a deglutição. A partir deste ponto, o nutricionista irá realizar as modificações necessárias para adequar a seleção de alimentos.

TRATAMENTO NUTRICIONAL DA DISFAGIA

Disfagia leve

Os alimentos devem variar em sabor e em odor. Alimentos tipo "fast food" devem ser evitados, assim como alimentos muito secos e refeições volumosas. O ideal é que os portadores troquem três grandes refeições por seis menores. Uma grande refeição poderia levar à fadiga da musculatura relacionada e ao desconforto abdominal. Exercícios específicos, posicionamento de cabeça e tronco são importantes. A posição ideal para alimentação do paciente é sentada e com a cabeça fletida entre 30 e 40 graus.

Disfagia moderada

Líquidos com consistência pastosa podem beneficiar aqueles que aspiram líquidos mais ralos e, assim, o portador pode manter ingestão calórica adequada. Antes da alimentação é recomendada higiene oral. Durante a alimentação o tronco e a cabeça necessitam ser seguros para limitar a extensão cervical. Repetidas flexões e extensões do pescoço podem ajudar no reflexo da deglutição. Atenção especial deve ser dada a pacientes em assistência ventilatória. Em indivíduos traqueostomizados há prejuízo na rotação do pescoço e na deglutição, o que aumenta a chance de aspiração. O tubo de traqueostomia também pode comprimir o esôfago, contribuindo para a piora do quadro de disfagia.

Disfagia grave e aspiração

Nos casos graves de disfagia, com alterações da musculatura da face, a boca torna-se seca durante a noite, pois permanece aberta neste período ou pela medicação em uso. Pode-se borrifá-la ou lavá-la com água morna ou usar *swabs* umedecidos. As secreções da porção posterior da cavidade oral devem ser removidas com os dedos. Aspirações freqüentes, quedas da saturação durante a deglutição, perda de peso, levam à indicação de alimentação por meio de sonda nasoenteral ou, nos casos mais graves e de pior prognóstico quanto à recuperação da deglutição, indica-se o uso de gastrostomia.

O uso de sonda nasoenteral ou gastrostomia não elimina a alimentação oral, caso os pacientes mantenham alguma capacidade de deglutição, complementando suas necessidades nutricionais.

DIETAS PARA DISFAGIA

Na orientação nutricional para o paciente disfágico, deve-se dar importância à consistência e ao tipo de alimento oferecido. Após administração de leite ou derivados, deve-se orientar a ingestão de alimentos adstringente (como maça ou pêra) devido leite e derivados possuírem resíduos que podem ser depositados na laringe.

DIETA PASTOSA

Esta dieta consiste em fornecer alimentos que possam ser mastigados e deglutidos com pouco ou nenhum esforço. Geralmente é normoglicídica, normoprotéica, normolipídica, tem consistência abrandada pela cocção e processos mecânicos com alimentos moídos, liquidificados, em formas de purê. Não são permitidas texturas grossas e ásperas, frutas e hortaliças cruas, frutas oleaginosas, entre outras.

Exemplo de cardápio
Valor calórico – 2.000kcal
Carboidratos: 312,6g / 63% / Lipídios: 45,83g / 20,93% / Proteínas: 76,83g / 15,6%

Alimento	Quantidade	Medida caseira
Desjejum		
Sopa de pão com leite e açúcar		
Ingredientes: Leite desnatado	200ml	1 xic. de chá
Pão de leite	30g	1 unidade
Açúcar	15g	1 c. de sobremesa
Pêra cozida	60g	1 unidade pequena
Colação		
Mingau de banana	195ml	1 prato raso
Almoço		
Salada cozida	70g	4 c. de sopa cheia
Arroz papa	70g	4 c. de sopa cheia
Caldo de feijão	45g	1 concha pequena
Purê de batata	35g	2 c. de sopa cheia
Purê de carne	70g	4 c. de sopa cheia
Suco de laranja com espessante	165ml	1 copo americano
Lanche		
Vitamina de frutas espessadas com aveia	165ml	1 copo americano
Jantar		
Sopa de creme de legumes com carne moída	325ml	1 prato raso
Pão de forma sem casca	50g	2 fatias
Purê de mamão com farinha láctea	35g	2 c. de sopa cheia
Ceia		
Mingau de maçã com aveia	325ml	1 prato raso

Temperos: azeite, vinagre e 1g de sal por refeição.

DIETA SEMI-SÓLIDA

Esta dieta consiste em alimentos úmidos, de textura macia e que necessitam ou exigem um grau mínimo de mastigação. Geralmente é normoglicídica, normoprotéica, normolipídica, tem consistência abrandada pela cocção e, neste caso, pode prescrever dieta pastosa e ser oferecido líquidos com consistência de pudim. Utilizadas em casos de disfagia oral e/ou faríngea leve a moderada. Os pacientes devem ser avaliados para a tolerância às texturas mistas, sendo esperada uma boa aceitação nesta dieta.

Exemplo de cardápio
Valor calórico – 2.050kcal
Carboidratos: 339,5g / 67% / Lipídios: 43,9g / 19,5% / Proteínas: 67g / 13,5%

Alimento	Quantidade	Medida caseira
Desjejum		
Vitamina de frutas espessada com farinha láctea	200ml	1 xic. de chá
Pão de leite	30g	1 unidade
Geléia de morango	15g	1 c. de sobremesa
Colação		
Banana amassada com farinha de aveia	195g	1 prato raso
Almoço		
Salada cozida	70g	4 c. de sopa
Arroz papa	70g	4 c. de sopa cheia
Polenta ao molho bolonhesa	90g	2 pedaços pequenos
Suflê de legumes	70g	4 c. de sopa cheia
Suco de acerola com espessante	165ml	1 copo americano
Lanche		
Iogurte com mel e aveia	165ml	1 copo americano
Jantar		
Macarrão com ovos	195g	1 prato raso
Purê de beterraba	70g	4 c. de sopa rasa
Raspa de maçã	70g	4 c. de sopa cheia
Ceia		
Mingau de arroz	195ml	1 prato raso

Temperos: azeite, vinagre e 1g de sal por refeição.

DIETA BRANDA

Consiste em fornecer uma dieta para os casos de disfagia oral e/ou faríngea leve. Os pacientes devem ser avaliados para a tolerância quanto ao nível de misturas de texturas.

Exemplo de cardápio
Valor calórico – 2.025kcal
Carboidratos: 327,5g / 64,2% / Lipídios: 50,14g / 22,1 % / Proteínas: 69,8g / 13,7%

Alimento	Quantidade	Medida caseira
Desjejum		
Vitamina de frutas batida com farinha láctea	200ml	1 xic. de chá
Pão de forma	30g	1 unidade
Requeijão	15g	1 c. de sobremesa
Colação		
Purê de mamão com farinha de aveia	80g	5 c. de sopa rasa
Almoço		
Salada cozida	70g	4 c. de sopa
Arroz bem cozido	90g	6 c. de sopa
Frango desfiado ao molho de laranja	90g	2 pedaços pequenos
Cenoura *sauté*	70g	4 c. de sopa cheia
Suco de melão com espessante	165ml	1 copo americano
Lanche		
Bolo de milho cremoso	30g	1 fatia
Suco de manga natural	165ml	1 copo americano
Jantar		
Macarrão com ricota	195g	1 prato raso
Purê de batata	70g	4 c. de sopa rasa
Legumes a vapor	70g	4 c. de sopa cheia
Ceia		
Mingau de Mucilon	195ml	1 prato raso

Temperos: azeite, vinagre e 1g de sal por refeição.

COMPLEMENTAÇÃO NUTRICIONAL

Terapia nutricional oral

Em determinadas situações, o grau do distúrbio oroesofágico pode impedir a adequação e/ou aceitação dos nutrientes pela via oral. Nesses casos, a alimentação via oral não é suficiente para atingir os objetivos da terapia nutricional durante o tratamento, e manter ou recuperar o estado nutricional do paciente. Assim sendo, torna-se necessária a utilização concomitante à dieta via oral de suplementos alimentares com o objetivo de aumentar a oferta calórica e protéica. Existem vários suplementos nutricionais no mercado com nutrientes específicos e sabores diferenciados para melhorar a aceitação do paciente, auxiliando na recuperação do estado nutricional.

Terapia nutricional enteral

É indicada quando houver risco de desnutrição por ingestão oral inadequada. É realizada por meio da administração de nutrientes *in natura* ou fórmulas industrializadas nutricionalmente completas, utilizando-se sondas nasoenterais ou através de ostomias, localizadas no estômago, duodeno ou jejuno.

Terapia nutricional parenteral

A nutrição parenteral total (NPT) é indicada para ofertar as necessidades nutricionais e metabólicas a pacientes que não podem se alimentar por via oral ou por via enteral. São descritas situações como oclusão intestinal, vômitos incoercíveis, diarréia de difícil controle, mucosite etc.

Nas condições citadas acima pode ser necessário o uso de NPT como forma de suporte metabólico-nutricional. Nas condições em que NPT é necessária, caso o tubo gastrointestinal estiver pelo menos parcialmente funcionante é aconselhada a oferta de nutrição enteral concomitante, conforme a tolerância do paciente. A oferta, mesmo de pequenas quantidades, auxilia metabolicamente o tubo gastrointestinal e facilita suas funções, atenuando a atrofia por desuso e estimulando a produção de imunoglobulina A.

ESPESSANTES

A Agência Nacional de Vigilância Sanitária (ANVISA) define aditivo alimentar como sendo "qualquer ingrediente adicionado intencionalmente aos alimentos, sem o propósito de nutrir, com o objetivo de modificar as características físicas, químicas, biológicas ou sensoriais, durante a fabricação, processamento, preparação, tratamento, embalagem, acondicionamento, armazenagem, transporte ou manipulação de um alimento".

Os espessantes são substâncias químicas que aumentam a consistência dos alimentos. São hidrossolúveis e hidrofílicos, usados para dispersar, estabilizar ou evitar sedimentação de substâncias em suspensão.

Quadro 12.9 – Espessantes que dão ou mantêm determinada textura (ANVISA, 2004).

EP I ágar-ágar	EP VII goma-guar
EP II alginatos	EP VIII goma-jataí
EP III carboximetilcelulose sódica	EP IX mono e diglicerídios
EP IV goma adragante	EP X musgo irlandês (caragena)
EP V goma-arábica	EP XI Celulose microcristalina
EP VI goma-caraia	

Existem espessantes específicos para a finalidade da alimentação do paciente com disfagia, pois as indústrias alimentícias utilizam esses agentes formados, principalmente, por polissacarídeos (carboidrato), que se dividem em gomas e amidos para a produção de pães, doces em geral, na produção de gelatinas, pudins, flans, entre outros.

Gomas

São fibras solúveis que podem ser dissolvidas ou dispersadas em água fria ou quente para originar soluções viscosas ou dispersões. Existem três tipos de gomas:

- Gomas naturais encontradas na natureza como goma-arábica, alginatos etc.
- Gomas modificadas ou semi-sintéticas derivadas de produtos naturais como celulose ou amido modificado.
- Goma sintética como PVP (polivinilpirrolidina).

Amido

O amido apresenta duas formas: a amilose e amilopectina. A amilose não é solúvel em água, mas forma miscelas hidratadas. A amilopectina forma soluções coloidais ou miscelares.

Polissacarídeos são formados a partir dos componentes do amido, pela ação das amilases e são chamados de dextrinas. O amido é utilizado para influenciar características como textura, estética, quantidade de umidade, consistência e estabilidade de alguns produtos alimentícios. Os amidos alimentícios podem ser naturais ou modificados.

- **Amido natural:** o uso desse amido determina maior capacidade de hidratação da molécula ocorrendo menor viscosidade e maior adesividade, o que dificulta a deglutição.

  Exemplos de amidos naturais: amido de milho, fécula de batata, farinha de trigo, farinha de aveia, farinha de mandioca refinada, farinha de arroz e de fubá.

- **Amido modificado:** este tipo de amido é essencial para aplicações específicas como: espessamento, coesão, estabilidade, gelatinização, brilho e paladar. Os amidos modificados podem aumentar a ingestão calórica e hídrica, promovendo uma maior variedade de texturas, sendo que quando misturadas a um líquido, parte deste líquido é absorvido pelo amido. Quando ingerido, o processo digestivo normal quebra o amido, liberando a água, revertendo assim a ação do espessante. O fator mais importante é que este tipo de amido modificado pode e deve ser utilizado para evitar desidratação em pacientes com disfagia.

Exemplos de amidos modificados pré-gelatinados (pré-cozidos): cereais infantis como: farinha láctea Nestlé®, Nestlé 3 cereais®, Nestlé banana com aveia®, Nestlé 3 fruta®, Nestlé arroz com amido de milho®, Mucilon de arroz (Nestlé)®, Mucilon de milho (Nestlé)®, Nutrilon arroz (Nutrimental)®, Nutrilon milho (Nutrimental)®, Nutriton mingau (Mococa)®, Nutriton farinha láctea (Mococa)®.

Exemplos de amidos modificados especializados para disfagia: Thick & Easy® (Fresenius), Resource thicken Up® (Novartis) e o Nutilis® (Nutrícia/Support).

Espessantes para líquidos frios

Para espessamento de líquidos frios, como chás, sucos, refrigerantes, leite, iogurte e água, utilizar espessantes a base de amido modificado ou amido modificado pré-cozido, pois eles necessitam pouca manipulação. Os amidos modificados alteram pouco o valor nutricional, sabor e características visuais. O amido modificado pré-cozido, quando adicionado a líquidos frios, altera sua consistência e torna-se mais pastoso (ex: mingau).

O amido natural, também utilizado para espessamento de líquidos frios, necessita um maior tempo para manipulação, pois existe dificuldade em obter-se a textura desejada. Recomenda-se aquecer o líquido até a geleificação do amido e a seguir o processo de resfriamento. Com esse processo obter-se-ão alterações visuais, organolépticas e alterações nutricionais.

Espessantes para líquidos quentes

Para espessamento de líquidos quentes deve-se utilizar espessantes a base de amido modificado. Outras possibilidades são a utilização de amido de milho, farinha de trigo, fécula de batata, farinha de aveia, farinha de arroz ou cereais infantis. Esses amidos têm como característica aumentar o valor calórico das preparações.

HIDRATAÇÃO

Água

A desidratação pode ser um grande problema para indivíduos com disfagia, sendo, por vezes, necessário acompanhamento por meio de registros diários de ingestão e excreção de líquidos. Avaliação clínica e laboratorial são indicadores importantes para o estado de hidratação do paciente e devem ser analisados em conjunto. A necessidade hídrica diária gira em torno de 20 a 30ml/kg de peso corporal.

O uso de alimentos com alto teor de conteúdo de líquidos, como purês de frutas, mingaus de cereais, manjares e pudins, assim como o uso de líquidos espessados para aqueles que são incapazes de ingerir líquidos ralos, ajuda a prevenir a desidratação. Os líquidos espessados com amido natural ou modificado são considerados água livre para a hidratação do paciente, pois o processo digestivo normal libera a água ligada ao amido. Dessa forma é possível atingir as necessidades hídricas do paciente disfágico, apesar da modificação da consistência dos alimentos orientados.

CONSIDERAÇÕES FINAIS

A disfagia necessita avaliação de profissionais habilitados, com equipe multiprofissional integrada para que o programa terapêutico seja apropriado. Cuidados em relação à desnutrição, aspiração, desidratação, ingestão alimentar adequada e individualizada, e aspectos gastronômicos consistem na melhora do tratamento e evolução clínica do paciente.

BIBLIOGRAFIA

ADA. National Dysphagia Diet: *Standardization for Optimal Care*. National Dysphagia Diet Task Force. 2002; 47.

Aanhott DPJ. *Fórmulas de Dietas Enterais*. Apostila do Grupo de Apoio de Nutrição Enteral e Parenteral. Módulo 1. 2002; 3:10-32.

ANVISA – Agência Nacional de Vigilância Sanitária. *Resolução – CNNPA*. 1978; 12.

ASPEN Board of directors: Guidelines for the use parenteral and enteral nutrition in adult and pediatric patients. *JPEN*. 1999; 17:1SA-52SA.

Aviv JE, Martin JH, Sacco RL, Zagar D, Diamond B, Keen MS, Blitzer A. Supraglottic and Pharyngeal Sensory Abnormalities in Stroke Patients with Dysphagia. *Ann Otol Rhino Laryngol*. 1996; 105(2):92-97.

Aviv JE. Clinical Assessment of Pharyngolaryngeal Sensitivity. *Am J Med*. 2000; 108(suppl. 4a):68S-72S.

Bauer P, Charperntier C, Bouche C. Parenetral with enteral nutrtion in the critically ill. *Intensive Care Med*. 2000; 26 (7):838-840.

Bach Jr (ed). *Guide to the Evolution and Management of Neuromuscular Disease*. Philadelphia: Hanley & Belfus; 1999.

Bottoni A. *Nutrição Parenteral Total*. Apostila do Grupo de Apoio de Nutrição Enteral e Parenteral. Módulo 2. 2002; 1:2-8.

Brody R. Nutrition Issues in dysphagia: Identification, management, and the role of the dietititan. *NCP*. 1999; 14(5):47-51.

Chernoff R. *Nutrition Support, Theory and Therapestics – Parenteral Nutrition*. Blackburn. 1997; 1:4-16.

Cunha DF, Cunha SFC, Silva MC, Monteiro JP. Perfil metabólico de pacientes adultos recém-admitidos em centro de terapia intensiva: implicações para hidratação e reposição de eletrólitos. *Rev Med Minas Gerais*. 1995; 5(3):154-157.

Dauden ATBC. *Aspectos atuais em fonoaudiologia*. São Paulo: Pancast. 1997; 40-48.

Delmez JA. Fluid and eletrolyte disturbances. In: Freitag JJ, Miller LW. *Manual of Medical Therapeutics*. Boston: Little Brown and Company. 1981; 2:23-43. 23 ed.

Eckley AC et al. Proposta de protocolo para avaliação nasofibrolaringoscópica de distúrbio da deglutição. *Rev Bras Otorrinolaringologia*; 2001.

Filho EM et al. *Disfagia: Abordagem multidisciplinar*. São Paulo: Frôntis; 2000.

Figueiredo ES, Benincasa MM. O trabalho fonoaudiológico realizado à beira do leito (conceitos e condutas). In: Oliveira ST. *Fonoaudiologia Hospitalar*. São Paulo: Lovise; 2003.

Furkim AM, Santini C S. *Disfagias Orofaríngeas*. São Paulo: Pró-Fono; 1999.

Furkim AM, Junqueira P. *Disfagia: a intervenção fonoaudiológica*; 2003.

Giannini MLB. O papel da disfagia nos avanços da fonoaudiologia. *Jornal CFFA*. Brasília; 1997.

Gonçalves JR. Introdução a reologia de alimentos fluidos. In: Campos SDS. *Reologia e textura dos alimentos*. ITAL: Campinas; 1989:7-11.

Lamonier MIV. Nutrição Enteral. In: Cuppari L. *Guia de nutrição: nutrição clínica no adulto*. (Guias de medicina ambulatorial e hospitalar). São Paulo: Manole; 2002:369-390.

Logmann J. *Evaluation and Treatament of Swallowing Desorder*. Boston: College Hill Press; 1983.

Lorens B. Nutrition concerns and assessment in dysphagia. In: Leonard R, Kendal K. *Dysphagia assessment and trestment planning a team aprproach*. San Diego: Singular Publishing Group; 1997:219-252.

Macedo EG et al. *Disfagia: Abordagem Multidisciplinar*. São Paulo: Frôntis; 2000. 2 ed.

Matarese LE, Gottschilich MM. *Conteporany Nutrition Support Practice: A Clinical Guid*. Philadelphia: W.B. Saunders; 1998.

Mattos LC, Correia MITD. *Trauma*. In: Magnoni CD, Cukier C. *Perguntas e respostas em nutrição clínica*. São Paulo: Rocca; 2001:147-151.

Martin –Harris B. The evolution of the evaluation and treatment of dysphagia across the Health care continuum: a historical perspective-inception to proliferation. *Nutrition in Clinical Practice*. 1999; 14(5):S13-S18.

Merrit HH. *Tratado de Neurologia*. São Paulo: Guanabara Koogan; 1995.

Mills RH. Rheology Overview: Control of liquid viscosities in dysfagia management. *NPC*. 1999; 14:52-56.

Mills RH. Rheoloy overview: Control of liquid viscosities in dysphagia management. *Nutrition in Clinical Practice*. 1999; 14:S52-S56.

O'Neil KHP et al. The Dysphagia Outcome and Severity Scale. *Dysphagia*. 1999; 14:139-145.

Olree K et al. Enteral Formulations. In: *The ASPEN Nutrition Support Practice Manual*. 1998; 4-1:4-9.

Perlman AL. Dysphagia: population at risk and methodos os diagnosis. *NCP*. 1999; 14: S2-S9.

Saeed ZA, Winchester CB, Ferro PS et al. Prospective randomized comparison of polyvinyl bougies and through-the-scope balloons for dilation of peptic strictures of the-esophagus. *Gastrointest Endosc*. 1995; 41:189-95.

Santa R. *Revista de química industrial*. Rio de Janeiro: Química Moderna. 1993; 61:693.

Souza BBA et al. *Considerações Gerais sobre Alimentos e Alimentação em Disfagia*. Nutroclínica. 2003; (10):39-43.

Tymchuck D. Textural property considerations os food for dysphagia. *NPC*. 1999; 14:57-59.

Vidigal LM. *Disfagia*. São Paulo, 1996.

Yanagita ET, Frukin AM, Toma RK. Síndrome Disfágica. In: Magnoni CD, Cukier. *Perguntas e Respostas Nutrição Clínica*. 2001; 39:312-321.

Waitzberg DL, Fadul RA, Van Aannhott DPJ, Plopper C. Indicações e técnicas de Administração em Nutrição Enteral. In: Waitzberg DL. *Nutrição Oral, Enteral e Parenteral na Prática Clínica*. Rio de Janeiro: Atheneu; 2000:561-71.

13 Fisiologia do Estômago e Intestino Delgado

Sérgio Santoro

INTRODUÇÃO

O estômago é um órgão saculiforme que recebe o alimento a partir do esôfago, já com a temperatura parcialmente corrigida, umidificado e com as partículas reduzidas de tamanho pelo processo de mastigação. O processo químico de digestão de substâncias amiláceas também já está iniciado, devido à presença da amilase salivar.

A ação eficaz do esfíncter inferior do esôfago previne o refluxo do alimento do estômago para o esôfago. Colabora para a ausência de refluxo, o ângulo acentuado entre o fundo gástrico e a transição esofagogástrica, conhecido por ângulo de His. Paralelamente, por reflexos neurais vagais, o fundo e o corpo do estômago se relaxam para poder conter o alimento em regime de baixa pressão, o que também colabora na prevenção do refluxo. Exerce a função de reservatório, mas simultaneamente exerce outras funções nobres.

FUNÇÕES GÁSTRICAS

Quando nos alimentamos não temos preocupações com a osmolaridade do alimento. Um bolo de chocolate costuma ter uma osmolaridade elevadíssima. Sabidamente, alimentos hiperosmolares provocam "roubo" de líquidos para a luz intestinal e aceleração do trânsito. Uma das funções do estômago é o acerto da osmolaridade do alimento. Quando este sai do estômago, rumo ao duodeno, já tem osmolaridade mais próxima da osmolaridade dos líquidos corpóreos (dita isosmolaridade).

A mucosa gástrica é revestida por tecido epitelial simples, com células cilíndricas. Forma pregas mucosas que ampliam sua área. Microscopicamente há depressões, as fossetas gástricas, no fundo das quais desembocam as glândulas. Estas são revestidas por vários tipos celulares. As células parietais, ou oxínticas, são responsáveis pela produção de ácido clorídrico. As células zimogênicas ou principais produzem pepsinogênio. No pH ácido, o pepsinogênio é transformado em enzima ativa, a pepsina, com grande atividade proteolítica e assim capaz de transformar proteínas grandes em peptídeos mais simples. A atividade proteolítica gástrica, embora intensa, não é primordial. Indivíduos sem secreção de ácido (acloridria) e aqueles que tiveram seus estômagos inteiramente retirados em cirurgias têm proteólise feita de modo satisfatório no intestino delgado. As células zimogênicas produzem também lipase, porém a atividade lipolítica gástrica é inexpressiva e sem significado fisiológico.

O baixo pH provoca uma redução da carga bacteriana dos alimentos, adequando-os à entrada no intestino delgado. A saída do alimento do estômago ocorre gradualmente, havendo um controle do tamanho das partículas. Assim, embora às vezes façamos refeições lautas e rápidas, o estômago providencia que o intestino receba este alimento aos poucos, ao longo de horas. Quando a refeição é muito gordurosa e, portanto, de digestão mais lenta e mais difícil, a produção de hormônios como colecistoquinina, pelo duodeno e jejuno proximal, retarda, reflexamente, o esvaziamento gástrico.

Portanto, quando o estômago, inteiro ou em seu segmento distal, é retirado cirurgicamente pode-se perder funções importantes e o paciente pode passar a tolerar mal sobrecargas osmolares no alimento, tendo sudorese, mal-estar e hipotensão (fenômeno conhecido por *dumping*). Fica mais exposto a complicações quando ingere alimentos com carga bacteriana grande e passa a sentir-se melhor quando fraciona a dieta e alimenta-se com maior lentidão.

A compreensão destas funções do estômago permite perceber por que, quando se administra alimento além do estômago por sondas nasoenterais ou por jejunostomias, é importante que o alimento esteja estéril (ou com carga bacteriana muito limitada, como nos alimentos fervidos, por exemplo), com osmolaridade próxima da do sangue e seja administrado lentamente e não em *bolus*, diferentemente do que ocorre se o alimento é administrado diretamente no estômago (numa gastrostomia ou sonda nasogástrica, por exemplo).

As células parietais do estômago também são responsáveis pela produção e secreção do fator intrínseco, que se acopla à vitamina B_{12} e o complexo formado é absorvido ativa e especificamente no íleo. O estômago é imprescindível e insubstituível na produção de fator intrínseco; na falta desta atividade há carência de vitamina B_{12}, com suas conseqüências, sendo a principal a anemia. Pacientes com gastrite atrófica e aqueles com estômago inteiramente retirado cirurgicamente necessitam, portanto, de administração vitamínica parenteral. Esta é, portanto, a única atividade estritamente essencial do estômago.

MOTILIDADE E ESVAZIAMENTO GÁSTRICOS

Do ponto de vista motor, o estômago pode ser dividido em estômago proximal (fundo e corpo) e o antro.

O antro tem musculatura mais espessa e mais forte que o estômago proximal e é responsável por movimentação vigorosa que mistura e fraciona ainda mais os alimentos. O antro, em coordenação com o piloro (esfíncter na saída do estômago), limita a passagem de partículas grandes para o duodeno. Partículas maiores do que 2mm, em geral, são retidas de forma prolongada.

As contrações antrais, que promovem o esvaziamento de sólidos do estômago para o duodeno, são coordenadas por um marca-passo que se situa na grande curvatura gástrica, em geral no corpo gástrico. Chama-se área de marca-passo a área de fibras musculares lisas com capacidade de emissão autóctone de atividade elétrica ritmada, independente de inervação, que se propaga pela musculatura do estômago, assim coordenando a atividade motora e o esvaziamento gástrico. Toda musculatura lisa gástrica tem atividade elétrica, porém, a de maior atividade assume o controle das demais.

O marca-passo gástrico gera impulsos elétricos facilitatórios da contração muscular peristáltica, em geral, 3 a 4 ciclos por minuto. As vigorosas contrações antrais contra o piloro, quase sempre semifechado, funcionam em sistema de pilão, e moem, às vezes, liquefazendo partículas, sob ação ácido-péptica, misturando o alimento com as secreções. O piloro costuma abrir-se francamente no período entre refeições, quando há a passagem de complexos motores migratórios da fase III. Nestes momentos partículas sólidas maiores, freqüentemente indigeríveis, progridem através do piloro.

O esvaziamento gástrico de líquidos depende menos das contrações antrais e mais do gradiente de pressão existente entre o estômago e o intestino delgado, mais propriamente, o duodeno. Este gradiente muito depende das contrações do corpo e fundo gástrico. Quando estes se relaxam, a tendência é haver baixa pressão intragástrica, como a que se observa após deglutições (relaxamento receptivo gástrico). No período pós-prandial ocorrem contrações do corpo e fundo gástrico, de dois tipos: umas mais lentas e prolongadas, outras rápidas, de baixa amplitude. Essas contrações de corpo e fundo gástrico colaboram para a elevação do gradiente pressórico gastroduodenal, e assim para o esvaziamento de líquidos para o intestino.

SECREÇÕES GÁSTRICAS E SEU CONTROLE

O suco gástrico é a soma das secreções das células oxínticas ou parietais, das células zimogênicas ou principais e das células mucosas. A secreção das células parietais é basicamente de ácido clorídrico e cloreto de potássio, numa relação de aproximadamente 8:1. Já as células mucosas produzem uma secreção com cloreto de sódio, bicarbonato de sódio e muco.

Quando há forte estímulo à secreção gástrica, predominam íons-cloreto, hidrogênio e potássio. Nos momentos de baixa estimulação à secreção parietal, a secreção das demais células fica proporcionalmente maior, cai a concentração de íons-hidrogênio e conseqüentemente o pH, e a concentração de sódio fica maior que a de potássio.

Para o processo de concentração de ácido na luz gástrica, há o consumo de muita energia e, portanto, oxigênio, por parte da mucosa gástrica. Oxigênio e dióxido de carbono são retirados do sangue arterial gástrico e ao sangue que retorna do estômago é acrescentado bicarbonato de sódio. A água do suco gástrico simplesmente acompanha o movimento de solutos, porém, algum ácido clorídrico secretado na luz gástrica reage com o bicarbonato que também é secretado, gerando dióxido de carbono (CO_2) e água e isto torna o suco gástrico ligeiramente hipotônico com relação ao plasma.

A secreção gástrica é controlada por sistemas neurais e humorais bastante complexos. Há inervação parassimpática (colinérgica), inervação simpática (adrenérgica), porém há também fibras nervosas purinérgicas e peptidégicas, entre outras. O sistema nervoso mioentérico (intrínseco) é suficiente para manter as funções básicas do estômago, secretórias e motoras, não sendo portanto, indispensável a inervação extrínseca.

Os núcleos motores dos nervos vagos são estimulados pela visão, odor e sabor do alimento, sendo denominados de fase cefálica da secreção gástrica. Estes núcleos provocam estímulo que se conduz pelos nervos vagos até os ramos gástricos (anterior e posterior) e às células parietais (provocando aumento da secreção de ácido), às células principais (aumentando a secreção de pepsinogênio) e às células G do antro gástrico.

As células G, encontradas no antro gástrico e, em menor escala, também no pâncreas, são células APUD (do inglês *Amine Precursor Uptake and Decarboxilation*) que produzem polipeptídios com atividade hormonal. No caso das células G, produzem gastrina, que é um polipeptídio fortemente estimulador das células parietais.

O estímulo colinérgico vagal estimula a secreção gástrica por, pelo menos, três modos. Primeiro por estimular diretamente a célula parietal, segundo por estimular as células G a produzirem gastrina e um terceiro mecanismo, ainda, por inibir as células D, também existentes na mucosa gástrica e pâncreas. Estas produzem somatostatina.

A somatostatina é um polipeptídio que localmente (atividade dita parácrina) inibe a produção de gastrina pelas células G. Durante os períodos de jejum e na ausência de forte estímulo vagal, a produção de somatostatina contribui para a baixa produção de ácido pelas células parietais. Ao inibir a produção de somatostatina, a ação vagal estimula também a produção ácida.

Quando o alimento já está no estômago, reflexos locais, independentes de inervação extrínseca, promovem o estímulo à produção de gastrina, ácido e pepsinogênio. Esta secreção também ocorre por estímulo químico direto de alguns nutrientes, especialmente os protéicos.

Além do estímulo da acetilcolina (parassimpática) e da gastrina, a célula parietal também tem receptores para histamina e esta é forte estimulante à secreção gástrica. A histamina é liberada localmente por mastócitos e age nas células parietais de sua vizinhança (ação parácrina). Os receptores para histamina nas células parietais são do tipo 2. Por isso, bloqueadores H_2 de histamina (como a cimetidina, a ranitidina e a famotidina) reduzem a secreção cloridropéptica.

Por outro lado, quando o pH gástrico torna-se excessivamente baixo (menor que 2) ocorre uma inibição da produção de gastrina. A secreção de hormônios entéricos como a colecistoquinina, a secretina, o polipeptídio inibidor gástrico, prostaglandinas (e outros provavelmente) também implica em redução da acidez gástrica.

No âmbito fisiológico é importante ressaltar a importância da secreção de muco e bicarbonato pelas células mucosas do epitélio gástrico. Estes protegem a mucosa de seus produtos agressivos. Há estimulação desta secreção por colinérgicos, por prostaglandinas e por somatostatina. Na senilidade, a atrofia da mucosa provoca diminuição da barreira de muco e os idosos são propensos a lesões de mucosa, mesmo havendo menor quantidade de ácido no estômago.

Prostaglandinas, especialmente a E_2, a mais encontrada no estômago, promovem redução da secreção cloridropéptica, aumento do fluxo sangüíneo para a mucosa e aumento da secreção de muco, ou seja, têm grande efeito citoprotetor. Por isso é usada eventualmente para a proteção de mucosa gástrica. A diarréia que provoca e sua ação abortiva limitaram seu uso, mas ainda é ótima opção citoprotetora em idosos com obstipação intestinal crônica. Antiinflamatórios que agem por inibição de prostaglandinas (aspirina, diclofenaco, indometacina etc.) são, portanto, agentes que pioram a defesa da mucosa gástrica contra a ação da secreção cloridropéptica.

Embora a célula parietal receba estímulo por três pólos distintos (acetilcolina, histamina e gastrina) a célula usa bomba de prótons na membrana como via final de produção e secreção de ácido. Os modernos medicamentos inibidores da bomba de prótons (omeprazol, lanzoprazol, pantoprazol e rabeprazol) inibem de modo mais potente a secreção cloridropéptica do que os inibidores de acetilcolina e histamina e por isso tornaram-se drogas importantes no controle da secreção ácida gástrica.

INERVAÇÃO

O trato gastrointestinal tem sua inervação própria: o sistema nervoso entérico. Estendendo-se da boca ao ânus, este sistema, embora conectado com o exterior, é independente e fica inteiramente nas paredes do tubo digestório. Divide-se em dois plexos: o de Auerbach ou mioentérico, e o de Meissner ou submucoso.

O primeiro fica entre a fibras musculares longitudinais e as circulares do tubo digestório. Sua estimulação causa, de modo geral aumento do tônus das paredes, aumento na intensidade e freqüência de contrações musculares e também na velocidade de sua propagação. Sua estimulação também reduz a contração de áreas de esfíncter como o piloro e a válvula ileocecal, favorecendo a progressão do conteúdo luminar.

O plexo submucoso interage menos com a musculatura própria do segmento digestório e mais com as camadas mucosa e muscular da mucosa. Está envolvido com sinais sensoriais locais e movimentos locais, participando do controle de secreção e absorção locais.

No que tange a inervação extrínseca, o tubo digestório recebe inervação parassimpática e simpática. A parassimpática tem duas origens: a cranial (via vagal) e de origem sacral, por intermédio de nervos pélvicos. A de origem sacral inerva órgãos pélvicos e o cólon em seu lado esquerdo. Portanto, estômago e intestino delgado, focos deste capítulo, recebem inervação parassimpática de origem vagal apenas, e esta é mais intensa no estômago, sendo mais esparsa no intestino delgado. A atividade parassimpática, por vias colinérgicas, é basicamente uma atividade estimuladora, tanto da secreção, como da motilidade e do fluxo sangüíneo.

A inervação simpática ocorre em todo o tubo digestório e, particularmente, no intestino delgado, prepondera sobre a inervação parassimpática. Usa a norepinefrina como neurotransmissor e exerce um efeito inibitório sobre o sistema nervoso entérico inibindo a musculatura lisa. Sob intenso estímulo simpático, o movimento do conteúdo da luz intestinal pode deixar de progredir. Há também, nesta circunstância, redução do fluxo sangüíneo para as vísceras abdominais. Quando há grande esforço físico e outros órgãos requerem mais sangue, este mecanismo pode diminuir o fluxo esplâncnico para redirecioná-lo. Nestas ocasiões, pode surgir uma dor no sítio hepático ou no esplênico, pois as cápsulas destes órgãos, inervadas que são, geram dor ao ficarem isquêmicas. Também nos hospitais, quando se usa norepinefrina endovenosa para obter-se elevação de pressão arterial, há diminuição do fluxo sangüíneo esplâncnico e pode haver diminuição no trânsito intestinal (íleo paralítico).

BASES DA FISIOLOGIA DO INTESTINO DELGADO

No duodeno, primeira porção do intestino delgado, as células são especialmente desenvolvidas para resistir aos sucos ácidos que recebe. Suas células são protegidas por muco e pela secreção de bicarbonato. No duodeno, há a mistura do bolo alimentar com a secreção biliar e pancreática. A gordura torna-se mais miscível com água ao formar micelas, juntando-se aos sais biliares e a lecitina, aumentando sua superfície de exposição aos sucos digestivos. Sob esta forma, as enzimas pancreáticas (amilase, lipase e colipase) hidrolisam triglicérides em ácido graxo e glicerol. Em contato com microvilos monoglicérides, ácidos graxos livres, fosfolípides, glicerol são absorvidos por difusão passiva quase que totalmente já em porções jejunais. O gradiente químico que facilita a absorção se mantém pois, assim que estes elementos adentram os enterócitos, a gordura é reesterificada, dando novamente origem a triglicérides. Estes, nesta forma, não podem refluir para a luz intestinal pois são moléculas muito grandes, assim, ajuntam-se dentro de vesículas do complexo de Golgi e são agrupados juntamente com lipoproteínas e colesterol para formar os quilomícrons. Estas vesículas abrem-se no espaço baso-lateral dos enterócitos, derramando os quilomícrons no espaço intercelular, donde partem para a linfa. Esta vai, via ducto torácico, para a veia subclávia esquerda, desembocando, assim, no sangue. Estes quilomícrons terão partes suas retiradas da circulação nos tecidos periféricos e no fígado, de modo a diminuir de tamanho na circulação por ação das lipases lipoprotéicas, até gerarem partículas bem menores, que são chamadas de quilomícrons remanescentes. Estas são retiradas de circulação no fígado.

Os triglicérides de cadeia média e curta podem ser absorvidos diretamente, dispensando formação micelar, e indo diretamente para o sangue portal. Esta característica importante dá caráter especial a estes triglicérides, tornando-os importantes na terapêutica de diversas doenças.

Os sais biliares, ao continuarem no trânsito intestinal, são reabsorvidos ativamente no íleo, havendo perda nas fezes de uma pequena parte apenas. Isto caracteriza uma circulação êntero-hepática. O fígado se encarrega apenas de sintetizar uma pequena porção do "pool" biliar, equivalente à quantidade perdida nas fezes. Em algumas condições patológicas, devido a aceleração do trânsito intestinal, ressecção de íleo ou má absorção, uma quantidade maior de sais biliares podem, não sendo reabsorvidos, adentrar o cólon. Sais biliares em excesso no cólon causam a secreção de água e eletrólitos, especialmente potássio, e ocorre um tipo específico de diarréia secretora, conhecida como diarréia colerréica. É diarréia volumosa, muito fluida, esverdeada, e rica em potássio.

Além disso, se há perda exagerada de sais biliares nas fezes, o fígado aumenta sua síntese, ocorrendo uma diminuição do *pool* de sais biliares e, por conseguinte, diminuição dos sais biliares na bile, alterando-se assim a composição desta e tornando o indivíduo propenso a formação de cálculos na vesícula biliar (colelitíase). Diminui também o poder emulsificador da bile, prejudicando a formação micelar, que é passo importante na digestão de gorduras e podendo haver perda de gordura, não corretamente digerida e absorvida, nas fezes, configurando-se a esteatorréia.

Durante a progressão do bolo alimentar pelo intestino delgado, vai ocorrendo um processo simultâneo de digestão e absorção. A atuação das enzimas dos sucos digestórios une-se à atuação das enzimas da borda em escova dos enterócitos. Nesta borda há intensa atividade de digestão e absorção, tanto passiva, quanto facilitada por carreadores e canais, assim como absorção ativa. A permeabilidade da mucosa intestinal é maior nas porções iniciais e menor nas distais, por que nas distais há um maior número de *tight junctions* e desmossomos. De modo similar, a superfície total de mucosa por unidade de comprimento do intestino, é maior nas porções proximais que nas distais. Nas primeiras, há um número maior de vilosidades, que são mais altas e as criptas são mais profundas.

Há também diferenças entre segmentos proximais e distais do intestino delgado, com relação à velocidade de trânsito intestinal. Nas primeiras, a velocidade é maior e as contrações mormente peristálticas e propulsivas. Já no íleo, embora haja até maior contratilidade, no geral, as contrações em sua maioria são não peristálticas e não propulsivas, propiciando uma menor velocidade de trânsito. Por isso, quem observa, por meio de raios X, a progressão de bolo alimentar contrastado, percebe uma progressão rápida pelo jejuno e lenta, havendo até um certo acúmulo do meio contrastado no íleo. Esta diminuição acentuada da velocidade do trânsito intestinal nesta região é conhecida como "Breque Ileal".

Tais diferenças têm vínculo com o tipo de atividade absortiva de cada segmento. Nas porções iniciais, há abundância de alimento e dos produtos de sua digestão na luz intestinal, havendo, em geral, um gradiente químico bastante favorável à absorção passiva. Tanto é que a maior parte dos produtos de digestão de açúcares, lipídios e proteínas já estão quase que completamente absorvidos no intestino delgado médio.

Nas porções distais, com a velocidade menor de trânsito intestinal, facilita-se a ocorrência de processos ativos de transporte e de processos de absorção específica, como é o caso de sais biliares e da vitamina B_{12}. A menor permeabilidade destas porções evita o refluxo para a luz intestinal de matérias absorvidas com gasto energético, assim como a menor superfície de mucosa destes segmentos evita o aumento do custo energético da manutenção de um gradiente eletroquímico desfavorável ao longo de grandes áreas de mucosa.

Percebe-se, assim, a extrema eficiência do sistema digestório, que tem características diversas conforme as funções executadas por cada segmento. Toda esta coordenação motora e secretória é regulada por um complexo sistema nervoso entérico, sistema este que, por meio de uma intrincada rede de neurônios e uma ampla variedade de neurotransmissores executa este controle com variações padronizadas e cíclicas de atividade mioelétrica, divididas classicamente em Fases I, II, III e IV. De modo bastante simplificado, a Fase I corresponde ao período de retomada da atividade elétrica, com o aparecimento de ondas lentas esparsas, sem potenciais de ação (este período dura entre 40 e 60 minutos); na Fase II há uma intensificação desta atividade com alguns potenciais de ação e algumas ondas migratórias caracterizando esboço de peristalse (dura 40 a 50 minutos); a Fase III é a fase mais breve (dez minutos) e a de maior atividade mioelétrica, com ondas francamente migratórias "varrendo" longas extensões do intestino (complexos mioelétricos de Fase III) e causando atividade motora coordenada e peristáltica; finalmente, a Fase IV representa um período de refratariedade, com mínima atividade, correspondendo a um "repouso". Este ciclo é típico dos períodos interprandiais e leva ao todo entre 100 e 150 minutos, que também é o tempo que um ciclo leva para percorrer todo o intestino delgado. Deste modo, quando um ciclo esta terminando no íleo, outro está se iniciando no duodeno. Após a ingestão de alimento, este padrão se altera, surgindo um grande número de ondas estacionárias e propagativas, isoladas ou, mais comumente, em salvas. Conforme o tipo de alimento, surgem diferentes padrões de atividade mioelétrica. Por exemplo, as fibras vegetais não absorvíveis, do tipo da celulose, geram estados pós-prandiais com ondas de alta freqüência e francamente propulsivas, aumentando a velocidade do trânsito intestinal.

Este complexo sistema nervoso entérico é sensível a um grande número de ocorrências, tanto internas e fisiológicas, quanto ligadas ao meio externo, de tal modo que, por exemplo, após a ingestão de alimentos com toxinas pode ocorrer uma disparada de complexos de Fase III causando uma grande diarréia, ou após uma lauta alimentação gordurosa, a presença de gordura no íleo deflagra o reflexo ileogástrico, havendo lentificação do trânsito e diminuição do ritmo de esvaziamento gástrico.

Aquilo que se absorve no trato digestório, do estômago ao cólon, é, em parte, encaminhado por via linfática à circulação sistêmica, como já foi dito e, no restante, encaminhado ao sistema venoso, chamado de sistema porta. O sangue reunido nas veias desta região, diferentemente do recolhido em outras áreas, não se dirige diretamente para as veias cavas e coração, mas vai para o fígado, onde há nova capilarização, em vasos tortuosos, de paredes finas e fenestradas (sinusóides hepáticos). O sangue portal mistura-se ao sangue proveniente da artéria hepática nestes sinusóides e reune-se nas veias centrolobulares, que se reunem nas veias hepáticas e só então desembocam na veia cava inferior. Este sistema peculiar permite que haja metabolização hepática das substâncias absorvidas antes que elas adentrem a circulação geral. Assim é que, a maior parte dos açúcares, aminoácidos, alguns hormônios e algumas drogas absorvidas são retiradas da circulação portal, antes mesmo de chegarem à circulação sistêmica.

BIBLIOGRAFIA

Ishitani MB, Scott Jones R. Functional Anatomy and Applied Physiology of the Small intestine. In: *Surgery of the Stomach, Duodenum and Small Intestine*. Oxford: Blackwell Scientific Publications; 1987.

Pinto Jr PE, Gama-Rodrigues JJ. Fisiologia do Estômago. In: *Tratado de Cirurgia do Aparelho Digestivo*. São Paulo: Atheneu; 1994.

Read NW, Houghton LA. Physiology of gastric emptying and pathophysiology of gastoparesis. *Gastroenterol Clin N Am*. 1989; 18(2):359-74.

Rombeau JL, Caldwell MD. *Clinical Nutrition: Enteral and Tube Feeding*. Philadelphia: Saunders Company; 1993.

Santoro S, Pinto Jr PE, Gama-Rodrigues JJ. Fisiologia do intestino delgado. In: *Tratado de Cirurgia do Aparelho Digestivo*. São Paulo: Atheneu; 1994.

Sarna SK, Otterson MF. Small Intestine Physiology and Pathophysiology. *Gastroenterol Clin N Am*. 1989; 18(2):375-404.

14 Nutrição no Estômago e Intestino Delgado – Fístulas

Gaspar de Jesus Lopes Filho
Celso Cukier
Jacques Matone

INTRODUÇÃO

As fístulas gastrointestinais representam complicações importantes no período pós-operatório, especialmente de cirurgias abdominais, e são associadas a altos índices de morbidade e mortalidade. As fístulas gastrointestinais permitem o contato de secreções do tubo digestório com o interior do abdome ou com o meio externo, promovendo grande perda substancial. Enzimas digestivas, água, eletrólitos e nutrientes, de uma víscera oca para outra ou para a pele, causando uma ampla variedade de efeitos fisiopatológicos, são freqüentes.

A ocorrência desta complicação prolonga o tempo de internação hospitalar e conseqüentemente, aumenta os custos financeiros. Tem como principais seqüelas: formação de coleções líquidas, abscessos, hemorragia, sepse, desnutrição e óbito. Traz também, conseqüências psicológicas para o paciente, pelo impacto estético negativo da ferida operatória, dificultando a higiene local e cuidados com o curativo, dor e maior limitação ao retorno às atividades habituais.

A terapia nutricional enteral e parenteral reduziram consideravelmente as complicações relacionadas às fístulas, bem como sua mortalidade (Tabelas 14.1 e 14.2).

Tabela 14.1 – Mortalidade em fístulas *antes* da nutrição parenteral.

Autor e Ano de publicação	Fístulas (nº)	Mortalidade (%)
Chapman et al (1964)	38	55
Halversen et al (1969)	55	40
Roback e Nicoloff (1972)	55	31
Himal et al (1974)	66	33
Reber et al (1978)	72	22
Total	286	34

Tabela 14.2 – Mortalidade em fístulas *após* nutrição parenteral.

Autor e Ano de publicação	Fístulas (nº)	Fechamento espontâneo (%)	Mortalidade (%)
Sheldon et al (1971)	51	36,3	12
MacFadyen et al (1973)	62	79,5	6,4
Himal et al (1974)	25	56	38,8
Aguirre et al (1974)	38	29	21
Kaminsky e Dietel (1975)	56	80	12,5
Graham (1977)	39	89,7	7,6
Halasz (1978)	47	51	8,5
Reber et al (1978)	114	35	22
Rose et al (1986)	114	61	14,8
Prickett et al (1991)	58	30	19
Total	604	52,4	14,4

CLASSIFICAÇÃO

As diferentes classificações e principais características referentes às fístulas se encontram no quadro 14.1.

Quadro 14.1 – Classificação dos principais tipos de fístula.

Classificação	Tipos	Característica
Tipo de comunicação	Interna	Sem exteriorização
	Externa	Comunicação para exterior
Volume de débito	Baixo	< 500ml/24h
	Alto	> 500ml/24h
Características do trajeto	Simples	Trajeto único
	Complexas	Múltiplas fístulas
Abertura da fístula	Lateral	Difícil fechamento espontâneo
	Terminal	Mais fisiológico, fechamento espontâneo mais provável

Em relação ao débito, dividimos as fístulas em alto e baixo débito de secreção intestinal. O débito é dependente da topografia da fístula, sendo as de alto débito mais difíceis de tratar. A tabela 14.3 representa o conteúdo hidroeletrolítico e mineral das diversas localizações topográficas das fístulas. Embora haja variações numéricas, fístulas com débito nas 24 horas inferior a 500ml são consideradas de baixo débito, enquanto 500ml ou mais por dia indicam um alto débito. Embora não seja considerado fator independente de fechamento espontâneo, o alto débito é prediti-

Tabela 14.3 – Composição eletrolítica dos débitos de diferentes topografias de fístula.

Fluido	Na (mEq/l)	K(mEq/L)	Cl(mEq/l)	HCO3 (mEq/l)	Volume (ml)
Gástrico	20-80	5-20	100-150	5-25	1.000-2.500
Pancreático	120-140	5-15	40-80	60-110	500-1.000
Jejunal	100-140	5-15	90-130	20-40	1.000-3.000
Biliar	120-140	5-15	80-120	30-40	300-1.000
Ileal	45-135	3-15	20-115	20-40	1.000-3.000

vo de morbidade e mortalidade. As fístulas de alto débito apresentam, ainda hoje, mortalidade de aproximadamente 35%.

A classificação dos diferentes tipos de fístula visa diferentes propostas diagnósticas e terapêuticas, bem como avaliação prognóstica. Os principais fatores preditivos de fechamento espontâneo da fístula são resumidos no quadro 14.2.

Quadro 14.2 – Fatores preditivos do fechamento espontâneo da fístula digestiva (Falconi, 2002).

Favorável	Desfavorável

• Fístula terminal
• Ausência de abscesso contíguo
• Intestino adjacente sadio
• Fluxo distal livre
• Trajeto fistuloso > 2cm
• Trajeto não epitelizado
• Abertura enteral < 1cm
• Local
  – Esofágica
  – Duodenal
  – Pancreatobiliar
  – Jejunal
	• Fístula lateral
	• Abscesso adjacente
	• Intestino adjacente doente
	• Obstrução distal à fístula
	• Trajeto fistuloso < 2cm
	• Trajeto epitelizado
	• Abertura enteral > 1cm
	• Local
	  – Gástrica
	  – Ligamento de Treitz
	  – Ileal

DIAGNÓSTICO

O diagnóstico de uma fístula dependerá de fatores diversos. Entre eles, destaca-se o estado clínico do paciente, local da manipulação cirúrgica e condição em que o procedimento foi executado (cirurgia de urgência e necessidade de preparo de cólon). Cerca de 80% das fístulas gastrointestinais ocorrem após cirurgias intra-abdominais, com menor prevalência de fístulas espontâneas, que ocorrem geralmente em caso de doença inflamatória, infecciosa ou processo isquêmico.

O período de maior probabilidade de aparecimento da fístula é do terceiro ao décimo dia pós-operatório, com maior prevalência entre o quarto e sétimo dia. Fístulas que surgem até 48 horas do procedimento operatório são consideradas precoces, resultantes principalmente de erro técnico. Em boa parte das vezes, sua correção é cirúrgica.

Fatores locais e sistêmicos contribuem para a formação da fístula no período pós-operatório como:

- Infecção.
- Deiscência de anastomose por isquemia.
- Tensão ou obstrução distal.
- Lesões de serosa ou total da parede de uma alça intestinal.
- Lesão inadvertida de vasos mesentéricos.
- Hematoma perissutura por hemostasia incompleta.
- Defeitos da linha de sutura.
- Desnutrição.
- Imunossupressão.

Os sintomas clínicos incluem dor, inicialmente local e depois difusa, e febre, embora a ocorrência de fístula possa ser assintomática. As fístulas externas são mais fáceis de serem diagnosticadas, pelo débito purulento ou entérico, celulite local e sepse. As fístulas internas podem cursar com diarréia, dispnéia, leucocitose, pneumatúria, fecalúria ou piúria e sepse. É fundamental a identificação do local da fístula e fatores etiológicos, bem como a presença de obstruções, abscessos ou pseudocistos pancreáticos.

O teste com azul-de-metileno pode ser útil na detecção e confirmação da fístula pós-operatória. Os principais exames empregados no diagnóstico e no estudo dos aspectos anatômicos das fístulas digestórias são:

- Exames de radiologia contrastados — a fistulografia, pela injeção de contraste pelo orifício fistuloso, pode visibilizar todo o trajeto da fístula. O contraste baritado deve ser substituído pelo iodado, de menor densidade radiográfica, na suspeita de perfuração.
- Ultra-sonografia, tomografia computadorizada e ressonância magnética ficam reservadas ao diagnóstico de coleções intracavitárias ou suspeita de corpo estranho.

O exame de trânsito intestinal poderá identificar fatores distintos (Rasslan e Candelária):

- Nível da fístula em relação ao segmento gastrointestinal.
- Se existe ou não continuidade intestinal (fístula terminal ou lateral).
- Presença de obstrução distal.
- Extravasamento de contraste.
- Coleção intracavitária.

TRATAMENTO

O tratamento da fístula digestória dependerá de fatores relacionados à fistula e ao estado clínico do paciente (quadro 14.3).

Quadro 14.3 – Fatores que dificultam ou impedem o fechamento das fístulas digestivas.

Mucosa labiada ou evertida
Perda da continuidade intestinal
Obstrução distal
Parede intestinal comprometida por neoplasia ou doença inflamatória
Presença de corpo estranho
Abscesso intracavitário
Radioterapia

Sinais de infecção sistêmica podem significar má orientação do débito fistuloso, com invasão do conteúdo para a cavidade abdominal. Em caso de drenagem adequada e bom estado clínico, pode-se optar pelo tratamento conservador.

Conservador

Os principais responsáveis pelos índices de morbidade são desnutrição, distúrbio hidroeletrolítico e sepse. Alterações nutricionais estão presentes em 55 a 90% dos portadores de fístula enterocutânea, e são mais prevalentes nas fístulas gastrointestinais altas, devido ao grande volume perdido, contendo secreções pancreáticas, jejunais e biliares, além de perda de proteínas e eletrólitos. O suco pancreático e a bile são hipertônicos em relação ao plasma, e as perdas de potássio e bicarbonato têm conseqüências negativas para o paciente.

O tratamento conservador visa a redução do débito da fístula, suporte nutricional e correção de eventuais distúrbios hidroeletrolíticos. As principais medidas de suporte para a estabilização do paciente incluem:

Drenagem: a colocação de um dreno vigiando anastomoses de risco aumentado, propicia um método adequado para a detecção precoce de fístulas, podendo evitar complicações como abscessos, íleo prolongado e sepse. Geralmente, os drenos são locados próximos a anastomoses esofagojejunais, gastrojejunais, coledocoduodenais ou coledocojejunais, pancreaticojejunais e nas rafias duodenais laterais e pancreáticas. No entanto, não existe regra e, em situações em que a anastomose mostrar-se segura, a indicação da drenagem varia da experiência de cada equipe cirúrgica. Na ausência de drenagem ou se a drenagem é insuficiente, havendo coleção líquida intracavitária, a punção percutânea guiada por imagem pode esvaziar o conteúdo e até locar um dreno na coleção/abscesso. Na falência deste método ou se houver peritonite difusa, a correção cirúrgica está indicada.

Proteção cutânea: a irritação na pele, causada pelo fluxo contínuo de secreções enzimáticas, compromete a integridade cutânea, levando à infecção e retardo na cicatrização. Um débito pela fístula de até 50ml/dia pode ser contido pelo uso de curativos, enquanto débitos maiores necessitam de bolsas coletoras. Infecções e ulcerações cutâneas dificultam a fixação de bolsas e curativos, prejudicando o controle rigoroso do débito. A bolsa deve ser esvaziada quantas vezes forem necessárias, evitando o extravasamento. O curativo deve ser trocado conforme o débito.

Reposição hidroeletrolítica: grandes volumes de secreção gastrointestinal podem ser perdidos pela fístula, gerando distúrbios como desidratação, hiponatremia, hipocalemia e acidose metabólica. O líquido da fístula deve ser analisado para documentação das perdas diárias. Exames laboratoriais devem monitorar os eventuais distúrbios e a correção deve ser precoce e eficaz. A reposição de sangue por anemia com reticulocitopenia e de bicarbonato pode ser necessária.

Terapia nutricional e repouso intestinal: a desnutrição é uma das maiores preocupações nos pacientes portadores de fístulas gastrointestinais. Ocorre, principalmente, devido ao débito protéico da secreção, restrição alimentar e catabolismo associado à sepse. A hipoproteinemia leva a um retardo no esvaziamento gástrico e íleo prolongado, aumentando a chance de deiscência da ferida operatória e maior risco de infecção. A atividade dos fibroblastos fica diminuída, prejudicando a cicatrização. O suporte nutricional deve ser instalado o mais breve possível no tratamento das fístulas gastrointestinais. Deve-se instituir jejum oral nas fístulas gástricas, duodenais, pancreáticas e de delgado. A presença de alimentos no trato gastrointestinal estimula a secreção de sucos digestórios, aumentando o débito da fístula. Os pacientes com fístula de baixo débito devem receber aporte de 1 a 1,5g de proteínas/kg/dia sendo, pelo menos, 30% da ingestão calórica composta de lipídios. Nas fístulas de alto débito, aumenta-se o gasto de metabolismo basal em cerca de 1,5 a 2 vezes, e a oferta protéica deve ser 1,5 a 2g/kg/dia. Deve-se suplementar a ingestão de vitaminas e minerais, com atenção especial ao zinco e vitamina C. O tratamento conservador com nutrição parenteral total mostrou reduzir a secreção do trato gastrointestinal em 30 a 50%, induzindo a síntese protéica e facilitando o fechamento da fístula. As principais complicações relacionadas à nutrição parenteral incluem infecções do cateter central e translocação microbiana. Associação da nutrição parenteral com nutrição enteral poderá ser instituída após análise individual do caso. Sempre que possível, a nutrição enteral será o método nutricional de escolha.

A indicação de terapia nutricional poderá seguir o fluxograma proposto na figura 14.1.

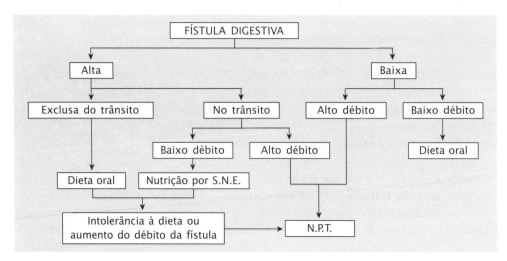

Figura 14.1 – Fluxograma para indicação de terapia nutricional no paciente com fístula digestiva (Rasslan, Candelária 2000).

Cuidados locais e antibioticoterapia: os pacientes portadores de fístula têm incidência aumentada de infecção como de cateter venoso, flebite, pneumonia e infecção do trato urinário, sendo a infecção da ferida e abscessos intracavitários os mais comuns. A retirada de suturas ou corpo estranho dos locais infectados, limpeza exaustiva do local, curativos e antibioticoterapia são mandatórios.

Inibição da secreção gastrointestinal: o emprego do suporte nutricional via enteral ou parenteral tem resultado comprovado na melhora do prognóstico do paciente com fístula. No entanto, esta terapia necessita de cerca de até 45 dias para o fechamento da fístula. A redução medicamentosa do débito da fístula vem sendo estudada recentemente, com o emprego do octreotide, um octapeptídeo sintético análogo da somatostatina, com meia-vida de cerca de duas horas. A somatostatina é reconhecida pela inibição da secreção exócrina e endócrina do pâncreas, diminuindo a irrigação pancreática. Ela reduz a motilidade gastrointestinal, a secreção gástrica, o esvaziamento da vesícula biliar e reduz a secreção de hormônios como a colecistoquinina, peptídeo vasoativo intestinal e a secretina. A eficácia do octreotide na redução do débito da fístula vem sendo estudada, com resultados ainda controversos quanto ao aumento na velocidade de fechamento espontâneo da fístula. Sabe-se que em determinados pacientes, o emprego análogo da somatostatina reduz significativamente o tempo de cicatrização da fístula, em comparação com a terapia nutricional parenteral isolada. Pela redução no tempo de fechamento da fístula, nestes casos, o uso do octreotide pode gerar uma redução nos custos do tratamento. O octreotide também pode ser empregado para estabilizar o paciente, facilitar a reversão de quadro séptico e reduzir a desnutrição, previamente à correção cirúrgica da fístula.

O uso de clonidina, droga utilizada como anti-hipertensivo demonstrou redução de perdas intestinais em pacientes com síndrome do intestino curto quando aplicados na dose de 0,1mg duas vezes ao dia, resultado esse promissor para aplicação em novos estudos com pacientes portadores de fístulas digestórias.

Cirúrgico

As principais indicações para a correção cirúrgica das fístulas gastrointestinais pós-operatórias são:

- Presença de fator obstrutivo distal ao orifício fistuloso.
- Presença de fatores desfavoráveis ao fechamento espontâneo.
- Peritonite difusa.
- Falência do tratamento conservador, sendo o tempo ideal não definido.

Geralmente, indica-se cirurgia se não houver fechamento espontâneo após 30 a 60 dias de nutrição parenteral na ausência de quadro séptico. No entanto, em alguns casos a cirurgia pode ser postergada por pelo menos três meses.

A falência do tratamento conservador tem incidência aumentada nas fístulas ileais. A preparação pré-operatória envolve a resolução de qualquer processo inflamatório da parede da alça e da parede abdominal. Antiobioticoterapia profilática intraluminal é recomendada. A ressecção cirúrgica deve ser realizada em área hígida do trato gastrointestinal e a anastomose realizada preferencialmente término-terminal. Bypass pela fístula é somente recomendada nas fístulas duodenais.

Na presença de doença neoplásica ou irradiação prévia, a falência do tratamento cirúrgico é alta e, em alguns casos, a manutenção prolongada do tratamento conservador pode trazer melhor qualidade de vida para o paciente.

Os fatores que classicamente dificultam o fechamento da fístula estão referidos no quadro 14.3 e os fatores preditivos de fechamento espontâneo no quadros 14.2 e 14.4.

Quadro 14.4 – Fatores preditivos do fechamento espontâneo das fístulas digestivas (Campos, 1995).

Etiologia pós-operatória
Débito inferior a 500ml/dia
Operação inicial praticada no próprio hospital onde a fístula é tratada
Ausência de complicações
Possibilidade do uso de dieta oral
Localização bileopancreática

CONSIDERAÇÕES FINAIS

Fístulas digestórias são entidades de tratamento individualizado. Na dependência dos diferentes fatores de causa e evolução descritos deve-se, inicialmente, apoiar o tratamento clínico.

A terapia nutricional, quando aplicada corretamente, favorece a estabilização do paciente e o fechamento da fístula, sendo parte integrante obrigatória do tratamento.

BIBLIOGRAFIA

Berry SM, Fischer JE. Classification and pathophysiology of enterocutaneous fistulas. *Surg Clin North Am.* 1996; 76:1009-18.

Campos ACL, Meguid MM, Coelho JCU. Factors influencing outcome in patients with gastrointestinal fistula. *Surg Clin North Am.* 1996; 76:1191.

Dudrick SJ, Maharaj AR, Mchelvey AA. Artificial nutritional support in patients with gastrointestinal fistulas. *World J Surg.* 1999; 23:570-6.

Edmunds LH, Williams GH, Welch CE External fistulas arising from the gastrointestinal tract. *Ann Surg.* 1960; 152:445-71.

Falconi M, Pederzoli P. The relevance of gastrointestinal fistulae in clinical practice: a review. *Gut.* 2002; 49:2-10.

Gonzalez-Pinto I, Moreno-Gonzalez E. Optimising the treatment of upper gastrointestinal fistulae. *Gut.* 2002; 49:21-8.

McDoniel K, Taylor B, Hue Y, Eiden K. Use of clonidine to decrease intestinal fluid losses in patients with high-output short-bowel syndrome. *JPEN.* 2004; 28(4):265-8.

Rasslan S, Candelária P. Fístulas digestivas. In: Magnoni D, Cukier C. *Perguntas e respostas em nutrição clínica.* São Paulo: Rocca. 2000; 221-230. 1 ed.

Torres AJ, Landa JI, Moreno-Azcoita M. Somatostatin in the management of gastrointestinal fistulas: a multicenter trial. *Arch Surg.* 1992; 127:97-9.

Ysebaert D, Van Hee R, Hubens G. Management of digestive fistulas. *Scand J Gastroenterol.* 1994; 49:42-4.

15 Fisiologia do Intestino Grosso

Gaspar de Jesus Lopes Filho

INTRODUÇÃO

A principal função do intestino grosso consiste na absorção de água, sódio e outros minerais. Ao remover 90% do líquido, o cólon transforma cerca de 1 a 2 litros/dia de quimo isotônico provenientes do íleo em 200 a 250ml de fezes semi-sólidas.

CONSIDERAÇÕES MORFOLÓGICAS

O intestino grosso estende-se do final do íleo até o ânus, apresenta diâmetro superior ao do intestino delgado e sua extensão é de cerca de 100cm em adultos. É dividido em ceco (incluindo o apêndice), cólon, reto e canal anal. Macroscopicamente, apresenta 3 faixas longitudinais com 1cm de largura, as tênias, que são espessamentos das fibras de sua camada muscular longitudinal externa, que encurtam a parede do cólon, levando à formação de saculações entre as tênias chamadas Haustros. Das tênias projetam-se extrusões de tecido gorduroso, de aspecto piriforme, sacular, chamadas apêndices epiplóicos. Microscopicamente, a mucosa do intestino grosso não apresenta vilosidades, mas sua superfície de contato está ampliada e particularmente profunda. O epitélio é ciliar com grande capacidade de absorver sais e água, suas glândulas consistem em curtas invaginações que secretam muco e é evidente a presença de folículos linfáticos solitários, principalmente no ceco e no apêndice. A camada muscular da mucosa consiste de várias camadas de células. A submucosa contém vasos sangüíneos, linfáticos e nervos. A camada muscular circular interna tem uma espessura uniforme em todo o cólon e sua contração aumenta o tamanho das pregas, promovendo a aparência característica do cólon. A camada muscular longitudinal externa é condensada, espessa e forma as três tênias. A camada serosa é a mesma que envolve todo o trato gastrointestinal.

PAPEL DA MOTILIDADE E DA SECREÇÃO DO INTESTINO GROSSO

A válvula ileocecal projeta-se ligeiramente para dentro do ceco, de tal forma que, quando ocorre aumento da pressão colônica, ela se fecha e, quando ocorre aumento da pressão ileal, a válvula se abre. Desta forma, a válvula ileocecal impede o refluxo do conteúdo colônico para o íleo. Em condições normais, a válvula permanece fechada. A cada chegada de uma onda peristáltica, ela se abre e permite a passagem de parte do quimo ileal para o ceco. Além disso, quando o alimento deixa o estômago, ocorre o reflexo gastroileal, com o relaxamento do ceco, abertura da válvula ileocecal e passagem de quimo para o cólon, possivelmente um reflexo vagal.

O intestino grosso humano exibe padrões motores que incluem contrações fásicas de curta e longa duração, contrações tônicas e contrações migratórias gigantes (também chamadas contrações propulsivas de alta amplitude). Na maior parte do tempo, a motilidade colônica é caracterizada por contrações fásicas não propulsivas de baixa amplitude ou quiescentes que acarretam a mistura e a compactação do conteúdo do cólon, facilitando sua absorção pela mucosa. As contrações tônicas são menos importantes no cólon que em outros locais do trato digestório. O terceiro tipo de contração (que só é observado no cólon), a contração de ação de massa, ocorre uma ou duas vezes ao dia, acarreta a contração concomitante da musculatura circular lisa em todo segmento e o relaxamento simultâneo do segmento subjacente, deslocando o conteúdo de uma parte do cólon para outra e também em direção caudal.

Os movimentos do intestino grosso são coordenados pelo ritmo elétrico básico do cólon, que são flutuações rítmicas espontâneas do músculo liso com potencial de membrana entre -65 e $-45mV$, iniciadas por células marca-passo estreladas, semelhantes às musculares, encontradas na borda submucosa da camada muscular circular do cólon. A freqüência dessas ondas, em contraste com a observada no intestino delgado, aumenta ao longo do intestino grosso, passando de cerca de 9/minuto no ceco para 16/minuto no sigmóide.

TEMPO DE TRÂNSITO INTESTINAL

O alimento ingerido em uma refeição de teste chega inicialmente ao ceco em aproximadamente 4 horas e todas as porções ainda não digeridas acabam chegando no decorrer de 8 a 9 horas. A chegada na flexura hepática ocorre, em média, em 6 horas, na flexura esplênica em 9 horas e no cólon sigmóide em 12 horas. Do sigmóide ao ânus, o trânsito é muito lento e estima-se que até 25% dos resíduos marcados de uma refeição de teste ainda podem estar no reto após 72 horas e a exoneração total pode levar mais de uma semana. Esta duração, portanto, é variável e depende basicamente da ocorrência das contrações propulsivas de alta amplitude (contrações migratórias gigantes) e da distância da propagação.

ABSORÇÃO NO INTESTINO GROSSO

A capacidade de absorção da mucosa do intestino grosso é grande, de até 4.000 a 5.000ml de líquido por dia. Normalmente, são ingeridos cerca de 2.000ml de água, em média, por dia. A este volume são acrescidos aproximadamente 7.000ml de secreções digestivas ao longo do trato alimentar. Porém, dos 9.000ml, apenas 1.500 a 2.000ml permanecem no íleo distal e só aproximadamente 1.500ml de líquidos passam para o cólon, onde ocorre a absorção de cerca de 1.350ml desse líquido, permitindo a eliminação de um volume aproximado de 150ml nas fezes.

A água move-se para dentro e para fora até que a pressão osmótica do conteúdo intestinal fique igual à do plasma. No cólon, o sódio é ativamente transportado para fora e a água o acompanha passivamente, obedecendo o gradiente osmótico gerado.

Em condições normais, ocorre secreção de potássio para o cólon, em decorrência da existência de canais de K^+ na membrana luminal e na basolateral dos enterócitos do cólon. Além disso, o K^+ move-se passivamente ao longo de seu gradiente eletroquímico. O acúmulo de K^+ no cólon é parcialmente contrabalançado pela H^+-K^+-ATPase presente na membrana luminal das células da parte distal do cólon, com conseqüente transporte ativo de K^+ para o interior das células. Quando a ingestão de K^+ na dieta é elevada e por um período prolongado, ocorre aumento na secreção de aldosterona e uma quantidade maior de K^+ penetra no cólon, principalmente pelo aparecimento de mais bombas de Na^+-K^+-ATPase nas membranas basolaterais das células, com o conseqüente aumento do K^+ intracelular e da difusão de K^+ através das membranas luminais das células.

No íleo e no cólon, o cloreto parece ser reabsorvido ativamente por troca com bicarbonato na proporção de um para um, o que tende a tornar o conteúdo intestinal mais alcalino. Entretanto, o significado fisiológico dessa troca permanece incerto.

PAPEL DAS FEZES

As fezes contêm material inorgânico, fibras vegetais não-digeridas, bactérias e água. Em sua composição, observa-se que 75% do seu peso total corresponde à água e 25% aos sólidos. Entre os sólidos totais, 30% correspondem às bactérias, 15% ao material inorgânico (principalmente cálcio e fosfatos), 5% às gorduras e derivados e em porcentagem variável a celulose, outras fibras não-digeríveis e também células descamadas da mucosa, muco e pequenas quantidades de enzimas digestivas. Esta composição é pouco afetada por variações na dieta, uma vez que grande parte da massa fecal é de origem não-dietética, razão pela qual uma quantidade apreciável de fezes continua sendo eliminada mesmo após um período prolongado de inanição.

PAPEL DAS BACTÉRIAS INTESTINAIS

Normalmente, existem poucas bactérias ou nenhuma no jejuno, um pouco mais de microrganismos no íleo e apenas o cólon é que contém regularmente grande número de bactérias. Os microorganismos presentes no cólon incluem não apenas bacilos coliformes (*Escherichia coli, Klebsiella* sp, *Enterobacter aerogenes* etc.), mas também microorganismos pleomórficos, tais como *Bacteroides fragilis, Clostridium perfringens e cocos* de tipos variados, que podem causar doenças graves em tecidos situados fora do cólon. Na época do nascimento, o cólon é estéril, mas a flora bacteriana estabelece-se em uma fase precoce da vida e, a partir de então, são eliminadas grandes quantidades de bactérias nas fezes, a ponto de representarem um terço da massa fecal seca que contém bactérias vivas e mortas[1]. Como a maioria das fibras não degradadas pelo organismo humano são decompostas pelas bactérias colônicas, a energia liberada nesse processo estimula o crescimento bacteriano. Por isso, a quantidade de bactérias no cólon é tão elevada.

Os efeitos das bactérias intestinais sobre seu hospedeiro são complexos, sendo alguns extremamente benéficos e outros possivelmente prejudiciais. Certas substâncias nutricionalmente importantes, como ácido ascórbico, cianocobalamina e colina, são utilizadas por algumas bactérias intestinais. Outras sintetizam vitamina K e várias vitaminas do complexo B e o ácido fólico, produzido por bactérias intestinais, é absorvido em quantidades significativas. Além disso, os ácidos graxos de cadeia curta produzidos pela ação de bactérias no cólon são tróficos para a mucosa.

A cor marrom das fezes se deve a pigmentos formados pelas bactérias intestinais a partir dos pigmentos biliares. As bactérias produzem alguns dos gases encontrados nos flatos. Os ácidos orgânicos formados pelas bactérias a partir dos carboidratos são responsáveis pela reação levemente ácida das fezes. Além disso, as bactérias intestinais também parecem desempenhar um papel importante no metabolismo do colesterol e sua supressão reduz os níveis de LDL e colesterol plasmático.

Diversas aminas (histamina, tiramina etc.) são formadas no cólon por enzimas bacterianas que descarboxilam aminoácidos. Certas aminas formadas pelas bactérias intestinais, principalmente indol e escatol, contribuem juntamente com os sulfetos para o odor característico das fezes.

DEFECAÇÃO

A distensão do estômago pelos alimentos desencadeia contrações do reto e, com freqüência, o desejo de defecar (reflexo gastrocólico), muito evidente em crianças, principalmente. Acredita-se que esse reflexo seja desencadeado pela liberação de gastrina e colecistocinina, que ocorre logo após a alimentação.

A distensão do reto pelas fezes dá início a contrações reflexas de sua musculatura e ao desejo de defecar. A inervação simpática para o esfíncter anal interno (involuntário) é excitatória, enquanto a inervação simpática é inibitória. A distensão do reto acarreta o relaxamento do esfíncter interno. Já a inervação do esfíncter anal externo (constituído por musculoesquelético) provém do nervo pudendo e se mantém no estado de contração tônica, sendo que a distensão moderada do reto aumenta sua força de contração. Assim, a vontade de defecar se inicia quando a pressão retal passa de 18mmHg. Quando essa pressão atinge 55mmHg, ocorre o relaxamento dos esfíncteres interno e externo e o conteúdo do reto é expelido, razão pela qual ocorre evacuação reflexa do reto em animais e humanos com lesões medulares crônicas. Antes de ser alcançada a pressão de relaxamento do esfíncter externo, a defecação pode ser iniciada voluntariamente pelo relaxamento consciente do esfíncter externo e pela contração dos músculos abdominais (esforço de evacuação), auxiliando assim o esvaziamento reflexo do reto distendido. Portanto, a defecação é um reflexo medular que pode ser voluntariamente inibido ao se manter o esfíncter externo contraído ou facilitado pelo relaxamento do esfíncter e pela contração dos músculos abdominais.

BIBLIOGRAFIA

Aprigliano O. Motilidade do aparelho digestivo. In: Aires MM. *Fisiologia*. Rio de Janeiro: Guanabara Koogan; 1991:795.

Douglas CR, Cisternas JR. Fisiologia do intestino grosso. In: Douglas CR. *Tratado de fisiologia aplicada às Ciências da Saúde*. São Paulo: Robe Editorial; 1999:1338. 4 ed.

Ganong WF. Regulação da função gastrintestinal. In: Ganong WF. *Fisiologia Médica*. Rio de Janeiro: McGraw-Hill. 1999; 623. 19 ed.

Green JH. The digestive tract and disorders of digestive function. In: Green, JH. *Basic clinical physiology*. New York: Oxford University Press; 1978:176. 3 ed.

Guyton AC, Hall, JE. Transporte e mistura do alimento no tubo alimentar. In: Guyton AC, Hall JE. *Tratado de fisiologia médica*. Rio de Janeiro: Guanabara Koogan; 1997:1014. 9 ed.

Sarna SK. Physiology and pathophysiology of colonic motor activity. *Dig Dis Sci*, 1991; 36:827-61.

16 Probióticos, Fibras e Prebióticos na Nutrição do Intestino Grosso

Anna Christina Castilho
Daniel Magnoni
Celso Cukier
Tatiana Alvarez

INTRODUÇÃO

A preocupação da sociedade em incorporar alimentos saudáveis aos seus hábitos nutricionais diários faz parte da nossa realidade. A qualidade da alimentação sofreu mudanças importantes: alimentos integrais foram substituídos por alimentos refinados, o consumo de gorduras e calorias aumentou e o de fibras diminuiu. Os alimentos não são mais vistos meramente como uma forma de saciar a fome, de prevenir doenças causadas pela dieta deficiente e de prover ao ser humano os nutrientes necessários à construção, manutenção e reparo de tecidos, como água, proteínas, carboidratos, lipídios, vitaminas e minerais. Os alimentos têm se tornado o principal veículo para nos transportar no caminho para uma saúde ótima e bem-estar.

Nos últimos anos vem crescendo o interesse da população e da comunidade científica por alimentos com propriedades funcionais específicas, na busca de uma melhor qualidade de vida ou na tentativa de tratar algum mal.

Neste contexto, têm-se verificado um interesse grande por parte dos consumidores nos efeitos benéficos para a saúde de determinados alimentos contendo componentes com atividade fisiológica/biológica para além dos nutrientes, chamados alimentos funcionais.

Os probióticos, as fibras e os prebióticos estão incorporados de forma muito incisiva nessa nova fase da dietoterapia; e inúmeros trabalhos científicos conduzem à clara necessidade de incluí-los na prescrição do profissional de saúde como aliado importante no tratamento de desordens intestinais, câncer, síndrome metabólica, entre outras condições clínicas.

A resistência bacteriana a antibióticos, que aumenta cada vez mais entre os microorganismos patogênicos, é um dos grandes dramas vividos pela medicina atual. No combate a infecções que atacam o trato gastrointestinal, uma estratégia que tem se mostrado eficiente é o emprego, associado ou não às terapias já existentes, dos probióticos, prebióticos e simbióticos, na forma de alimentos funcionais ou de preparações farmacêuticas. A ingestão de suplementos microbianos vivos (probióticos), de ingredientes alimentares que estimulam a ação bacteriana (prebióticos) ou de ambos em associação (simbióticos) melhora sensivelmente o balanço microbiano do intestino.

PROBIÓTICOS

Os primeiros estudos científicos sobre probióticos datam do começo do século XX com o trabalho de Metchnikoff, do Instituto Pasteur. Esse investigador postulou que os probióticos produziam efeitos benéficos no hospedeiro, porque antagonizavam bactérias perniciosas no intestino.

A definição atual é a seguinte: "suplemento alimentar microbiano vivo, que afeta de forma benéfica seu receptor, através da melhoria do balanço microbiano intestinal".

O grupo dos probióticos merece atenção especial, uma vez que estudos comprovam que esses alimentos têm efeito sobre o equilíbrio bacteriano no intestino e, desta forma, atuam no controle de várias doenças como diarréia, câncer, colesterolemia; atua na resposta imunológica, além de contribuir para maior e melhor absorção de nutrientes, aumento da tolerância à lactose entre outros. Escherich, um reconhecido cientista, afirmou que a interação entre o hospedeiro e as bactérias é muito importante e que a competição da microbiota intestinal é essencial para a saúde e bem estar do ser humano.

Na análise da legislação e segundo critérios de classificação clínica e ou experimental, podemos visualizar a clara relação entre a conceituação e a função dietoterápica desse grupo de alimentos.

Os probióticos podem ser componentes de alimentos industrializados e têm sido crescentemente utilizados em leites fermentados, iogurtes e outros produtos alimentícios; ou podem ser encontrados em produtos farmacêuticos, na forma de pó ou cápsulas.

Os probióticos são produtos que carreiam na forma viável, bactérias de origem intestinal humana, quando o produto se destina ao consumo humano, e bactérias de origem intestinal animal específico, quando este se destina ao consumo de uma determinada espécie animal. Estes produtos têm como finalidade principal repor a microbiota intestinal que foi, de algum modo, desbalanceada por tratamentos com antibióticos, quimioterapia, radioterapia ou por situações de estresse metabólico.

Como benefício para a saúde, desempenham papel na redução do risco de várias doenças intestinais, cardiovasculares, câncer, obesidade e diabetes tipo 2; aumentando o número de bifidobactérias no cólon e fortalecendo o sistema imune por exemplo. Dados científicos recentes têm ressaltado a contribuição da flora intestinal para a manutenção da saúde humana. Dentre os benefícios apontados, citam-se o antagonismo aos agentes patogênicos, o efeito de barreira microbiana e a modulação das funções imunes.

Os probióticos devem apresentar algumas características específicas como: serem habitantes normais do intestino, reproduzirem-se rapidamente, produzirem substâncias antimicrobianas, resistirem ao tempo entre a fabricação, comercialização e ingestão do produto, devendo atingir o intestino ainda vivos.

Dentre os efeitos fisiológicos exercidos pelos probióticos citam-se:

1. Competição bacteriana e inibição de bactérias intestinais indesejáveis por produção de substâncias bactericidas (lactobacilos) inibindo, por exemplo, *Escherichia coli* e *Salmonella*; ou por adesão à mucosa e multiplicação, competindo e inibindo a fixação de patogênicos.

2. Ativação da imunidade humoral e celular, pois parecem aumentar a atividade fagocitária, a síntese de imunoglobulinas (IgA) e a ativação dos linfócitos T e B.
3. Ação antiinflamatória e reguladora do SI por meio de redução de citocinas, redução da reação de hipersensibilidade e por aumento da atividade fagocitária.
4. Ação na barreira intestinal.
5. Aumento da digestibilidade da lactose por aumento da enzima betagalactosidase que facilita a ação da lactose.

MICROFLORA INTESTINAL

O intestino é um ecossistema extremamente complexo, formado por três componentes principais, que estão em permanentes trocas entre si: a barreira mucosa, o sistema imunológico local (GALT – tecido linfóide associado ao intestino) e a microflora.

A microflora intestinal desenvolve-se em etapas durante a vida do hospedeiro, sob a influência dos alimentos, do estado clínico e das condições ambientais. Entretanto, a flora encontrada no intestino adulto permanece surpreendentemente estável no decorrer do tempo.

O curto espaço de trânsito através do intestino delgado não permite grande crescimento bacteriano, ao contrário do cólon, onde o tempo de trânsito (entre outros fatores), permite o estabelecimento de uma microflora bastante rica.

A microflora de um humano adulto consiste em uma biomassa de mais de 100 trilhões de bactérias com mais de 400 espécies diferentes que estão sempre em intensa atividade, principalmente no cólon e têm um papel fisiológico importante no hospedeiro.

A população dominante compreende as bactérias estritamente anaeróbias: *Bacteroides, Bifidobacterium, Eubacterium* e *Peptostreptococcus*. Estas quatro espécies são encontradas em concentrações entre 10^8 e 10^{11} cfu/g, em todos os seres humanos. Dentre estas quatro espécies de bactérias, as mais numerosas são as bacteróides (gram-negativas) e em seguida as bifidobactérias (gram-positivas).

A população subdominante compreende bactérias pertencentes às espécies *Streptococcus* e *Lactobacillus* e, em menor grau, *Enterobacteriaceae, Clostridium*, e as leveduras, que são encontradas em concentração entre 10^4 e 10^8 cfu/g. É importante observar que nem todas as bactérias presentes no tubo intestinal foram até agora identificadas, conforme mostra o quadro 16.1.

A implantação intestinal das diferentes cepas bacterianas ocorre de tal forma que ela é regulada pelo meio intestinal, que se altera à medida que, sucessivamente, se estabelecem novos grupos bacterianos.

Para atingir e sobreviver no intestino devem ser resistentes ao ácido gástrico, ao suco biliar e, além disso, devem ter afinidade com o tubo gastrointestinal.

Ocorrendo o desequilíbrio na flora intestinal, as bactérias patogênicas, exógenas e endógenas, podem se desenvolver contribuindo para o surgimento de infecções. Algumas bactérias podem produzir efeito nocivo à saúde do hospedeiro como resultado de várias formas de atividades enzimáticas. A atividade betaglicuronidase deste tipo de flora pode aumentar, resultando na liberação de substâncias potencial-

Quadro 16.1 – Distribuição das espécies de bactérias no tubo gastrointestinal.

Cavidade oral	*Peptostreptococcus*
200 espécies	*Eubacterium*
Estômago	*Bacillus*
Helicobacter	*Fusobacterium*
Íleo	*Clostridium*
108 Bactéria [8] cfu/ml	*Lactobacillus*
Cólon	*Enterococcus*
10 [10-12] cfu/ml	*Enterobacter*
Bacteróides	

* Cfu = unidades de formação de colônias.
Laiho K et al. Probiotics: on going research on atopic individuals. *British Journal of Nutrition*. 2002; suppl.1(88):S19-S27.

mente carcinogênicas. Isto também é válido para algumas enzimas envolvidas no metabolismo do nitrogênio e que podem resultar na degradação dos triptofano, indol, nitratos e aminas secundárias, para derivativos com potencial carcinogênico.

Dentre as espécies de bactérias, as que produzem ácido láctico sempre fascinaram os pesquisadores, em razão dos efeitos fisiológicos que exercem na saúde dos seres humanos e animais, cada uma apresentando uma variedade de benefícios. Dos gêneros de bactérias mais investigados – *Lactobacillus, Bifidobacterium, Streptococcus, Enterococcus* e *Escherichia* – os dois primeiros são os que apresentam dados mais consistentes.

Bactérias ácido-láticas

Morfologicamente, são divididas em coccus e bacilos. De acordo com as condições de crescimento, são divididas em bactéria anaeróbica facultativa, que cresce na ausência ou presença de oxigênio (*Lactobacillus, Streptococcus*) e bactéria estritamente anaeróbica (*Bifidobacterium*). Estas bactérias são também classificadas de acordo com o tipo de fermentação do ácido lático e são distribuídas na natureza em grande quantidade, mas nem todas sobrevivem no intestino humano. Para atingir e sobreviver no intestino devem ser resistentes ao ácido gástrico, ao suco biliar e, além disso, devem ter afinidade com o trato gastrointestinal.

As bactérias ácido-láctico utilizadas em alimentos, tais como iogurtes, têm funções benéficas tais como: função de bactéria viva, função de metabólitos, função de constituinte celular, adsorção de substâncias maléficas, prover sabor e gosto, além de promover a preservação.

Lactobacilos

São microorganismos utilizados nos produtos lácteos fermentados, com propriedades terapêuticas, e cuidadosamente investigados. Exige-se que tenham não somente efeitos bioquímicos e biológicos, mas também efeitos fisiológicos e terapêuticos sobre os pacientes. Assim, é desejável que microorganismos sejam capazes de passar pelo trato gastrointestinal em estado viável, possuir habilidade em se multiplicar no trato gastrointestinal, produzir ácidos orgânicos e outros componentes biologicamente ativos e, com isso, controlar o ambiente microbiano. Qualidades, tais como especificidade com o hospedeiro, compatibilidade com o mesmo e interações ecológicas com outras espécies dentro da microflora intestinal, são importantes e devem ser consideradas. A aderência às células do epitélio intestinal é um fator importante para sua atividade. Ela é mediada por numerosos polímeros adesivos, sobre a superfície da célula, que são proteínas, polissacarídeos ou componentes associados a parede celular, ácidos lipóicos, que possuem uma região hidrofílica e outra hidrofóbica, os quais serão ajustados em células receptoras específicas no intestino.

Streptococcus

São também bactérias ácido-lácticas, homofermentativas, que apresentam basicamente todas as características dos lactobacilos e são habitantes característicos do trato intestinal do homem e outros mamíferos.

O *Streptococcus faecalis* é uma bactéria resistente a múltiplos medicamentos.

Ambas as variedades de bactérias são do tipo anaeróbicas facultativas, capazes de se desenvolver no interior do trato intestinal humano. Por serem bactérias ácido-resistentes, atravessam o sistema digestório, sem sofrer ação bactericida dos ácidos presentes, chegando ao intestino, onde irão se fixar e colonizar. Sendo bactérias fermentativas, produzirão o ácido láctico como principal produto de fermentação, o qual irá acidificar o ambiente intestinal, exercendo efeito bactericida e bacteriostático. Dessa forma, as bactérias patogênicas presentes, sensíveis à diminuição do pH no intestino, serão eliminadas, prevalecendo as bactérias não patogênicas. Assim, o equilíbrio da flora intestinal será restaurado.

Segundo Penna et al, os microrganismos somente influem no ecossistema onde eles se encontram quando suas populações são superiores a 10 e 7UFC/g do conteúdo, porém, no caso específico da flora intestinal de crianças recém-nascidas, tais valores podem ser menores. Entretanto, até o momento, não foram encontrados na literatura os valores limítrofes.

Aplicações clínicas

Estudos clínicos mostram que as bactérias produtoras de ácido lático podem aliviar ou prevenir desordens e reduzir riscos de doenças intestinais e podem apresentar efeitos antitumorais. Esses efeitos são atribuídos à inibição de atividade mutagênica, provocada pela diminuição de várias enzimas implicadas na geração de substâncias carcinogênicas e/ou mutagênicas.

Já foi também verificado que a administração oral de probióticos fortalece sensivelmente a imunidade, estimulando e alterando a atividade de macrófagos, células T e células B, resultando na mudança de vários parâmetros imunológicos, como produção de citocinas pelos linfócitos, proliferação de células B e células *natural Killer*, produção de IgM e IgG e ativação da atividade fagocítica de leucócitos. Os *Lactobacillus casei* juntamente com as bifidobactérias mostraram melhorar e aumentar a produção de IgA, fortalecendo a barreira da mucosa intestinal.

O uso de agentes probióticos, particularmente bifidobactérias, pode ter efeito contra diarréias agudas. Em populações pediátricas, o efeito de agentes probióticos parece ser muito significante contra diarréias virais (rotavírus), sugerindo que um mecanismo imunológico seja responsável pelos efeitos benéficos.

Nas doenças inflamatórias crônicas do intestino, tais como a doença de Crohn e retocolite ulcerativa, reconhece-se hoje o papel da flora intestinal como possível fator adjuvante para o desenvolvimento e para a cronicidade dos distúrbios. Aceita-se que as manifestações clínicas observadas nestes pacientes são pelo menos em parte decorrentes de uma reação imune anormalmente agressiva contra bactérias residentes no intestino. A análise da flora destes doentes por sua vez, tem revelado concentrações elevadas de certas bactérias aeróbicas, em particular *E. coli* e também de algumas anaeróbicas, como *Bacteroides fragilis* e *Bacteroides vulgaris*, enquanto em portadores de Crohn, por exemplo, o número de bifidobactérias é habitualmente reduzido.

Indivíduos portadores da síndrome do intestino curto, geralmente são mal nutridos e possuem intestino dilatado, resultando em um crescimento exagerado de certas bactérias maléficas. A combinação de *Bifidobacterium breve*, *Lactobacillus casei* e galactooligossacarídeos (chamada terapia simbiótica), durante dois anos de tratamento, mostrou melhorar satisfatoriamente a motilidade e função absortiva intestinal.

Os resultados dos trabalhos com modelos-animais destas doenças, assim como os dados preliminares oriundos de observações clínicas, sugerem que a utilização de probióticos em adição às medidas terapêuticas convencionais pode ser uma alternativa promissora na abordagem dos portadores de doenças inflamatórias do intestino, indicando efeitos favoráveis sobre sua evolução clínica.

Investigações *in vitro* relataram a habilidade das bactérias probióticas na inibição da *Helicobacter pylori*, bactéria maléfica, associada a diversas complicações estomacais, tais como carcinoma gástrico e gastrite. Apesar do órgão-alvo dos probióticos ser o intestino, a ingestão oral dita sua passagem pelo estômago. Porém, devem ser resistentes ao ácido gástrico e sais biliares e podem persistir mais tempo no estômago do que outras bactérias.

Outras aplicações na prática clínica:

1. Aumento da digestibilidade e absorção de proteínas do leite.
2. Auxílio para pacientes com má-digestão.
3. Aumento do metabolismo da lactose.
4. Diminui a formação de gases (flatulência).
5. Produção de biocinas.
6. Atividade antimicrobiana e proteção contra doenças.
7. Efeito de tratamento com antibióticos e terapia com irradiação.
8. Fatores anticolesterolêmicos (ainda não comprovados).
9. Redução da pressão arterial.

O papel da população bacteriana intestinal é aceito e a manutenção do equilíbrio da flora intestinal é de suma importância. Neste sentido, a alimentação assume papel fundamental por meio da ingestão de alimentos que proporcionem o desenvolvimento no intestino de bactérias saudáveis. Os probióticos têm esta função e seu consumo deve ser estimulado.

FIBRAS

Em virtude de recentes resultados favoráveis de pesquisas, as fibras alimentares têm sido qualificadas como importantes aliadas à terapêutica de doenças. Considerada modernamente como *alimento funcional*, a fibra dietética desempenha, no organismo, funções importantes, como intervir no metabolismo dos lipídios e carboidratos e na fisiologia do trato gastrointestinal, além de assegurar uma absorção mais lenta dos nutrientes e promover a sensação de saciedade.

As fibras da dieta são definidas primariamente como polissacarídeos de reserva vegetal e parede celular vegetal, estando associadas a outras substâncias como proteínas, compostos inorgânicos, oxalatos, fitatos etc.; que têm em comum o fato de serem constituídas por macromoléculas que não são digeridas pelas enzimas digestórias do homem, devido à impossibilidade de hidrólise dessas macromoléculas.

Cummings, um dos grandes especialistas em fibras, nos proporciona a seguinte definição: "O citoesqueleto dos vegetais é o que podemos denominar fibra vegetal ou dietética; uma substância aparentemente inerte que pode ser fermentada por algumas bactérias, porém não pode ser fragmentada pelas enzimas digestórias, motivo pelo qual torna-se não absorvível. Apresenta características muito peculiares, de acordo com a procedência da espécie vegetal e, mesmo conforme a espécie, de acordo com a variedade da mesma".

A tendência atual é considerar a fibra dietética não apenas uma substância, mas um conceito dado de acordo com a opinião do botânico, do fisiologista, do nutricionista ou do gastroenterologista. Independentemente do fato de que a denominação "fibra dietética" seja a correta para definir todos estes conceitos, podemos mencionar uma série de requisitos para que se enquadre dentro desta definição:

- Substância de origem vegetal.
- São carboidratos ou derivadas deles.
- Conjunto heterogêneo de moléculas complexas.
- Não fragmentável (hidrolisadas) pelas secreções e enzimas digestivas.
- Parcialmente fermentada pelas bactérias do cólon.
- Ativa, do ponto de vista osmótico.

CARACTERÍSTICAS E CLASSIFICAÇÃO

O termo "fibras" abrange uma grande variedade de substâncias com características próprias e diferentes propriedades, de acordo com suas estruturas químicas, físicas e biológicas, variando amplamente em sua hidrossolubilidade, viscosidade, capacidade para reter água e para ligar minerais e moléculas orgânicas. Tais características diferentes resultam em vários efeitos fisiológicos.

De acordo com a recomendação da FAO e do ponto de vista fisiológico, as fibras podem ser classificadas em relação ao seu grau de polimerização: polissacarídeos estruturais (celulose, hemicelulose, pectina e amido resistente), polissacarídeos não estruturais (gomas e mucilagens) e compostos não polissacarídeos como lignina e outras substâncias. Do ponto de vista prático, as fibras podem ser classificadas em relação ao seu grau de solubilidade em água como: solúveis e insolúveis.

Consideram-se, portanto, fibras alimentares, os polissacarídeos vegetais da dieta, como celulose, hemicelulose, pectinas, gomas, mucilagens e lignina (não polissacarídeo), mas recentemente, seu conceito foi ampliado de modo a incluir substâncias semelhantes a elas, tais como inulina, frutooligossacarídeos (FOS) e amido-resistente.

Fibras solúveis

As fibras solúveis, tais como as pectinas, gomas, mucilagens e hemicelulose tipo A, ao contato com a água formam um retículo no qual ocorre a inclusão da água, gelificando-se a mistura.

As fibras solúveis se caracterizam por serem rapidamente degradadas no cólon, possuem alto grau de fermentação, apresentando efeito metabólico no trato gastrointestinal, retardando o esvaziamento gástrico e o trânsito intestinal. Este processo dá lugar, entre outros produtos, aos ácidos graxos de cadeia curta (AGCC), fundamentais por suas propriedades ao trofismo intestinal e metabolismo como veremos mais adiante. As fibras solúveis também retardam a absorção de glicose e colesterol.

São encontradas principalmente nas frutas e verduras, mas também no farelo de aveia, na cevada e nas leguminosas (feijão, grão-de-bico, lentilha e ervilha). Apresentam importantes efeitos metabólicos:

- Retardam o esvaziamento gástrico e o trânsito no intestino delgado.
- Modulam a motilidade gastrointestinal.
- Aumentam a massa, volume e maciez das fezes (efeitos brandos).
- Reduzem a diarréia (absorção de água aumentada).
- Promovem o desenvolvimento da mucosa do íleo e do cólon.
- Proporcionam energia à mucosa intestinal.
- Diminuem o pH do cólon.
- Aumentam a proteção contra infecção (função de barreira, imunidade).
- Aumentam tolerância à glicose.
- Diminuem os níveis elevados de colesterol total e de LDL.

Fibras insolúveis

As fibras insolúveis captam pouca água, são pouco fermentáveis e formam misturas de baixa viscosidade. São constituídas pela celulose, hemicelulose tipo B e, principalmente, a lignina, a qual é a mais hidrofóbica de todas, presente em pequena quantidade na dieta humana, mas, também, incluída como fibra dietética. Desta forma, à medida que a planta amadurece tornando-se mais rica em lignina, ela vai progressivamente perdendo seu conteúdo em água.

Apresentam efeito mecânico no trato gastrointestinal: reduzem a constipação, aumentam a massa fecal, a maciez das fezes e a freqüência da evacuação, acelerando o trânsito intestinal; promovem o desenvolvimento da mucosa do íleo e do cólon; e ainda intensificam a proteção contra a infecção bacteriana.

Frutooligossacarídeos (FOS), inulina e amido-resistente

Recentemente, foi proposto classificar como fibras outros carboidratos com propriedades fisiológicas semelhantes àquelas das fibras, tais como a inulina e frutooligossacarídeos, amido-resistente e açúcares não absorvidos. Tais substâncias, normalmente presentes na dieta, escapam à digestão pelas enzimas humanas, mas são fermentadas quase que completamente no cólon.

A inulina e os frutooligossacarídeos são considerados como alimentos normais, ingredientes alimentares ou fibras em diferentes países e ambas têm recebido atenção pelos efeitos sobre a flora intestinal. A fermentação de tais substâncias no cólon foi estudada integralmente. Elas são altamente hidrossolúveis e fermentáveis, porém, ao contrário das fibras "solúveis", não são viscosas.

Dentre os benefícios da ingestão de FOS e inulina encontramos: proliferação de bactérias intestinais benéficas (bifidobactérias) e redução das patogênicas, redução de metabólicos tóxicos e de enzimas patogênicas, prevenção de diarréia e constipação, redução do colesterol sérico etc.

Numerosos dados científicos demonstram que a ingestão de alimentos que contêm frutooligossacarídeos podem beneficiar a saúde intestinal dos indivíduos, incluindo aqueles com risco de complicações derivadas de tratamentos com antibióticos e quimioterápicos.

Os FOS são carboidratos de cadeia curta (oligossacarídeos), constituídos por uma molécula de sacarose unida a uma ou mais unidades de frutose. São obtidos a partir da hidrólise de inulina pela enzima inulase e, na indústria, sintetizados a partir da sacarose por ação da enzima frutossiltransferase.

A inulina é o polímero de glicose, carboidrato de reserva energética, extraído da raiz de chicória, de tubérculos, de alcachofra, da cebola, do alho, da banana, encontrada em talos, raízes, folhas e sementes de milhares de plantas existentes em todo mundo, ou produzida industrialmente a partir da sacarose.

A inulina e FOS são fermentados por bactérias no intestino, formando ácido lático e ácidos carboxílicos de cadeia curta. Esta fermentação estimula o crescimento de bifidobactérias, conferindo à inulina e ao FOS função de prebiótico como veremos mais adiante.

O amido-resistente refere-se a substâncias que não são absorvidas no intestino delgado de pessoas saudáveis, devido diversos fatores que podem influenciar sua digestão. Dentre eles podemos citar sua própria apresentação física, além de fatores extrínsecos como mastigação, tempo de trânsito, pH, concentração de amilase e outras enzimas etc. Possui efeitos fisiológicos semelhantes aos da fibra alimentar.

As leguminosas parecem ser a principal fonte de amido-resistente, uma vez que ao redor de 35% do amido desses alimentos escapam da digestão.

É importante reconhecer que ainda é necessário progresso para compreendermos a presença de fibras e substâncias semelhantes nos alimentos. Existem vários métodos analíticos, mas cada um mede diferentes frações e cada um apresenta suas desvantagens. A Associação de Químicos Analíticos Oficiais desenvolveu os métodos mais abrangentes. Eles medem a lignina, os polissacarídeos não amiláceos e o amido-resistente, bem como a inulina e os frutooligossacarídeos.

Fatores, tais como a fonte dietética exata e o tratamento tecnológico durante a fabricação, afetam a estrutura tridimensional das fibras e o tamanho de suas partículas. Ambas as características, por sua vez, influenciam nas propriedades físicas e químicas das fibras. A passagem através do trato gastrointestinal também altera algumas das propriedades. Por exemplo, as fibras solúveis perdem sua viscosidade e capacidade de reter água (gelificação) sob a influência da acidez gástrica ou fermentação do cólon. Segue abaixo, quadro 16.2, relação de fontes alimentares de acordo com tipos de fibras.

Quadro 16.2 – Fontes alimentares de fibras.

Pectina	Celulose	Hemicelulose	Lignina
Pinhão cozido	Feijão adzuki cozido	Arroz integral cozido	Cenoura crua
Farinha de trigo especial crua	Feijão branco cozido	Pão dietético	Jiló cozido
Flocos de trigo	Goiaba branca	Farinha de mandioca crua	Mostarda cozida
Pão dietético	Amêndoa	Farinha de aveia crua	Feijão preto cozido
Pão de milho	Farinha de mandioca crua	Feijão roxinho cru	Feijão mulatinho cozido
Farinha de mandioca crua	Feijão roxinho cozido	Pinhão cozido	Caqui mole sem casca
Aveia flocos crua	Lentilha cozida	Pão francês	Caqui mole com casca
Lentilha crua	Feijão branco cru	Trigo quibe cru	Farinha de centeio crua
Trigo quibe cru	Feijão carioca cozido	Feijão adzuki cozido	Farinha de aveia crua
Feijão preto cru	Grão-de-bico cru	Pão integral	Goiaba branca
Germe de trigo cru	Tremoço conserva com casca	Cogumelo cozido	Goiaba vermelha
Feijão branco cru	Lentilha crua	Cogumelo conserva	Tremoço conserva com casca
Mandioca cozida e frita	Feijão carioca cru	Flocos de trigo	Avelã
Fécula de batata crua	Feijão vermelho cru	Pão centeio	Flocos de arroz
Feijão carioca cru	Feijão mulatinho cru	Pipoca	Farelo de aveia cru
Banana da terra frita	Feijão roxinho cru	Germe de trigo cru	Trigo quibe cru
Farinha aveia crua	Feijão preto cru	Feijão roxinho cozido	Pipoca
Pipoca	Trigo quibe cru	Farinha de centeio crua	Amêndoa
Flocos de milho	Farinha de trigo crua	Farinha de trigo crua	Farelo de trigo cru
Feijão vermelho cru	Farelo de trigo cru	Farelo de trigo cru	Farinha de trigo crua

Adaptado por IMeN: Tabela de composição dos alimentos/Mendez M. et al, 2001.

Fontes especiais de fibras

Soja: a fibra da soja, preferencialmente do tipo solúvel (30%), é extraída após maceração do feijão com larga utilização na dietoterapia e na indústria alimentícia. A soja tem demonstrado exercer papel protetor no controle das alterações metabólicas do diabetes. A fibra alimentar dos grãos da soja tem reduzido os níveis plasmáticos de glicose em indivíduos diabéticos tipo II.

Grão de trigo: o grão de trigo é composto por endosperma, farelo e germe, cada qual com características especiais e distintas. Rico em nutrientes, utilizado na produção de farinhas, pães e cereais. O endosperma é altamente protéico; representa cerca de 83% do grão e contém ácido pantotênico, riboflavina, niacina, piridoxina e tiamina. O farelo de trigo representa cerca de 14% do grão, rico em tiamina e piridoxina e contém também ácido pantotênico, riboflavina, tiamina e proteínas. O germe representa somente 2% do grão e contém tiamina, riboflavina, piridoxina e baixa quantidade de proteínas, niacina e ácido pantotênico. A fibra do trigo possui menos que 10% de seu conteúdo de fibras solúveis.

Aveia: cereal de alta qualidade nutricional, rico em proteínas, ácidos graxos, vitaminas, amidos complexos e fibras solúveis. A aveia em flocos e a farinha de aveia apresentam em média 10g de fibras alimentares para 100g de produto. Já o farelo de aveia apresenta uma concentração maior de fibras, sendo riquíssimo em fibras solúveis (principalmente β-glucanas), proteínas, vitaminas, ácido oléico e linoléico. É proveniente de um processo mecânico da separação do grão de aveia e apresenta de 40 a 50% de fibras solúveis. Estudos com farelo de aveia demonstram forte ação hipocolesterolemiante. Este efeito pode ser atribuído à absorção de ácidos biliares ou aos ácidos graxos de cadeia curta, produzidos pela degradação bacteriana das fibras no cólon, os quais, também inibem a síntese de colesterol hepático e incrementam a depuração de LDL.

EFEITOS FISIOLÓGICOS DA FERMENTAÇÃO

Todas as fibras dietéticas chegam ao intestino grosso de forma inalterada. Ao contrário do que ocorre com as enzimas digestórias humanas no intestino delgado, as bactérias do cólon podem digerir a fibra em maior ou menor grau, dependendo de sua composição química e de sua estrutura.

A fermentação consiste, basicamente, de uma reação de decomposição, a qual ocorre pela atuação da flora bacteriana no cólon sobre as substâncias que resistiram à atividade das enzimas digestórias.

A degradação total ou parcial da fibra no cólon não depende apenas do tipo de fibra, mas também da velocidade pela qual realiza-se o trânsito no trajeto do cólon, além de ser possível, também, encontrar diferentes graus de fermentação no caso em que a fibra seja componente dos alimentos, isto é, participando de sua estrutura normal ou administrada isoladamente.

Os principais produtos finais da fermentação das fibras são gases (CO_2, H_2 e CH_4) e ácidos graxos de cadeia curta (AGCC), sendo o acetato o mais abundante, seguido do propionato e do butirato. Todavia, suas proporções exatas dependem da estrutura química das fibras e da composição da flora intestinal. Os produtos intermediários da fermentação incluem lactato, sucinato e piruvato.

Inicialmente, acreditava-se que os AGCC produzidos durante a fermentação, ocasionavam a passagem de água para a luz intestinal e que esta era uma das causas que produziam as diarréias por má absorção de carboidratos. Posteriormente, foi constatado que estes AGCC, em sua maior parte, são rapidamente absorvidos e desaparecem na luz intestinal, produzindo um aumento da absorção de sódio e água.

Os ácidos graxos de cadeia curta são absorvidos pelo epitélio do cólon. Uma vez dentro do epitélio, transformam-se em fonte de energia, sendo usados como "combustível" (butirato) para o organismo, podendo representar até 30% das necessidades energéticas de um indivíduo saudável, ou passam para dentro da veia porta (principalmente acetato e propionato). Os ácidos graxos de cadeia curta são, então, absorvidos e metabolizados pelo fígado e outros tecidos periféricos. Os gases são excretados através da respiração, flatos ou como parte das fezes.

Os AGCC são responsáveis pelo fornecimento de energia ao hospedeiro, o que é benéfico em casos de má absorção; pelas diminuições no pH intraluminal e na concentração de amônia e uréia; pela intensificação da absorção de sódio e água, o que é benéfico em casos de diarréia; pela modulação da motilidade gastrointestinal; pelo estímulo do desenvolvimento das células epiteliais do íleo e do cólon; pela possível proteção contra o câncer do cólon; e pelos efeitos benéficos sobre a homeostase da glicose e metabolismo dos lipídios.

O metabolismo dos AGCC por parte das células da mucosa do cólon produz, entre outras substâncias, corpos cetônicos, CO_2 e H_2O, que são muito importantes para uma adequada função da mucosa do cólon.

Cummings et al observaram aumento da excreção de ácidos graxos de cadeia curta, quando se ingere uma dieta rica em amido-resistente com produção elevada de butirato, acetato e propionato. Estes ácidos graxos voláteis alteram o pH local e influenciam o metabolismo dos colonócitos. Annison e Toping afirmaram que o butirato possui efeito sobre a renovação celular dos colonócitos. A deficiência dessa substância no intestino grosso tem sido associada ao desenvolvimento de processos carcinogênicos.

INGESTÃO RECOMENDADA

Uma gama de informações respaldam a posição da *American Dietetic Association (ADA)*, na qual a população deveria consumir quantidades adequadas de fibras alimentares provenientes de uma variedade de alimentos vegetais. A ingestão recomendada, de 20-35g de fibras ao dia para adultos saudáveis e 5g de fibras ao dia para crianças, não são atingidas, pois, a ingesta de boas fontes de fibras alimentares, como frutas, vegetais, produtos de grãos integrais ricos em fibras e legumes, infelizmente é reduzida.

Esta proporção pode ser alcançada em pacientes com alimentação enteral, já que existem comercialmente disponíveis dietas enterais ricas em fibras. Desta recomendação, 70 a 75% deverão ser de fibras insolúveis e 25 a 30%, de fibras solúveis.

Embora baseado em dados clínicos limitados, a recomendação para crianças maiores de dois anos é de aumentar a ingestão para uma quantidade igual ou maior a sua idade (em anos) mais um acréscimo de 5g por dia. Em geral, a inclusão de alimentos fontes de fibras é suficiente para alcançar essa recomendação e em outros casos se faz necessário suplementação medicamentosa. Recomendações específicas para idosos não têm sido publicadas, embora recomendações seguras encorajam a ingestão de 10 a 13g de fibra dietética por 1.000kcal, como nos adultos.

A ingestão de inulina e FOS é baixa nos países ocidentais. Embora não haja recomendação dietética formal para inulina e FOS, achados recentes sugerem que cerca de 10g/dia constitui uma dose ideal e bem tolerada.

EFEITOS FISIOLÓGICOS NO TGI

Estômago: determinados tipos de fibras, tais como as mucilagens e as gomas, tornam "mais líquidos os sólidos e mais sólidos os líquidos", retardando o esvaziamento gástrico de líquidos e acelerando o dos sólidos.

Uma refeição rica em fibras exige uma mastigação mais prolongada, o que acarreta maior salivação e aumento do pH.

A fibra solúvel é muito utilizada em dietas laxativas para correção da constipação e em dietas de emagrecimento, pois uma vez no estômago, forma géis e aumenta seu volume em mais de sete vezes, proporcionando a sensação de saciedade e conseqüente menor ingestão calórica.

Intestino delgado: ao contrário do estômago, no intestino proximal, as fibras aumentam a velocidade do trânsito devido diminuição da viscosidade, uma vez que o bolo alimentar entra em contato com os sucos digestivos sofrendo diluição e, na porção distal o trânsito se lentifica novamente. Esta propriedade é interessante no caso da glicose e do colesterol, uma vez que as fibras evitam, diminuem ou retardam a absorção das mesmas pelas vilosidades intestinais. O trânsito do intestino delgado é retardado pelas fibras solúveis, mas acelerado pelas fibras insolúveis.

Intestino grosso (cólon): o transporte do alimento, desde sua ingestão até atingir o cólon, apresenta uma duração de, aproximadamente, 6 a 8 horas e sua permanência no cólon pode ser de até três dias. Neste local é que predomina um maior aproveitamento dos alimentos mediante um contato intenso com a mucosa intestinal.

A fibra dietética insolúvel aumenta o peso e maciez das fezes, aumenta a velocidade do trânsito intestinal, aumentando a freqüência das evacuações e diminuindo o tempo de trânsito e pressão no cólon, diminuindo também a diarréia.

O farelo de trigo e o psyllium derivado da cascas da semente de *Plantago ovata* são exemplos de fibras que permanecem não digeridas no cólon e retém água na luz intestinal. Os efeitos fisiológicos das fibras alimentares seguem no quadro 16.3.

Quadro 16.3 – Efeitos fisiológicos das fibras alimentares.

Estômago e Duodeno	↓ esvaziamento (pectina e gomas) ↓ pH do suco duodenal (pectina) ↑ viscosidade (pectina e gomas) ↑ saciedade pós-prandial
Intestino Delgado Cólon	↓ velocidade de trânsito intestinal ↓ absorção de Zu, Fe, Ca, P e Mg ↑ volume fecal: capacidade hidrofílica ↑ nº de bactérias ↑ velocidade do trânsito intestinal ↓ pressão do lûmen
Pâncreas	↓ atividade da lipase (pectinas e gomas) ↓ atividade da amilase (pectina)
Fígado	↑ excreção de sais biliares ↓ concentração de colesterol

Sobotka L et al. *Basics in Clinical Nutrition.* Galen; 2000. 2 ed.
Eastwood MA, Passmore R. Dietary Fiber. *Lancet.* 1983; 5:202.

Portanto, a inclusão das fibras na rotina dietética de indivíduos proporciona ao profissional diversas aplicações clínicas: constipação, obesidade, hipercolesterolemia, diabetes e câncer de cólon.

PREBIÓTICOS

Tornou-se evidente também que o prebiótico constitui uma outra maneira de promover a saúde intestinal. Os prebióticos são ingredientes especificamente consumidos pelas bactérias benéficas do intestino humano.

São carboidratos complexos (considerados fibras) resistentes às ações das enzimas salivares e intestinais. Ao atingirem o cólon, produzem efeitos benéficos à microflora colônica.

O prebiótico deve ter como características o fato de não sofrer hidrólise ou absorção no intestino delgado e de alterar a microflora saudável, induzindo efeitos favoráveis à saúde.

Os FOS e a inulina são considerados alimentos prebióticos, pois desempenham funções fisiológicas no organismo: alteração do trânsito intestinal, reduzindo metabólitos tóxicos; prevenção da diarréia ou da obstipação intestinal, por alterar a microflora colônica; diminuição do risco de câncer; diminuição do nível de colesterol e triglicerídeos; controle da pressão arterial; incremento na produção de biodisponibilidade de minerais; redução do risco de obesidade e diabetes insulinodependentes e redução da intolerância à lactose.

Efeitos fisiológicos do consumo de FOS:

- Aumentam o número de bactérias benéficas (bifidobactérias) e diminuem produção de bactérias patogênicas.
- Reduzem pH colônico.
- Diminuem tempo de trânsito gastrointestinal.
- Aumentam peso fecal.

- Melhoram a tolerância à glicose.
- Reduzem os níveis plasmáticos de triglicérides e colesterol.
- Possuem efeito anticarcinogênico.

Os alimentos que contêm FOS estão disponíveis para o consumo humano há muito tempo na história e em muitas regiões do mundo. Diversas culturas têm utilizado plantas que contêm inulina e FOS, como importantes fontes de nutrientes em sua alimentação diária. A dieta dos aborígenes australianos e de populações de regiões orientais e americanas, incluía níveis elevados de plantas e raízes que continham inulina e FOS em sua composição. No Japão estão presentes em mais de 500 produtos nutricionais.

A inulina e o FOS distinguem-se pelo grau de polimerização, mas ambos são resistentes à hidrólise por enzimas digestórias humanas e são altamente fermentáveis no cólon, porém de maneira seletiva pelas bifidobactérias. Seu comportamento, portanto, é igual ao das fibras solúveis.

Os frutooligossacarídeos são substâncias fisiologicamente semelhantes às fibras, porém não aumentam a viscosidade da solução, não alteram a mistura dos componentes alimentares do intestino delgado e, aparentemente, não se ligam a sais biliares. Seu papel principal é estimular o crescimento das bifidobactérias do cólon, que agem suprimindo a atividade putrefativa de outras bactérias, como *Escherichia coli*, *Streptococcus fecalis*, *Proteus* e outras, atuando também no aumento do bolo fecal no intestino delgado.

Numerosos estudos *in vivo* e *in vitro* (em animais e seres humanos) demonstram que os FOS são resistentes a diversas enzimas hidrolíticas e que não são digeridos na porção superior do trato gastrointestinal, chegando ao cólon, onde são fermentados e também transformados em ácidos graxos de cadeia curta como acetato, propionato, butirato e lactato, fontes de energia que produzem efeitos sistêmicos, podendo também atuar diretamente sobre o fluxo sangüíneo e pH do cólon.

Os frutooligossacarídeos são encontrados naturalmente em alimentos como cebolas, banana, tomate, trigo, alho, aspargo, alcachofra, cevada, centeio, aveia e mel. Doses de 4-5g/dia são suficientes para estimular o crescimento das bifidobactérias, com valor calórico entre 1,5kcal/g. Na tabela 16.1 segue lista de frutooligossacarídeos tipo inulina em vegetais e frutas.

Tabela 16.1 – Alimentos fonte de frutooligossacarídeos.

Alimentos Fonte	% de frutano de peso fresco
Raíz de chicória	16-20
Raíz de aspargos	1-20
Alcachofra-de-Jerusalém	16-20
Alho-poró	2-5
Folhas de alcachofra	< 1
Cebola	2-6
Banana	0,3-0,7

BIBLIOGRAFIA

ADA – American Dietetic Association: Health Implications of Dietary Fiber. *J Am Diet Assoc*. 2002; 102:993-1000.

Anderson JW, Gustafson NJ. Dietary fiber in disease prevention and treatment. *Compr Terapy*. 1987; 13(1):43-53.

Anison G, Topping DL. Nutrition role of resistant starch: Chemical structure vs physiological function. *Ann Rewiew Nutrition*. Palo Alto. 1994; 14: 297-320.

Behal KM et al. Effect of beta-glucan level in oat fiber extracts on blood lipids in men and women. *J Am Coll Nutr*. 1997; 16(1):46-54.

Borges VC. Alimentos Funcionais: Prebióticos, Probióticos, Fitoquímicos e Simbióticos: 1495-1501. In: Waitzberg DL. *Nutrição oral enteral e parenteral na prática clínica*. São Paulo: Atheneu; 2001.

Bourlioux P, Koletzo B, Guarner F et al. The intestine and microflora are partnersfor the protection of the host: report on the danone Symposium "The Intelligent Intestine", held in Paris, June 14, 2002. *Am J Clin Nutr*. 2003; 78:675-83.

Bouhnik T, Vahedi K, Achour L et al. Short-chain fructo-oligosaccharide administration dose-dependently increases fecal bifidobacteria in healthy humans. *J Nutr*. 1999; 129:113-16.

Braaten JT et al. Oat beta-glucan from oats and yeast on serum lipids. *Crit Rev Food Sci Nutr*. 1999; 39(2):189-202.

Brady LJ, Gallaher DD, Busta FF. The role of probiotic cultures in the prevention of colon cancer. *J Nutr*. 2000; 130(2S):410S-4S.

Bridges SR et al. Oat bran increases serum acetate of hipercholesterolemic men. *Am J Clin Nutr*. 1992; 56:455-9.

Burkitt DP, Walter ARP, Painter NS. Effect of dietary fibre on stools and transit time and its role in the causation of disease. *Lancet*.1972; 2:1408-1411.

Carvalho G. Nutrição, probióticos e disbiose. *Nutrição Saúde e Performance*. 2001; 14:36-37.

Chen HL, Haack VS, Janecky CW, Vollendorf NW, Marrllet JA. Mechanisms by which wheat bran and oat bran increase stool weight in humans. *Am J Clin Nutr*. 1998; 68:771-719.

Cherbut C et al. Short-chain fatty acids: a luminal modulatory signal for gastrointestinal motility. In: Cost A, Malkki Y, Cummings JH. *Dietary Fibre and fermentation in the colon*. Luxemburgo: European Commission. 1996; 203-208.

Costa NMB, Borém A. *Biotecnologia em Nutrição – saiba como o DNA pode enriquecer os alimentos*. São Paulo: Nobel; 2003.

Cukier C. Fibras conceito para terapêutica. Revista Qualidade em Alimentação e Nutrição. 2001; 9.

Cumings MCR, Dunn N. *Clinical Nutrition Center*. Cambridge.

Cummings JH, Edwards C, Gee J, Nagenoas F, Mathers J. *Physilogical effects of resistant starch in the large bowel*. Euresta: Les Maures. 1994; 38-55.

Cummings JH, Macfarlane GT. A review: The control and consequences of bacterial fermentation in the human colon. *J Appl Bacteriol*. 1991; 70:443-459.

Cummings JH. Diet and short chain fatty acids in the gut. In: Hunter JO, Jones VA et al. *Food and the gut*. Londres: BalliPre Tindall. 1985; 79-93.

Dai D, Walker WA. Protective nutrients and bacterial colonization in the Immature human gut. *Adv Pediatr.* 1999; 46:353-82.

Eastwood MA, Passmore R. Dietary Fiber. *Lancet.* 1983; 5:202.

Editorial. Soluble dietary fiber and short chain fatty acids. An advance in understanding the human bacterial flora. *Am J Gastroenterol.* 1990; 85:1313-4.

Englyst HN, Cummings JH. Non-starch polysaccharides (dietary fiber) and resistant starch. *Adv Exp Med Biol.* 1990; 270: 205-225.

Englyst HN, Quigley ME, Hudson GJ. Definition and measurement of dietary fiber. *Eur Clin Nutr.* 1995; 49(1):48-62.

Fernández F, Gassull MA. Metabolismo colónico de la fibra dietética: efectos fisiológicos y posibles indicaciones de los ácidos grasos de cadena corta. *Gastroenterol Hepatol* 1992; 15:536-542.

Ferreira FAB, Kussakawa KCK. Probióticos. *Biotecnologia Ciência e Desenvolvimento.* 2002; 16(6):40-43.

Food and Nutrition Board. National Research Council. *Recommended Dietary Allowance.* Washington, DC. Nacional Academy Press; 1989. 10 ed.

Fooks LJ, Gibson GR. Probiotics as modulatorsd of the gut flora. *Br J Nutr.* 2002; 88(1):S39-S49.

Food and Agriculture Organization, World Health Organization: FAO/WHO. *Expert consultation Carbohydrates in human nutrition.* Genebra: FAO Food and Nutrition 1998; Paper 66.

Fruchs A. Current and potential food and non-food applications of fructans. *Biochem Soc Trans.* 1991; 19.

Fujimura AH et al. *Ensaios toxicológicos sobre o preparado de Lactobacilos LP-201.* Departamento de Farmacologia, Escola de Medicina da Universidade de Gifu, Japão. 6/37.

Fuller R. Probiotics in man and animals. *J Appl Bacteriol.* 1989; 66:365-378.

Gonzales et al. Inibition of enterophthogens by lactobacilli strains used in fermented milk. *J Food Protec.* 1993; 56(9):773-776.

Gott B. Murnong-Microseris scapigera: *A study of a staple food of Victorian Aborigines.* Australian Aboriginal Studies. 1983; 2.

Graham H, Aman P. Composition and digestion in the pig gastrointestinal tract of Jerusalém artichoke tubers. *Food Chem.* 1986; 22:67-76.

Green CJ. Fiber in Enteral Nutrition. SAJCN. 2000; 13(4):150-159.

Guillon F, Cloutour F, Barry J. Dietary fibre: relationships between intrinsic characteristics and fermentation pattern. In: Cost A, Malkki Y, Cummings JH. Dietary Fibre and fermentation in the colon. Luxemburgo: European Commission. 1996; 110-116.

Gutierrez LE. Comunicação pessoal. Escola Superior da Agricultura "Luiz de Queiroz" Piracicaba/USP.

Heyde R, Heyde MED, Wosiacki G. Relação entre fibras alimentares, lipídeos sanguíneos e excreção fecal de ácidos biliares. Um estudo experimental em ratos. *Arq Biol Tecnol.* 1993; 36(2):207-18.

Holt S, Heading RC, Cater DC et al. Effect of gel-forming fibre on gastric emptying and absorption of glucose and paracetamol. *Lancet.* 1979; 1:636-641.

Hutcheson D. Research lists characteristics of probiotics. *Feedstuffs.* 1987; 14:8-10.

Kanamori Y et al. Combination Therapy with Bifidobacterium breve, Lactobacillus casei and Galactooligosaccharides Dramatically Improved the Intestinal Function in a Girl with Short Bowel Síndrome. *Dig Dis Sci.* 2001; 46(9):2010-2016.

Khedkar CD, Mantri JM, Garger RD, Kulkarni SA, Khedkar GD. Hypocholesterrolaemic effect of fermented milks: a review. *Cult Dairy Prod J.* 1993; 28(3):16-18.

Krause & MAHAN. *Alimentos, Nutrição e Dietoterapia.* São Paulo: Rocca; 1985.

Laiho K et al. Probiotics: on going research on atopic individuals. *Br J Nutr.* 2002; 88(1):S19-S27.

Liberti MC, Cocchi M, Orsi E, Pozza G, Micossi P. Effect of soya and cellulose fibers on postprandial glycemic response in type II diabetic patients. Diabetes Care. 1992; 15 (1):111-113.

Luckey TD. Introduction to intestinal microecology. *Am J Clin Nutr.* 1972; 25:1292- 4.

Macbain & Macfarlane G. Investigations of bifidobacterial ecology and oligossacharie metabolism in a three-stage compound continuous culture system. *Scand J Gastroenterol.* 1997; 222:32.

Macfarlane GT, Cummings JH. The colonic flora, fermentation, and large digestive function, in The Large Intestine: Physiology, Pathophysiology, and Disease. New York: Raven Press. 1991; 51-92.

Magnoni D. A importância socioeconômica da soja. *Revista Qualidade em Alimentação e Nutrição.* 2001; 9.

Maneil NL, Cummings JH, James WPT. Short chain fatty acids absortion by the human large intestine. *Gut.* 1978; 19:819.

Marlett JA, Longacre MJ. Comparisons of in vitro and in vivo measures of resistant starch in selected grain products. *Cereal Chem.* 1996; 73:63-68.

Marlett JA. Analysis of dietary fiber in human foods. In: Kritchevsky D, Bonfield C, Anderson JW. *Dietary Fiber: Chemistry, Physiology and Health Effects.* Nova Iorque: Plenum Press. 1990; 31-48.

Márquez LR et al. *Fibra terapéutica.* São Paulo: BYK Química; 2001. 2 ed.

Mate J et al. *Fibra Dietética em Medicina.* Actualizaciones Temáticas em Gastroenterologia, Jarpyo Editores y Laboratórios Madaus. 1996; 4.

Matsuda S, Nororimoto F, Matsumoto Y, Ohba R, Teramoto Y, Ohta N, Ueda S. Solubilization of novel isoflavone glycoside hydrolyzing β-glucosidase from Lactobacillus casei subsp. Rhamnosus. *Journal of Fermentation and Bioengineerring.* 1994; 77:439-441.

Matsuzaki T, Chin J. Modulating immune responses with probiotic bacteria. *Immunol Cell Biol.* 2000; 78:67-73.

Mendez M et al. *Tabela de Composição de Alimentos*; 2001.

Mesink RP, Van Houwelingen A, Kromhout D, Hornstra G. A vitamin E concentrate rich in tocotrienols had no effect on serum lipids, lipoptoteins, or platelet function in men with midly elevated serum lipid concentrations. *Am J Clin Nutr.* 1999; 69:213-219.

Meyer JH, Elashoff YGJ, Reedy T et al. Effects of viscosity and fluid outflow on posteibal gastric emptying of solids. *Am J Physiol.* 1986; 250:G161.

Mitsuoka T. Microbes in the intestine – Our lifelong partners, published by Yakult Honsha. Japão. 1989; 28.

Molis C, Flourié B, Ourane F et al. Digestion, excretion and energy value of frutooligosaccharides in healthy humans. *Am J Clin Nutr.* 1996; 64:324-8.

Mustad VA, Smith CA, Ruey PP, Edens NK, Demichele DJ. Supplementation with 3 compositionally different tocotrienol supplements does not improve cardiovascular disease risk factors in men and women with hipercholesterolemia. *Am J Clin Nutr.* 2002; 76(6):1237-43.

Naidu AS, Bidlack WR, Clemens RA. Probiotic spectra of lactic acid bacteria (LAB). *Crit Rev Food Sci Nutr.*1999; 39:113-26.

Nakajima H, Suzuki Y, Kaizu Hirota T. Cholesterol lowering activity of ropy fermented milk. *J Food Sci.* 1992; 57(6):1327-1329.

Nakamura Y et al. Antihypertensive effect of sour milk and peptides isolated from it that are innibitors to angiotensin L-converting enzyme. *J Dairy Sci.* 1995; 78(6):1253-1257.

NCEP – National Cholesterol Education Program. Second Report of the Expert Panel on Detection, Evaluation and treatment of High Blood Cholesterol in Adults. *Circulation.* 1994; 89(3):1364-1405.

Nestlé Nutrition Services. *Fibras em Nutrição Enteral.* Tópicos em Nutrição Clínica; 2000.

Neves MS. *Nutrição e doença cardiovascular.* Rio de Janeiro: Guanabara Koogan; 1997:49.

Nilsson U, Oste R, Jagerstad M, Birkhed D. Cereal Fructans - in vitro and in vivo studies on availability in rats. *J Nutr.* 1988; 118:1325-1330.

Oku T, Tokokinaga T, Hosoya N. Nondigestibility of a new sweetener:"Neosugar", in the rat. *J Nutr.* 1984; 114:1574-1581.

Oliveira JED, Marchini JS. *Ciências Nutricionais.* São Paulo: Sarvier; 1998.

Patel JR, Dave JM, Dave RI, Sannabhadti SS. Effect of feeding milk fermented with mixed culture of human strains of lactobacilli on faecal lactobaccili and coliform counts in human test subjects. *Indian J Dairy Sci.* 1992; 45(7):379-382.

Penna FJ, Filho LAP, Calçado AC, Junior HR, Nicoli JR. Bases experimentais e clínicas atuais para o emprego dos probióticos. *J Pediatr* (RJ). 2000; (2):209S-17S.

Phuapradit P, Varavithya W, Vathanophas K, Sangchai R, Podhipak A, Suthutyoravut U et al. Reduction of rotavirus infection in children receiving bifidobacteria-supplemented formula. *J Med Assoc Thai.* 1999; 82(1S):43S-8S.

Physiological Effects and Health Consequences of Dietary Fiber. Bethesda, Md: Life Sciences Research Office, Federation of American Societies for Experimental Biology. Revista Sociedade Brasileira de Nutrição Parenteral e Enteral (SBNPE). 2001; 36.

Roberfroid M, Gibson GR, Delzenne N. The biochemistry of oligofructose, a nondigestible fiber: an approach to calculate its caloric value. *Nutr Rev.* 1993; 51:137-146.

Roberfroid M. Dietary fiber, inulin, and oligofrutose: a review comparing their physiological effects. *Crit Rev Food Sci Nutr.* 1993; 33:103-48.

Roberfroid MB, Delzenne NM. Dietary fructans. *Annu Rev Nutr.* 1998; 18:177-43.

Robinsos RK. The therapeutic effects of various cultures, Therapeutic properties of fermented milks. London: Elsevier. 1991; 45-64.

Roche A et al. Short-Chain Fatty Acids: metabolism and Clinical Importance. *Report of the Tenth Ross Conference on Medical Research.* Columbus: Ross Laboratories; 1991.

Roediger WE. Fermentation, colonic epithelial cell metabolism and neoplasia. In: Cost Action 1992. *Dietary Fibre and fermentation in the colon.* Malkki Y, Cummings JH (eds). European Commission, Luxemburgo. 1996; 341-349.

Rolfe RD. The role of probiotic cultures in the control of gastrointestinal health. *J Nutr.* 2000; 130 (2S):396S-402S.

Rumessen J. Fructose and related food carbohydrates: Sources, intake, absortion, and clinical implications. *Scand J Gastroenterol.* 1992; 27:819-828.

Ruppin H et al. Absorption of short chain fatty acid by the colon. *Gastroenterology.* 1980; 78:1500-1507.

Saavedra J. Probiotics and infectious diarrhea. *Am J Gastroenterol.* 2000; 95 (1S):16S-8S.

Sakata T. Stimulatory effect of short-chain fatty acids on epithelial cell proliferation in the rat intestine: a possible explanation for trophic effetcs of fermantable fibre, gut microbes and luminal trophic factors. *Br J Nutr.* 1987; 58:95-103.

SBAN – Sociedade Brasileira de Alimentação e Nutrição. Aplicações das recomendações nutricionais adaptadas à população brasileira. *Fibra Alimentar ou Fibra da Dieta.*1990; 73-8.

Schrijver R. Fermentation products in the large intestine: An overview. In: Cost Action 1992. *Dietary Fibre and fermentation in the colon.* Malkki Y, Cummings JH (eds). European Commission. Luxemburgo. 1996; 79-93.

Shneeman BO. Building scientific consensus: the importance of dietary fiber. *Am J Clin Nutr.* 1999; 69(1).

Silk DBA. Fibre and enteral nutrition. *Clin Nutr.* 1993; 12:S106-13.

Simhon A, Douglas JR, Drasar BS, Soothill JF. Effect of feeding on infants' faecal flora. *Arch Dis Child.* 1982; 57:54-8.

Sobotka L et al. *Basic Clin Nutr.* Galen; 2000. 2 ed.

Spiegel JE, Rose R, Karabell P, Frankos VH, Schimitt DF. Safety and benefits of frutooligosacharides as food ingredients. *Food Techno;* 1994.

Stark A, Madar Z. Dietary fiber. In: Goldberg I (Ed). Functional foods. Chapman and Hall. Nova Iorque. 1994; 183-201.

Stephan AM, Cummings JH. Mechanism of action of dietary fibre in the human colon. *Nature.* 1980; 284:283-284.

Tokunaga T, Oku T, Hosoya N. Utilization and excretion of a new sweetener, fructooligosacharide (Neosugar), in rats. *J Nutr.* 1989; 119:553-559.

Trowel HC, Southgate DAT, Wolever TMS et al. Dietary fiber redefined. *Lancet.* 1976; 1:1967-1968.

Tsai AC, Vinik AI, Lasichak A. Effects of soy polysaccharide on postprandial plasma glucose, insulin, glucagons, pancreatit polypeptide, somatostatin, and triglyceride in obese diabetic patients. *Am J Clin Nutr.* 1987; 45(3):596-601.

Vahouny GV. Dietary fiber, lipid metabolism and atherosclerosis. *Fed Proc.* 1982; 41:2801-2806.

Waitzberg DL. *Nutrição Oral, Enteral e Parenteral na prática clínica.* São Paulo: Atheneu; 2000. 3 ed.

Weber G. Protecting Your Health With Probiotics The "friendly" bacteria. Green Bay, Wi: Impakt; 2001.

Williams CL. Importance of dietary fiber in childhood. *J Am Diet Assoc.* 1995; 95:1146-1149.

Wursch P. The role of viscous soluble fiber in the metabolic control of diabetes. *Diabetes Care.* 1997; 20:1774-80.

Wyse DL, Wilfart L. Today´s weed: Jerusalem artichoke. *Weeds Today.* Early Spring: 1982; 14-16.

Yokokura T et al. Lactobacillus casei strain Shirota – Intestinal Flora Human Health. Edited by *Yakult Central Institute for Microbiological Research.* Japão. 1999; 8-233.

17 Fisiologia do Pâncreas

Mário Lúcio Alves Baptista Filho

INTRODUÇÃO

Historicamente, a primeira descrição do pâncreas é atribuída a Herófilo da Calcadonia em torno do ano 300 a.C. Quatro séculos depois, no ano 100 d.C., aproximadamente, este órgão abdominal foi denominado pâncreas por Rufus e Éfeso. A investigação da fisiologia da secreção do pâncreas vem atraindo muita atenção há mais de um século. Em 1875, Heidenhain foi o primeiro a demonstrar o efeito da estimulação vagal sobre a secreção pancreática. Este trabalho foi ampliado por Pavlov e, mais tarde, por Babkin, que descreveram a natureza colinérgica do estímulo para secreção exócrina.

O pâncreas, situado paralelamente e abaixo do estômago, é uma glândula composta, cuja estrutura interna se assemelha à das glândulas salivares. No homem, o pâncreas abriga dois sistemas orgânicos distintos, a porção exócrina e endócrina.

A porção endócrina da função pancreática é desempenhada por estruturas denominadas ilhotas de Langerhans. As ilhotas consistem em coleções aproximadamente esféricas de células espalhadas por todo parênquima pancreático, podendo existir de um a dois milhões de ilhotas na glândula. Cada ilhota é dotada de extenso suprimento sangüíneo, caracterizado por uma rede de sinusóides, intercomunicantes constituída de vários tipos celulares distintos. As células beta produtoras de insulina compõem a maior parte da população das ilhotas. As células alfa que produzem glucagon constituem cerca de 20 a 25% do número total de células das ilhotas. As células delta, produtoras de somatostatina, que parecem atuar como moduladores parácrinos da função das ilhotas, encontram-se espalhados pela periferia das ilhotas, constituindo cerca de 5% das células das ilhotas. Através de técnicas imunohistoquímicas, foi constatada que uma pequena minoria das células das ilhotas contém polipeptídio pancreático, gastrina e polipeptídio intestinal vasoativo. A porção exócrina do pâncreas é constituída pelos sistemas acinar e ductal.

PÂNCREAS EXÓCRINO

A secreção pancreática contém enzimas para digestão dos três tipos principais de alimentos: proteínas, carboidratos e gorduras. Assim como grandes quantidades de íons bicarbonato, que desempenham importante papel na neutralização do quimo ácido esvaziado pelo estômago no interior do duodeno.

O pâncreas tem um papel fundamental na produção, controle e liberação de pró-enzimas e enzimas necessárias para digestão de alimentos no tubo digestório, além da síntese e secreção de hormônios requeridos para facilitar e regular a utilização dos nutrientes pelo organismo. Apesar da diversidade, estas funções são interdependentes e necessitam uma estreita regulação para responder à ingestão e absorção dos alimentos. Funcionalmente, o pâncreas exócrino e endócrino é controlado e coordenado através do sistema neural e hormonal, que podem aumentar ou diminuir o metabolismo pancreático de acordo com a situação do organismo.

Os produtos finais da secreção pancreática exócrina provêm da interação entre um complexo sistema de funções celulares acinares e ductais. A secreção pancreática exócrina possui dois componentes distintos: a secreção enzimática, que se origina das células acinares, e a secreção de água e eletrólitos, que provêm das células centroacinares e ductais intercaladas. Esta secreção é controlada pelo sistema vagal e humoral. Desta maneira, a composição eletrolítica do suco pancreático exócrino varia com a taxa de secreção pancreática, já a taxa de sódio e potássio permanece constante no efluente pancreático exócrino, variando, sim, a sua concentração aniônica. Na presença de baixas taxas de secreção, as concentrações de íons cloretos e bicarbonato são quase equivalentes às do plasma, ao passo que, com estimulação neuro-humoral, a concentração de bicarbonato aumenta, enquanto a do ânion cloreto diminui.

A síntese e a excreção dos produtos exócrinos das células acinares pancreáticas, resultantes da ação de enzimas digestivas, são mediadas por uma seqüência totalmente distinta de eventos intracelulares. O RNA mensageiro é traduzido em pró-enzima nos microssomas do retículo endoplasmático rugoso. Posteriormente, essas pró-enzimas passam para o aparelho de Golgi, onde são acondicionadas dentro de uma membrana vesicular glicoprotéica. Tais grânulos de zimogênio formados a nível do aparelho de Golgi contêm um complemento total de enzimas digestivas. A seguir, estes grânulos de zimogênio migram para o ápice da célula acinar, onde suas membranas se fundem com a membrana citoplasmática da célula acinar, com conseqüente extrusão dos conteúdos dos grânulos de zimogênio para o espaço luminal centroacinar. As enzimas sintetizadas e liberadas são: endopeptidases como a tripsina, a quimiotripsina, a elastase e a calicreína, assim como, exopeptidases como as carboxipeptidases A e B. Outras enzimas sintetizadas incluem fosfolipase, lipase, colipase, carboxilesterase inespecífica, amilase, ribonuclease e desoxirribonuclease. As peptidases sintetizadas pelas células acinares são liberadas no sistema ductal pancreático sob formas inativas. A ativação peptídica começa depois que a peptidase penetra no duodeno, onde a enteroquinase cliva o tripsinogênio em tripsina, deixando que esta ative as outras peptidases pois, é fundamental que estas enzimas proteolíticas do suco pancreático não fiquem ativadas enquanto não forem secretadas no intestino, pois do contrário poderia haver uma autodigestão do pâncreas por estas enzimas. Desta forma, as mesmas células que secretam as enzimas proteolíticas no interior dos ácinos do pâncreas secretam simultaneamente outra substância, denominada inibidor da tripsina. Esta substância é armazenada no citoplasma das células glandulares que circundam os grânulos de enzimas, impedindo a ativação da tripsina no interior das células secretoras, acinos e dutos pancreáticos. Como é a tripsina que ativa todas as outras enzimas proteolíticas, o inibidor da tripsina impede seqüencialmente a ativação de todas elas. As outras enzimas, amilase, lipase, ribonuclease e desoxirribonuclease são liberadas no sistema ductal já na forma ativa. Um acúmulo na quantidade de enzimas proteolíticas por lesão pancreática ou obstrução de um duto, poderia sobrepujar o efeito protetor do inibidor de tripsina e acarretar pancreatite aguda.

A resposta primária da secreção pancreática ao alimento é mediada por secretagogos específicos como a colecistoquinina (CCK) e a acetilcolina através de um processo de transdução da membrana que envolve o acúmulo de guanosina-monofosfato cíclico intracelular, e a mobilização de cálcio intracelular, assim como a CCK induz a secreção pancreática, temos a somatostatina que inibe a secreção. A CCK, um polipeptídio contendo 33 aminoácidos, é produzida por pequenas células chamadas células I, localizadas na mucosa do duodeno e porção superior do jejuno e sua liberação é regulada por peptídios liberadores de CCK (proteoses e peptonas) e de ácidos graxos de cadeia longa e são liberados diretamente no lúmen intestinal ou juntamente no suco gástrico. A presença de ácido clorídrico também determina sua liberação em quantidades menores.

A secreção pancreática também recebe estímulo da secretina, um polipeptídio que contêm 27 aminoácidos, presentes nas células S da mucosa das criptas de Lieberkuhn, na porção superior do intestino delgado, na forma inativa, a pró-secretina. Quando o quimo ácido com pH inferior a 4,5 a 5 penetra no duodeno, ocasiona a liberação e a ativação da secretina, que é, subseqüentemente, absorvida pelo sangue, que por sua vez estimula a secreção pancreática com concentrações elevadas de bicarbonato. Mecanismo de fundamental importância para proteção da mucosa do intestino delgado na prevenção de úlceras duodenais, além de proporcionar um pH propício à ação das enzimas pancreáticas, que funcionam adequadamente em meio alcalino.

A secreção pancreática ocorre em três fases: fase cefálica, fase gástrica e a fase intestinal, descritas a seguir.

Durante a fase cefálica, os estímulos como o cheiro, a visão e o sabor do alimento ativam sinais eferentes vagais, que seguem vias parassimpáticas para estimular a secreção de enzimas pancreáticas, além da estimulação do ácido gástrico na fase cefálica, que estimula a produção de secretina pela acidificação duodenal, com liberação de bicarbonato. Nesta fase, encontramos no suco pancreático uma quantidade grande de enzimas e pobre de bicarbonato. Esta fase responde por cerca de 25% da secreção total das enzimas pancreáticas depois de uma refeição.

A fase gástrica responde por 5 a 10% das enzimas pancreáticas secretadas depois de uma refeição. A distensão antral e a proteína no antro estimulam a produção de gastrina, que promove a secreção de ácido gástrico e também atua como estimulante fraco da secreção enzimática do pâncreas. A fraca estimulação pode ser explicada pela homologia seqüencial existente entre a gastrina e a seqüência pentaptídio-amido C-terminal da CCK, ocasionando afinidade pelo receptor da CCK. Também ocorre liberação de bicarbonato pela liberação de secretina, pela acidificação duodenal, assim como a estimulação dos aferentes vagais pela distensão do antro, porém, pequenas quantidades de secreção chegam a luz intestinal. É importante relatar que, quando os estímulos da secreção pancreática ocorrem simultaneamente, a secreção é muito maior que a soma das secreções produzidas por cada uma delas isoladas, portanto, são consideradas multiplicadoras ou potencializadoras em relação ao outro.

A terceira e última fase é a fase intestinal onde os hormônios secretina e CCK desempenham importante papel ao mediar a secreção pancreática exócrina. Nesta faz, após o quimo penetrar no intestino delgado, a secreção pancreática, devido à ação destas enzimas, torna-se abundante. O ácido e a bile no duodeno estimulam a secreção de secretina, com conseqüente secreção pancreática de bicarbonato pelas células ductais. A gordura e as proteínas duodenais liberam CCK, com estimulação subseqüente das enzimas pancreáticas das células acinares. Este efeito se assemelha ao da estimulação vagal, porém, é ainda mais intenso, sendo responsável por 70 a 80% da secreção total das enzimas pancreáticas depois de uma refeição. Além destes eventos mediados por mecanismos humorais, os sais biliares, os ácidos graxos e os aminoácidos no duodeno são capazes de estimular a secreção pancreática exócrina através de vias neurais (Quadro 17.1).

Quadro 17.1 – Eventos mediados por mecanismos humorais.

Estímulo	Secreção/liberação	Desencadeador
Acetilcolina	Terminações nervosas vagais parassimpáticas e nervos colinérgicos do sistema nervoso entérico	Estímulo vagal
Colecistocinina	Mucosa duodenal e porção superior do jejuno	Entrada do alimento no intestino delgado
Secretina	Mucosa duodenal e jejunal	Entrada de alimentos altamente ácidos no delgado

Recentes estudos, com enfoque ao estudo da fisiologia do pâncreas, têm mostrado sólidas evidências pela presença local do sistema renina-angiotensina-aldosterona, que podem ser importantes na regulação das funções exócrinas e endócrinas do pâncreas. Estudos histoquímicos com anticorpos específicos contra receptores da angiotensina tipos AT1 e AT2 revelam que estes receptores estão presentes primariamente no endotélio dos vasos sangüíneos e no epitélio do sistema ductal. Ainda não foi definido o papel deste sistema no pâncreas exócrino. A administração de angiotensina II reduziu o fluxo sangüíneo através do pâncreas, sugerindo sua ação na função do pâncreas exócrino. Este sistema pode ser responsável por desencadear pancreatite aguda por hipóxia crônica. Outros estudos evidenciaram o papel de fatores dietéticos bioativos que poderiam ter efeito na função do pâncreas exócrino. Sementes de legumes poderiam alterar o balanço hormonal e o metabolismo do organismo por meio de modificações no sistema renina-angiotensina-aldosterona pancreático. Estudos em ratos verificaram que estes fatores poderiam ter uma ação exacerbada na liberação de CCK pelas células intestinais e esta hipersecreção, se mantida por longo tempo, poderia causar aumento do pâncreas por hipertrofia e hiperplasia.

PÂNCREAS ENDÓCRINO

A função endócrina mais conhecida do pâncreas envolve a homeostase da glicose. A associação entre o *diabetes melitus* e o pâncreas foi estabelecida há mais de um século, em 1889, em um experimento em cães que desenvolviam intolerância à glicose após remoção do pâncreas. Na década de 20, Banting e Best isolaram extratos pancreáticos que se mostraram altamente ativos contra a hiperglicemia. Historicamente, a insulina tem sido associada ao "açúcar no sangue," este tem efeitos profundos sobre o metabolismo dos carboidratos. Posteriormente, a insulina foi cristalizada e foi constatada que era constituída de duas cadeias polipeptídicas ligadas por uma ponte de dissulfeto. A insulina é o produto de secreção das células beta no interior das ilhotas de Langerhans. Os grânulos secretores das células beta contêm a forma de armazenamento da insulina. Acreditava-se que a secreção de insulina fosse controlada quase inteiramente pela concentração da glicose sangüínea. À medida que se foi aprendendo sobre funções metabólicas da insulina no metabolismo protéico e lipídico, viu-se que os aminoácidos sangüíneos e outros fatores também desempenham papéis importantes no controle da secreção da insulina. A liberação de insulina pelas células beta no sangue porta é controlada por diversos fatores, incluindo o nível de glicemia, as interações vagais e as concentrações locais de somatostatina, entre outros estímulos como: aminoácidos têm efeito semelhante à elevação da glicemia sendo os mais potentes a arginina e a lisina, que também potencializam o estímulo da glicose. A estimulação da secreção de insulina pelos aminoácidos parece ser uma resposta adequada porque a insulina, por sua vez, promove o transporte dos aminoácidos, para dentro das células dos tecidos, bem como a formação intracelular de proteína. Vários hormônios gastrointestinais importantes como gastrina, secretina, colecistocinina e o peptídio inibidor gástrico (que parece ser o mais potente de todos) são capazes de causar um aumento moderado da secreção de insulina, e um aumento "antecipatório" da insulina sangüínea em preparação para que a glicose e os aminoácidos da refeição sejam absorvidos. Outros hormônios aumentam diretamente a secreção de insulina ou potencializam o estímulo da glicose para a secreção de insulina, incluem-se o glucagon, o hormônio do crescimento, o cortisol e, em menor extensão, a progesterona e o estrogênio. A importância dos efeitos estimulantes destes hormônios é que a secreção prolongada de qualquer um deles em grande quantidade pode ocasionalmente levar à exaustão das células beta das ilhotas de Langerhans e, desta maneira, causar *diabetes mellitus*.

O glucagon é um peptídeo de cadeia simples de 19 aminoácidos sintetizados e liberados pelas células alfa das ilhotas. Um dos principais estímulos para a liberação do glucagon consiste em uma queda significativa da glicemia. O glucagon provoca hiperglicemia por favorecer a glicogenólise e a gliconeogênese hepáticas a partir das proteínas. Embora o glucagon pareça exercer seu efeito primário sobre a homeostasia da glicose, foram descritos outros efeitos deste hormônio, incluindo a inibição da secreção de ácido gástrico, a inibição da motilidade gastrointestinal e a estimulação da colérese e da lipólise dos triglicerídios. O glucagon em concentrações anormalmente altas também acentua a força de contração do coração.

O polipeptídio pancreático (PP) é um peptídio de cadeia simples de 36 aminoácidos, localizado predominantemente nas células não-beta das ilhotas na cabeça e no processo uncinado do pâncreas. O PP é liberado no sangue de modo bifásico após uma refeição, com modulação tanto colinérgica quanto adrenérgica. Foi registrado que o PP, em níveis fisiológicos, reduz a secreção pancreática exócrina e altera a motilidade do trato biliar. Este hormônio também foi implicado como hormônio regulador da glicose. Nos casos de deficiência de PP, como após pancreatectomia ou pancreatite crônica, foi demonstrada resistência hepática à insulina, que é revertida pela administração crônica mas não aguda de PP.

A somatostatina é um tetrapeptídio cíclico sintetizado e liberado a partir das células delta das ilhotas, bem como de outras fontes no cérebro (hipotálamo) e intestino. O tubo digestório contém 70% da somatostatina do organismo. Os estímulos que causam liberação de somatostatina no sangue incluem as refeições, a estimulação vagal, a bombesina, a CCK, a gastrina e a secretina. A somatostatina possui amplo espectro de atividade gastrointestinal, incluindo inibição da liberação de hormônios (gastrina, secretina, VIP, PP, insulina e glucagon), inibição da secreção de ácido gástrico e pepsina, inibição da secreção pancreática exócrina e inibição da atividade motora do estômago, duodeno e da vesícula biliar, bem como redução do fluxo sangüíneo gastrointestinal.

BIBLIOGRAFIA

Carlsson PO. The rennin-angiotensin system in the endocrine pancreas. *J Pancreas*. 2001; 2(1):23-32.

Carlsson PO, Berne C, Jansson I. Angiotensin II and the endocrine pancreas: effects on islet blood flow and insulin secretion in rats. *Diabetologia*. 1998; 41:127-33.

Fushiki T, Iwai K. Two Hypotheses in the feedback regulation of pancreatic enzyme secretion. *Faseb J*. 1989; 3:121-6.

Grant G. Possible involvement of the Renin-Angiotensin System in exocrine pancreas responses to food components. *J Pancreas*. 2001; 2(1):43-49.

Grant G. Protease inhibitors from plants. In: Caygill JC, Mueller HI. Secondary Plant Products. *Antinutritional and Beneficial Actions in Animal Feeding*. Nottingham: Nottingham University Press. 1999; 71-86.

Grant G. Plant lectins. In: Caygill JC, Mueller HI. Secondary Plant Products. *Antinutritional and Beneficial Actions in Animal Feeding*. Nottingham: Nottingham University Press. 1999; 87-110.

Guyton e Hall. *Tratado de Fisiologia Médica*. Rio de Janeiro: Guanabara Koogan. 1999; 64:743. 9 ed.

Leung PS. Local rennin-angiotensin system in pancreas: the significance of changes by chronic an acute pancreatitis. *J Pancreas*. 2001; 2:3-8.

Liddle RA. Cholecystokinin cells. *Annu Rec Physiol*. 1997; 59:221-42.

Singer MV. Neurohormonal control of pancreatic enzyme secretion in animals. In: Go VLW. *Pancreas: Biology, Pathobiology and Disease*. New York: Raven Press. 1993; 425.

Solomon TE. Control of exocrine pancreas secretion. In: Johnson LR. *Physiology of the Gastrointestinal Tract*. New York: Raven Press. 1994; 1499.

Trugo LC. Analitical methods for the analysis of antinutritional factors in legume seeds. In: Jansman AJM, Hill GD, Huisman J. *Recent Advances of Research in Antinutritional. Factors in Legume Sees and Rapeseeds*. Wageningen: The Netherlands. 1998; 11-28.

Yeo JC, Cameron LJ. O Pâncreas. In: Sabiston. *Tratado de Cirurgia*. Rio de Janeiro: Guanabara Koogan. 1999; 1(35):1073. 15 ed.

18 Nutrição no Pâncreas

Celso Cukier
Daniel Magnoni
Tatiana Alvarez

Após a compreensão da fisiologia do pâncreas, abordaremos nesse capítulo as principais patologias inflamatórias do pâncreas que têm relacionamento com o estado nutricional, pancreatite aguda e pancreatite crônica. *Diabetes melitus* será discutida no capítulo referente ao sistema endócrino.

PANCREATITE AGUDA

Ao processo inflamatório do pâncreas denomina-se pancreatite, que pode ser aguda ou crônica. As principais causas da pancreatite aguda estão no quadro 18.1.

Quadro 18.1 – Fatores etiológicos da pancreatite.

Alcoolismo
Cálculos da vesícula biliar
Trauma: pós-operatório, lesões abdominais, pós-colangiografia (CPRE)
Infecções: cachumba, vírus *Coxsackie* e echovírus, micoplasma, parasitoses
Fatores metabólicos: hiperparatireoidismo, dislipidemias, gravidez, uremia
Fármacos: imunossupressores, diuréticos, antiinflamatórios
Vascular: choque, lúpus, poliarterite, embolia ateromatosa
Tóxica: veneno de escorpião
Mecânicos: estenose ampolar, tumor de ampola de Vater, doença de Crohn
Úlcera duodenal penetrante
Familiar

Após desencadeado o processo de agressão ao pâncreas, ocorre auto-ativação das enzimas pancreáticas com desenvolvimento de processo inflamatório e autodigestão da glândula e dos tecidos peripancreáticos. Ocorre ativação da fosfolipase dos ductos pancreáticos e da lisolecitina a partir da lecitina. Isto provoca lesão tecidual pancreática e necrose da gordura circunjacente. Pequena quantidade de α-amilase pancreática reflui naturalmente para a circulação, mas em condição de pancreatite aguda ocorre elevação acentuada dos níveis circulantes desta enzima.

Desenvolve-se resposta sistêmica relacionada à síndrome da resposta inflamatória sistêmica (SRIS), mediada por fatores inflamatórios diversos, como citocinas e fator de necrose tumoral, e síntese de eicosanóides, especialmente a PGE_2.

A pancreatite aguda classifica-se em duas formas principais: a forma edematosa e a necrotizante. Esta última pode evoluir com hemorragia ou necrose.

Dor epigástrica irradiada para o dorso, associada a vômitos freqüentes são os sintomas principais. Febre, taquicardia e leucocitose ocorrem em 90% dos pacientes. Em casos mais graves, choque hipovolêmico, íleo adinâmico, alterações hidroeletrolíticas, desequilíbrio acidobásico e sepse poderão estar presentes.

A pancreatite aguda necrotizante tem alta morbidade (82%) e mortalidade em torno de 23%, além de proporcionar elevado tempo (66 ± 8 dias) de internação hospitalar. Este fato demonstra claramente a gravidade desta entidade mórbida, cujas complicações comprometem a recuperação clínica e a vida dos pacientes.

Exames laboratoriais na pancreatite aguda revelam aumento da amilase sérica, urinária e no líquido pleural. Fatores como cálcio sérico abaixo de 8mg/dl e hiperglicemia podem indicar pior prognóstico. Critérios que auxiliam na análise prognóstica de pacientes com pancreatite aguda estão no quadro 18.2.

Quadro 18.2 – Critérios prognósticos para classificação da gravidade da pancreatite aguda.

Na admissão	Nas primeiras 24 horas
Idade > 55 anos	↓ Hematócrito > 10%
Leucócitos > 16.000/mm³	↑ N sérico > 5mg/dl
Glicemia > 200mg/dl	Ca^{++} sérico < 8mg/dl
DLH > 350UI/l	PO_2 arterial < 60mmHg
TGO > 250U/dl	BE > 4mEq/l
	Sequestro hídrico > 6l

MODIFICAÇÕES METABÓLICO-NUTRICIONAIS NA PANCREATITE AGUDA

Em pancreatite, ocorre resposta metabólica semelhante ao trauma, o que facilita a instalação de desnutrição, infecção, maior tempo de hospitalização e custos mais elevados no tratamento. A inter-relação entre trauma, infecção e desnutrição promovem alterações no equilíbrio metabólico e hormonal (Fig. 18.1).

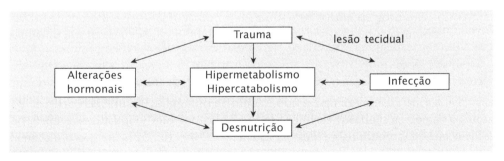

Figura 18.1 – Inter-relação entre trauma, infecção e desnutrição na pancreatite aguda.

Alterações hidroeletrolíticas são freqüentes e podem ser graves. Hipocalcemia, relacionada à perda de cálcio não iônico, é proporcional à perda de albumina para o terceiro espaço e deposição do cátion nas áreas de necrose gordurosa. Hipomagnesemia, hipocalemia e hipocloremia ocorrem devido aos vômitos. Perdas urinárias e depósito de magnésio nas áreas de necrose gordurosa são outras causas de deficiência de magnésio. A oferta exógena de cálcio em excesso, por sua vez, pode competir com o magnésio e ocasionar sua deficiência, manifestada pelo sistema nervoso central, arritmia cardíaca e sintomas gastrointestinais. Hipoalbuminemia deve ser corrigida para favorecer o transporte desses íons.

TERAPIA NUTRICIONAL NA PANCREATITE AGUDA

Medidas intensivas de suporte clínico são fundamentais no tratamento de pacientes com pancreatite aguda grave. Hidratação adequada, correção do desequilíbrio acidobásico, hidroeletrolítico, anormalidades glicêmicas e suporte cardiovascular respiratório e renal são aspectos primordiais no tratamento. A introdução precoce de terapia nutricional é recomendada, seja esta enteral ou parenteral. Entretanto, não há estudos que comprovem, de forma conclusiva, a influência da terapia nutricional sobre a mortalidade dos pacientes, interferindo de forma positiva apenas sobre menor morbidade e tempo de hospitalização.

A terapia nutricional tem seu lugar reservado em pancreatite grave quando o paciente permanece longos períodos sem o fornecimento de qualquer nutriente, apesar do gasto energético estar aumentado.

A decisão do fornecimento energético estará na dependência da gravidade da doença. O estado de hipermetabolismo e hipercatabolismo, tempo de duração, associação à infecção e outras complicações podem piorar a evolução do estado mórbido quando associadas à desnutrição. Evitar, conjuntamente com outras medidas de suporte clínico, a deterioração orgânica, combatendo o hipermetabolismo e hipercatabolismo por meio da terapia nutricional, torna-se importante objetivo da terapêutica global, com potencial interferência na recuperação do paciente após a obtenção da homeostase sistêmica. Reverter o balanço nitrogenado é tarefa difícil. Sugere-se a utilização de 25 a 30kcal/kg de peso corpóreo e relação caloria/nitrogênio de 100 a 130:1.

Vias de acesso à terapia nutricional

A escolha da via de acesso para nutrição do paciente com pancreatite aguda pode favorecer a evolução clínica da doença, à medida que evita complicações relacionadas à desnutrição aguda e a terapia for efetuada com maior ênfase.

Somente analisando o estado clínico do paciente, opta-se pela via de acesso alimentar mais adequada. A escolha da administração da dieta enteral, sempre que possível, por ser mais fisiológica e pelo menor custo do procedimento, é preferencial. Gastrostomia e jejunostomia, caso o paciente necessite cirurgia, podem ser recomendados e realizados durante o procedimento. A introdução de tubo para alimentação enteral no jejuno por meio de gastrostomia endoscópica pode ser alternativa eficaz. Esses procedimentos devem ter indicação precisa, visto que a própria colocação de tubo de gastrostomia para alimentação enteral já foi relatada como fator causal de pancreatite aguda grave e fatal em uma criança. Quando não for possível a introdução da alimentação enteral, a nutrição parenteral será indicada.

Nutrição enteral

O sistema digestório é o responsável pela digestão e absorção dos alimentos. Sua integridade é fundamental para a adequada absorção dietética e de outras substâncias. Qualquer situação que interferir no seu funcionamento adequado pode ser indicação de terapia nutricional pela via intravenosa.

Após contornados os vômitos, distensão abdominal, íleo paralítico e alterações hemodinâmicas, e as provas de função pancreática tornarem-se normais (amilase, lipase, cálcio e glicose) pode-se tentar a via oral e/ou enteral.

Com o início da alimentação, se houver reaparecimento da dor, náuseas e vômitos ou elevação dos níveis de amilase e lipase, ou queda do cálcio, são sinais de que a alimentação deve ser suspensa. Complicações da introdução precoce de nutrição enteral (NE), até 60 horas, são raras e não foram observadas em 21 pacientes com pancreatite aguda grave. O uso contínuo da nutrição enteral e o posicionamento da sonda além do ângulo de Treitz podem favorecer a introdução e manutenção da terapia nutricional.

Estudos têm procurado comparar a eficácia da NE com a nutrição parenteral total (NPT), já que a ausência de nutrientes no lúmen intestinal modifica sua função e estrutura. A alimentação por via oral ou enteral previne a disfunção da barreira intestinal. Em circunstâncias normais o intestino é barreira eficiente entre os microorganismos luminais e os órgãos. Isto ocorre graças a fatores como secreções ricas em IgA, grande proporção de tecido linfóide intestinal e estrutura anatômica dos vilos, com fortes junções de suas células epiteliais. Crescimento bacteriano excessivo, imunossupressão, jejum prolongado, trauma, choque hemorrágico, obstrução intestinal e nutrição parenteral total podem comprometer a barreira mucosa e aumentar a permeabilidade intestinal, favorecendo a ocorrência do fenômeno conhecido como translocação microbiana (TM) que, teoricamente, poderia causar complicações infecciosas comprometendo o estado de saúde do paciente.

Experimentalmente, observam-se resultados distintos com o uso da NE em ratos. A administração de NE a ratos submetidos a pancreatite experimental foi bem tolerada e manteve a resposta imunológica e a estrutura da mucosa intestinal e diminuiu a translocação bacteriana quando comparada a NPT. A análise da mortalidade não evidenciou diferenças entre as duas terapias, enteral ou parenteral.

Estudos randomizaram 34 pacientes com pancreatite aguda grave para serem submetidos à NE ou NPT. Observaram, nos pacientes que receberam NE, menor resposta inflamatória e menor prevalência de sepse, síndrome da resposta inflamatória sistêmica (SIRS), falência orgânica e menor tempo de internação em unidade de terapia intensiva, sem modificações à tomografia computadorizada do pâncreas quando comparado a pacientes submetidos a NPT. No mesmo estudo foi observada manutenção dos níveis de anticorpos antiendotoxina (EndoCAb) e diminuição da capacidade antioxidante total, demonstrando ser a NE favorável na modulação da resposta inflamatória, com conseqüente benefício clínico.

O estudo de Pettignano et al (1998) que avaliou crianças submetidos à circulação extracorpórea e que receberam NE ou NPT constatou maior sobrevida no grupo que foi nutrido com NE (79% x 100%), além de menor número de complicações infecciosas.

Complicações infecciosas ocorrem com freqüência aproximada de 7% em pacientes em terapia nutricional parenteral. Efeitos desfavoráveis na função de células do sistema imunológico como neutrófilos e macrófagos têm sido documentados. Estudos têm demonstrado vantagens do uso de NE sobre a NPT em termos de complicações infecciosas em trauma abdominal. Em estudo prospectivo e randomizado foi comparada a terapia nutricional parenteral e enteral em 29 pacientes submetidos à gastrectomia total por câncer. Neste estudo, as complicações infecciosas ocorreram em 23% para a NE e 31% para a NPT. Estes efeitos parecem estar relacionados com a infusão exacerbada de glicose, que não deve ultrapassar 5g/kg/min e pode causar o chamado "diabetes iatrogênico". É possível que trabalhos considerando a situação hiperglicêmica exibam estatísticas diferentes quando forem comparados às terapias nutricionais parenteral e enteral.

Comparando-se o aspecto custo, há vantagens do uso da NE sobre a NPT. Em estudo com 38 pacientes com pancreatite aguda em que 18 receberam nutrição enteral com dieta oligomérica, observou-se, no grupo com NE, menor número de complicações e custo do tratamento nutricional reduzido em três vezes quando comparado a NPT, mostrando ter a NE relação custo-benefício favorável.

A nutrição enteral oferece vantagens sobre a NPT quando são comparados os custos, três e quatro vezes menor. Em questionário ministrado a pacientes submetidos à NPT ou NE domiciliar constatou-se menor custo (em US$) de manutenção de NE em relação à NPT (55.193 ± 30.596 x 9.605 ± 9.327), sendo o custo máximo para a NPT de 140.220 e da NE de 39.204. Estes dados mostram claramente a diferença de custos entre as duas terapias, observando-se vantagens para a NE.

Nutrição parenteral

Na impossibilidade de uso do sistema digestório em pacientes com pancreatite aguda grave pela presença de vômitos, dor abdominal e íleo adinâmico, recomenda-se terapia nutricional parenteral (NPT).

Em estudo de caso, observando-se paciente do sexo feminino com pancreatite grave a introdução de NPT proporcionou aparecimento de hiperglicemia, hipertrigliceridemia e infecção no local do cateter venoso central. Estas alterações foram contornadas à medida que NE foi introduzida. Diante desses aspectos, torna-se imprescindível a manipulação correta da NPT, com controles glicêmico e lipêmico adequados e cuidados na manipulação do cateter venoso central. Em portadores de pancreatite aguda, Cukier et al (1996) observaram menor índice de fagocitose no fígado e pulmões em ratos submetido à NPT em regime glicídico quando comparado ao regime lipídico com MCT/LCT, demonstrando influência do regime glicídico sobre células do sistema mononuclear fagocitário.

Ascite pancreática é situação clínica que exige a introdução de NPT por período que pode prolongar-se de quatro a seis semanas, antes que o procedimento cirúrgico seja aplicado.

FORMULAÇÕES ESPECÍFICAS EM TERAPIA NUTRICIONAL

Em estudos experimentais em ratos submetidos à indução de pancreatite com taurocolato sódico, procurou-se demonstrar a influência de NPT com aminoácidos de cadeia ramificada (AACR). Nesses animais, NPT adicionada de AACR aumentou a sobrevida e o cálcio sérico e diminuiu a uréia sérica, transaminases hepáticas e níveis de fosfatase e lactato deidrogenase. Embora esses aspectos laboratoriais sugiram atenuação da resposta catabólica, amilase sérica e lesão pancreática não foram modificadas em relação ao grupo controle.

Glutamina, aminoácido condicionalmente essencial e com importante função imunológica, tem sua aplicação clínica em pancreatite aguda. Em estudo randomizado duplo-cego, com 14 pacientes com pancreatite aguda que receberam NPT adicionada de 0,22g/kg de glutamina por sete dias, observou-se aumento da síntese de DNA (índice de proliferação linfocitária) e menor nível de IL-8 (citocina pró-inflamatória) em relação ao grupo-controle. Apesar do pequeno número de pacientes, o uso da glutamina pode ter efeitos benéficos em situação de pancreatite aguda.

PANCREATITE CRÔNICA

A pancreatite crônica representa a destruição progressiva do pâncreas. Ocorre em pacientes cuja repetição de surtos de pancreatite aguda clínica ou subclínica tenha perpetuado até a cronicidade do processo inflamatório. Entre as causas mais comuns situa-se a de origem alcoólica (pancreatite crônica calcificante) e a de origem biliar (pancreatite crônica obstrutiva).

O quadro clínico manifesta-se por dor abdominal recorrente que tende a ter intervalos mais curtos e é desencadeada por refeições exageradas ou uso de medicamentos (opiáceos). Febre e icterícia podem estar presentes. O quadro laboratorial manifesta-se por elevação discreta da amilase e da fosfatase alcalina. Hiperlipemia e hipocalcemia podem estar presentes.

Entre as complicações tardias da pancreatite crônica ocorre a manifestação de diabete (14 a 90%), esteatorréia (25 a 35%) e cistos de pâncreas.

A esteatorréia, manifestada por presença de gordura nas fezes, ocorre pela deficiência enzimática e não formação da micela. É sinal patognomônico da pancreatite crônica e quantidades de gordura fecal de até 50g ao dia podem ser perdidas. Perda de peso, hipoalbuminemia e deficiência específica de vitaminas lipossolúveis (A, D, E e K) e vitamina B_{12} podem ocorrer. Haaber e al (2001) observaram perda de massa óssea e menores níveis de vitamina D em pacientes com pancreatite crônica, mesmo aqueles com índice de massa corpórea normal.

A deficiência de ácidos graxos essenciais, manifestada por alteração cutânea e de fâneros, é comum nos quadros mais avançados. A desnutrição global e específica é fator comum a esse quadro clínico. Seu diagnóstico pode ser efetuado por meio do controle de proteínas viscerais (albumina) e do peso corpóreo.

A reposição farmacológica de enzimas pancreáticas é parte obrigatória do tratamento e é feita geralmente em doses elevadas, iniciando-se com 8.000 a 15.000U de lipase a cada refeição e adequando a dose conforme quadro clínico. Como o pH baixo do estômago desnatura a enzima pancreática, administração de medicamentos que diminuam a produção do ácido clorídrico pode ser benéfica. As contra-indicações do uso de enzimas pancreáticas são a hipersensibilidade à droga ou à proteína suína e presença de pancreatite aguda. O uso dessas enzimas durante gestação ou lactação deve ser feito sob supervisão médica. Antiácidos com cálcio ou magnésio na formulação não devem ser administrados sob risco de aumentar a esteatorréia.

O tratamento nutricional visa a reposição dos macro e micronutrientes específicos ligados à deficiência enzimática.

Nutrição enteral pode ser necessária nos estágios avançados de desnutrição e, se não for possível a utilização do tubo digestório, a nutrição parenteral poderá ser aplicada.

DIABETES MELLITUS

Diabetes mellitus (DM) é um distúrbio primário heterogêneo do metabolismo dos carboidratos com múltiplos fatores etiológicos, que geralmente envolvem deficiência absoluta ou relativa de insulina e/ou resistência à insulina. Indiferentemente de sua causa, manifesta-se clinicamente por hiperglicemia e suas conseqüências.

Modificações nutricionais

Dentre as anormalidades lipoprotéicas mais comuns, destacam-se: níveis aumentados de lipoproteínas de muito baixa densidade (VLDL-colesterol) e de triglicerídeos, e níveis reduzidos de lipoproteínas de alta densidade (HDL-colesterol). A hipertrigliceridemia observada em pacientes diabéticos pode estar correlacionada à hiperuricemia. A obesidade (predominantemente do tipo visceral) também se relaciona de maneira estreita com o diabete, especialmente do tipo II. Hipertrigliceridemia, intolerância à glicose, resistência à insulina, hipertensão arterial e hiperuricemia podem estar presentes.

Na doença cardiovascular, notadamente na gênese da aterosclerose, identifica-se o *diabetes mellitus* como fator de risco primário. Essas duas patologias podem estar inter-relacionadas em 40 a 60% dos casos. O infarto agudo do miocárdio em mulheres na faixa etária inferior a 40 anos possui relação direta com *diabetes mellitus* e/ou história familiar de distúrbio lipídico. Existe correlação importante entre episódios isquêmicos miocárdicos caracterizados como silenciosos e o diagnóstico de doença diabética.

Classificação

O DM pode ser classificado em insulinodependente (DMID) ou tipo I, não insulinodependente (DMNID) ou tipo II. As principais diferenças dos tipos de DM estão na tabela 18.1.

Tabela 18.1 – Principais diferenças entre diabetes tipo I e II.

	DMID (tipo I)	DMNID (tipo II)
Idade de início	Geralmente < 30 anos	Geralmente > 40 anos
Cetose	Comum	Rara
Peso corpóreo	Não obeso	Obeso (80%)
Prevalência genética	0,2 a 0,3%	2 a 4%
Associação HLA	Sim	Não
Estudos em gêmeos monozigóticos	Taxa de concordância de 40 a 50%	Taxa de concordância próxima de 100%
Anticorpo contra células de ilhotas	Sim	Não
Associação com outros fenômenos auto-imunes	Ocasional	Não
Tratamento com insulina	Sempre	Geralmente não necessário
Complicações	Freqüentes	Freqüentes
Secreção de insulina	Deficiência grave	Deficiência moderada e hiperinsulinemia
Resistência à insulina	Ocasional: controle deficiente ou excesso de anticorpos contra insulina	Comum: defeitos no receptor e pós-receptor

Objetivos dietoterápicos

Manutenção dos níveis glicêmicos dentro de parâmetros normais, redução da necessidade de insulina, fornecimento adequado de calorias, controle efetivo dos níveis séricos de lipídios, prevenção das complicações sistêmicas e qualidade de vida dos pacientes devem ser a meta norteadora da terapia nutricional no *diabetes mellitus*.

Recomendações nutricionais

No início do século ministrava-se dietas hiperlipídicas. Na década de 1980, passaram a ser adotadas dietas normo ou hiperglicídicas, semelhantes às dietas de pacientes não-diabéticos, apenas sem sacarose. Após 1994, surgiram dietas individualizadas, limitando proteínas a 20% do valor calórico total e controlando os carboidratos e lipídios, visando ao melhor perfil glicêmico e lipídico.

As recomendações para oferta de macronutrientes, de acordo com diferentes associações estão na tabela 18.2.

Energia

O valor calórico da dieta deve ser suficiente para manter e/ou atingir o peso ideal, uma vez que a obesidade promove alterações estruturais e metabólicas nos sítios de receptores insulínicos do adipócito, além de predispor aumento dos níveis lipêmi-

Tabela 18.2 – Recomendações nutricionais conforme diversas associações.

Nutriente	Unidade	BDA 1992	NCEP II 1994	ADA 1994	EASD 1995	ALFEDIAM 1996	III Diretriz 2001
Proteína	% energia	10-15	+15	10-20	10-20	10-20	15
Gordura (LP)	% energia	30-35	<30	80-90 p/ LP + CH 60-70 p/ CH + MUFA	<30 (em dieta restritiva)	30-40	25-35
SFA	% energia	<10	8-10	<10	<10	<10	<7
MUFA	% energia	10-15	≤15	60-70 p/ CH + MUFA	Razão cis-MUFA e CH (tolerância individual)	10-20	Até 20
PUFA	% energia	10	≤10	≤10	≤10	+10	Até 10
Colesterol	mg/dia	≤300	≤300	≤300	<300	<300	—
Carboidrato (CH)	% energia	50-55	≥55	80-90 p/ CH + LP (tolerância individual)	Razão cis-MUFA, CH (tolerância individual)	45-55 (tolerância individual)	—
CH: mono e dissacárides	% energia	Alimentos ricos em fibras			Alimentos com baixo índice glicêmico ou ricos em fibra solúvel	Alimentos com baixo índice glicêmico	—
Sacarose	% energia	<25g/dia		Sem restrição	<10	<10	—
Frutose				Sem recomendação	Uso não recomendado		—
Carboidratos complexos	% energia	preferíveis		Sem recomendação		Preferíveis	—

NCEP II – National Cholesterol Education Program Step II Diet.
ADA – American Diabetes Association.
BDA – British Diabetic Association.
EASD – European Association for the Study of Diabetes.
ALFEDIAM – French Language Association for the Study of Diabetes and Metabolism.
III Diretrizes de Dislipidemias e Prevenção de Aterosclerose – Sociedade Brasileira de Cardiologia.

cos. Os critérios para o cálculo da necessidade calórica seguem os mesmos utilizados no planejamento de dieta destinada a indivíduo normal, levando em consideração a altura, o peso, a idade, o sexo e a atividade física. A fórmula de Harris-Benedict pode ser aplicada.

Carboidratos

Baseando-se no controle glicêmico, lipídico e dos níveis séricos de ácido úrico, a porcentagem de calorias derivadas dos carboidratos pode variar. A recomendação, no geral, situa-se em 55 a 60% das calorias totais, sendo a maioria na forma de carboidratos complexos, embora pequenas quantidades de carboidratos simples (até 5%) sejam aceitáveis.

Pelo fato de os carboidratos complexos e simples produzirem diferentes elevações na glicose sangüínea, deve-se levar em consideração o "índice glicêmico" de diferentes alimentos no planejamento da dieta. A ingestão de frutose é limitada a 20% do total de carboidratos. O controle glicêmico adequado por meio de terapia nutricional pode diminuir a necessidade de tratamento farmacológico.

Proteínas

A participação percentual das proteínas situa-se em torno de 10 a 20% do valor calórico total, sendo de 0,8-1,2g/kg/peso ideal/dia de acordo com a necessidade individual. Como a nefropatia diabética é complicação secundária e freqüente do *diabetes mellitus*, a restrição de proteínas é recomendada baseada na avaliação laboratorial da função renal com a finalidade de evitar sobrecarga renal.

Para o cardiopata diabético com hiperuricemia, as proteínas ricas em purinas devem ser restringidas, o que se consegue orientando o paciente a ingerir quantidade moderada de proteína, com predominância daquelas provenientes do leite, queijo, vegetais e pão, perfazendo uma ingestão máxima de 150mg de purinas/dia.

Gorduras

Dietas hiperlipídicas a base de gordura monoinsaturada têm se mostrado favoráveis à manutenção do perfil glicêmico e de níveis mais baixos de LDL e VLDL-colesterol. Podem proporcionar menor fornecimento de CH e menor necessidade de insulina. A quantidade de colesterol ingerido não deve ser superior a 300mg/dia. O paciente diabético com peso adequado e sem alterações lipídicas importantes pode ser orientado a ingerir até 30% do total calórico na forma de gorduras, aproximadamente um terço de cada: poliinsaturadas, monoinsaturadas e saturadas.

Fibras dietéticas

No aspecto relacionado à ingestão de fibras, sobressaem as características dietéticas do grupo classificado como solúvel. As fibras solúveis (pectina, as gomas e certas hemiceluloses), encontradas em frutas, aveia, cevada e leguminosas, podem favorecer o paciente diabético. Entre os efeitos de sua ingestão encontram-se maior tempo de trânsito intestinal, menor esvaziamento gástrico, retardo da absorção de glicose, e menor glicemia pós-prandial e menor nível colesterol sangüíneo. A recomendação de fibras para indivíduos diabéticos é a mesma que para indivíduos não-diabéticos, sendo de 20-35g/dia, e 25 a 50% de fibras solúveis.

Micronutrientes — vitaminas e minerais

Quando a ingestão dietética é adequada, geralmente não é necessária a suplementação de vitaminas e minerais para a maioria das pessoas com *diabetes mellitus*.

Deficiência de cromo, ferro, vitamina E, vitamina B_{12} podem ocorrer. Recomendam-se, portanto, monitorização dos níveis séricos dos micronutrientes e suplementação quando houver deficiência detectada.

Álcool

O álcool aumenta os riscos de hipoglicemia para pessoas em tratamento com insulina ou sulfoniluréias.

O álcool representa uma fonte calórica concentrada (7kcal/g), devendo ser calculado como parte das calorias totais ingeridas. Para pessoas que fazem controle com insulina ou sulfoniluréias, o álcool deve ser consumido sempre junto com as refeições, sendo fundamental modificar-se o plano alimentar.

Fracionamento das refeições

O número de refeições deve ser estabelecido individualmente, de acordo com a atividade física e a terapia medicamentosa. O cuidado ao observar períodos de maior ação farmacológica (meia-vida) dos medicamentos coadjuvantes alia-se à prevenção de distúrbios metabólicos e ao aproveitamento do substrato energético. O mínimo de três refeições deve fazer parte do esquema alimentar do diabético, com o objetivo de minimizar complicações.

Recomendações nutricionais para o paciente diabético em nutrição enteral

O controle da hiperglicemia torna-se importante à evolução do quadro clínico. Evitando a hiperglicemia, hiperinsulinemia e hipertrigliceridemia pode-se obter as seguintes modificações metabólicas:

- ↑ Perfusão.
- ↓ Viscosidade sangüínea e agregabilidade.
- ↓ Coagulabilidade.
- ↓ Catecolaminas.
- ↑ Estresse oxidativo.
- ↑ Função leucocitária.
- ↑ Quimiotaxia.
- ↓ Adesão endotelial.
- ↑ Cicatrização.
- ↓ Infecções.

BIBLIOGRAFIA

American Dietetic Association – ADA. Position of the American Dietetic Association: health implications of dietary fiber. *J Am Diet Assoc.* 1993; 93(12):1446-7.

Albertini SM, Nicolau JC. Recomendações nutricionais no cardiopata com diabetes melito e hiperuricemia. *RSCESP.* 1997; 4:617-23.

American Diabetes Association. Nutrition recommendations and principles for people with diabetes mellitus. *Diabetes Care.* 1997; 20(1):514-7.

American Diabetis Association. Position statement nutrition. Recommendations and principles for people with diabetes mellitus. *Diabetic Care.* 1998; 21:32-5.

Augusto AL, Alves DC, Mannarino IC et al. *Terapia Nutricional.* Rio de Janeiro: Ateneu. 1993; 196-206.

Cadeddu G, Fioravanti P, Antonicelli R et al. Iperuricemia e rischio cardiovascolare: studio epidemiologico nell'anziano. *Minerva Cardioangiol.* 1995; 43:29-34.

Franz MJ, Horton ES, Bantle JP et al. Nutrition principles for de management of diabetes and related complications. *Diabetes Care.* 1994; 17:490-518.

Goodkim G. Mortality factor in diabetes. *Occup Med.* 1975; 23:105.

Grossman E, Messerli FH. Diabetic and hypertensive heart disease. *Ann Intern Med.* 1996; 125:304-10.

Laakso M. Lipids and lipoproteins as risk factors for coronary heart disease in non-insulin-dependent diabetes mellitus. *Ann Med.* 1996; 28:341-5.

Grossman E, Rosenthal T. Hypertensive heart disease and the diabetic patient. *Curr Opin Cardiol.* 1995; 10:458-65.

Harris M, Hamman R. Diabetes in America. *NIH Publication;* 1985:85-1468.

III Diretrizes sobre dislipidemia e Diretriz de prevenção de aterosclerose do departamento de aterosclerose da Sociedade Brasileira de Cardiologia. 2001; 77:lIII.

Janka HV. Increased cardiovascular morbidity and mortality in diabetes mellitus: identification of the high risk patient. *Diabetes Res Clin Pratc.* 1996; 30(suppl):85-8.

Kelley WN, Fox IH. Gout and related disorders of purine metabolism. In: Kelley WN et al, eds. *Textbook of Rheumatology.* Philadelphia: WB Saunders; 1985. 2 ed.

Kissebah AH. Intra-abdominal fat: is it a major factor in developing diabetes and coronary artery disease? *Diabetes Res Chin Pract.* 1996; 30(suppl):25-30.

Krause MTA, Mahan LK. *Alimentos, Nutrição e Dietoterapia.* São Paulo: Rocca, 1994; 559-90.

Loeb C. *Tratado de Medicina Interna.* Rio de Janeiro: Interamericana, 1977; 2005-30. 14 ed.

Martinez TR, Novazzi JP, Vale AL et al. Obesidade e coração. *Rev Soc Cardiol.* São Paulo. 1996; 4:447-51.

Muls E. Nutritional recomendations for the person with diabetes. *Clin Nutr.* 1998; 17:18-25.

National Institute of Health. Consensus development conference on diet and exercise in non-insulin-dependent diabetes mellitus. *Diabetic Care.* 1987; 10:639-44.

National Institutes of Health: health implications of obesity (Consensus Development Conference Statement). *Ann Intern Med.* 1985; 103:147-51.

Pyorala K, Steiner G. Will correction of dyslipoproteinaemia reduce coronary heart disease risk in patients with non-insulin-dependent diabetes? Need for trial evidence. *Ann Med.* 1996; 28:357-62.

Reboux P. *A Mesa e as Sobremesas dos Diabéticos*. São Paulo: Editora Nacional; 1933.

Reunanen A, TakKunen H, Knekt P et al. Hyperuricemia as a risk factor for cardiovascular mortality. *Acta Med Scand*. 1982; 668(suppl):49-59.

Rocha DM. Problemas do paciente diabético. *Rev Bras Med*. 1988; 45:205-7.

Sociedade Brasileira de Cardiologia. II Consenso Brasileiro sobre Dislipidemias. *Arq Bras Cardiol*. 1996; 67:1-5.

Soler NG, Bennett NA, Pentecost BL et al. Myocardial infarction in diabetic. *Q J Med*. 1975; 44:125-32.

Wardlaw GM, Insel PM. *Lipids: Perspectives in Nutrition*. Boston: McGraw-Hill, 1995; 108-48. 3 ed.

19 Fisiologia do Rim e Sistema Excretor

Cibele Isaac Saad Rodrigues
Fernando Antonio de Almeida

INTRODUÇÃO

Os dois rins, os dois ureteres, a bexiga e a uretra constituem o aparelho urinário, responsável pela formação da urina, eliminando diversos resíduos tóxicos do metabolismo.

Além de ser órgão depurador do organismo, os rins conservam substâncias fundamentais à preservação da vida, contribuem efetivamente para a manutenção da homeostase do meio interno, através da síntese e resposta à ação de importantes hormônios, que são fundamentais na manutenção do equilíbrio acidobásico, hidroeletrolítico e regulação da pressão arterial.

ESTRUTURA MACROSCÓPICA E MICROSCÓPICA RENAL

Macroscopia

Tratam-se de órgãos retroperitoneais que pesam cerca de 150g cada, em forma de grão de feijão, com uma borda convexa e outra côncava, na qual se situa o hilo (Fig. 19.1).

Os rins são constituídos pela cápsula, tecido conjuntivo denso, a zona cortical e a zona medular. O hilo contém vasos, nervos e cálices que se reúnem para formar a pélvis renal, a parte superior e dilatada do ureter.

Na zona medular encontramos 10 a 18 pirâmides, cujos vértices fazem saliência nos cálices renais. Estas saliências são denominadas papilas.

Microscopia

A unidade anatômica e funcional renal é o néfron, que é formado pelo corpúsculo de Malpighi (glomérulo), pelo túbulo contornado proximal (TCP), alça de Henle, túbulo contornado distal (TCD) e túbulos coletores (Fig. 19.1).

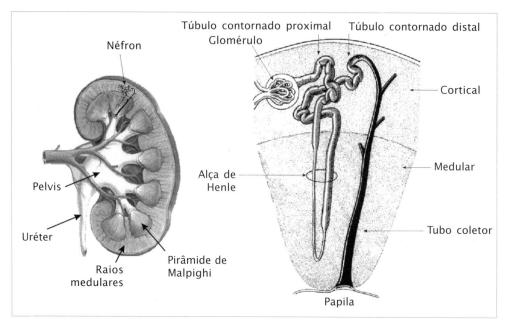

Figura 19.1 – Apresenta à esquerda um corte esquemático do rim onde se observa a localização de uma unidade funcional (néfron). À direita as diferentes partes do néfron.

Os corpúsculos renais e os túbulos contornados proximal e distal são de localização cortical, enquanto as alças de Henle situam-se na região medular.

O corpúsculo renal é constituído por um tufo, formado pela capilarização de uma arteríola aferente, que penetra pelo pólo vascular, por onde também sai a arteríola eferente. Esse tufo de alças capilares é denominado glomérulo, que é envolvido pelos folhetos visceral e parietal da cápsula de Bowman, uma estrutura de origem epitelial que recobre o tufo glomerular. Cada rim possui aproximadamente um milhão de glomérulos corticais, responsáveis pela formação do ultrafiltrado do plasma.

O sistema tubular participa dos processos de reabsorção e secreção, modificando o ultrafiltrado glomerular e formando a urina. Assim é que o TCP absorve 60 a 80% do cloreto, do sódio e da água do filtrado, além de toda a glicose, o bicarbonato e os aminoácidos.

A alça de Henle é a continuação do TCP que penetra na medula renal e depois retorna à região cortical, sendo responsável pela hipertonicidade medular, que regula a concentração urinária. A alça de Henle também reabsorve 15 a 20% do ultrafiltrado.

O TCD é uma estrutura cortical, responsável pela reabsorção de 3 a 5% do fluido tubular, pela secreção de potássio e auxilia na regulação do equilíbrio acido-básico.

A urina passa dos túbulos contornados distais para os dutos ou túbulos coletores (TC), que se aprofundam na medula em direção às papilas. É neles que ocorre o ajuste fino da quantidade de água na urina, por ação do hormônio antidiurético (ADH) ou vasopressina.

FORMAÇÃO DA URINA

O evento inicial no processo de formação da urina é a ultrafiltração glomerular. O ritmo de filtração glomerular (RFG) é aproximadamente 120ml/minuto, que equivale à soma do *trabalho* dos 2 milhões de glomérulos. É impressionante que o volume de plasma filtrado em um único dia seja ao redor de 170 litros, que representa cerca de 60 vezes o volume plasmático, refletindo a intensa perfusão sangüínea dos rins (25% do débito cardíaco). Se considerarmos que urinamos de 1 a 2 litros por dia, pode-se depreender que a vida do ser humano depende de que a maior parte do soluto e da água filtrada retorne por processos reabsortivos tubulares à circulação sistêmica.

Também é surpreendente que menos de 1% do sódio e da água filtrados sejam excretados e que praticamente todos os produtos catabólicos indesejáveis sejam depurados por esse sistema regulatório em quantidade tão pequena de urina. Dessa forma, podemos compreender a eficiência dos rins em manter a homeostase do meio interno, ou seja, o equilíbrio do líquido extracelular, que banha todas as células do organismo.

Para produzir o ultrafiltrado, o rim depende da função de *barreira* dos glomérulos, impedindo a passagem de proteínas plasmáticas. Para se ter uma idéia da importância dessa função, se as proteínas fossem livremente filtradas, 11,9kg se perderiam por dia, de um total de 300g existentes em todo plasma.

A membrana filtrante renal é formada pelos poros das células endoteliais (revestimento interno dos capilares), pela membrana basal glomerular e pela barreira formada pelos podócitos das células epiteliais da cápsula de Bowman (Fig. 19.2).

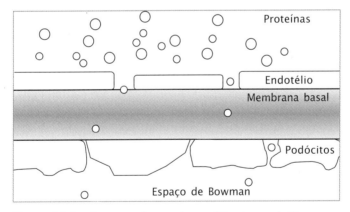

Figura 19.2 – Esquema da membrana filtrante renal. Observe a camada endotelial, a membrana basal glomerular e os podócitos.

Esta barreira filtrante retém todos os elementos celulares do sangue e praticamente todas as substâncias com peso molecular superior a aproximadamente 10.000 dáltons, em particular as proteínas plasmáticas. Desta forma, o ultrafiltrado glomerular se assemelha ao sangue, com exceção de seus elementos figurados e das proteínas intactas. Aminoácidos e frações de proteínas menores são filtrados e, como veremos adiante, totalmente reabsorvidos no TCP.

A filtração glomerular é determinada pelas características desta membrana e pela diferença de pressão hidrostática entre o sangue capilar e o fluido tubular. O ritmo de filtração glomerular (RFG) reflete, de forma geral, a função global dos rins, por isso é utilizada como o principal parâmetro da função renal. Do ponto de vista prático, para se determinar o RFG lança-se mão de uma substância que seja completamente filtrada pelos glomérulos e não seja secretada nem reabsorvida pelos túbulos. A medida do RFG é essencial para o conhecimento clínico da função renal e, embora não seja o método ideal, o *clearance* de creatinina é certamente o método mais difundido na prática médica, por ser a creatinina a substância endógena que mais se assemelha àquela descrita, totalmente filtrada, não secretada e nem reabsorvida pelos túbulos. Desta forma, a quantidade de creatinina presente na urina é igual à quantidade filtrada. Assim:

Quantidade de creatinina filtrada = Quantidade de creatinina excretada na urina

$Creat._{Plasma} \times$ Volume filtrado = $Creat._{Urinária} \times Volume_{Urinário}$

Volume filtrado (RFG) = $Creat._{Urinária} \times Volume_{Urinário} / Creat._{Plasma} /$ Tempo coleta

---

Existe também uma relação bem conhecida entre o RFG e os níveis plasmáticos da creatinina. Por isso, a simples dosagem plasmática desta substância nos dá uma boa idéia do RFG que por sua vez pode ser calculado de acordo com a fórmula de Cockroft-Gault, como segue:

$$Clearance \text{ de creatinina} = \frac{(140 - idade) \times peso}{K \times creatinina\ plasma}$$

idade (anos), peso (kg)
K = 72 (homens)
  85 (mulheres)
creatinina (mg/dl)

ÁGUA, OSMORREGULAÇÃO E ELIMINAÇÃO DE URINA CONCENTRADA E DILUÍDA

Os rins excretam produtos de degradação do metabolismo, água e eletrólitos através da urina. Desse modo, desde que a excreção seja igual à soma da quantidade ingerida e da produzida endogenamente, ocorre *equilíbrio*. A água corporal total corresponde aproximadamente 45 a 60% do peso corporal, estando 2/3 no interior das células e 1/3 no extracelular. A água extracelular é composta pelo líquido intravascular ou plasmático (1/12) e intersticial (1/4) (Fig. 19.3).

A manutenção do equilíbrio hídrico depende de uma adequada ingestão de líquidos, suficiente para repor as perdas obrigatórias pelo rim, pele, pulmões e fezes. Um adulto normal ingere cerca de 2.500ml por dia. As perdas extra-renais aproximam-se a 1.000ml e, portanto, são necessários 1.500ml de urina para eliminar os produtos do metabolismo e excessos da dieta, mantendo balanço zero de água.

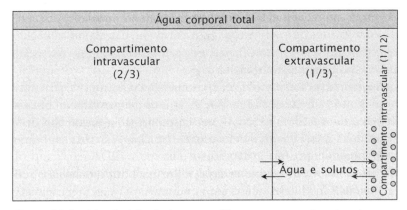

Figura 19.3 – Distribuição da água nos diferentes compartimentos do organismo: intracelular, extracelular e intravascular (plasmático). Observe que as proteínas ficam retidas no intravascular.

A osmolalidade se mantém constante, entre 280 e 320mOsm/kg de água, graças ao movimento constante entre os compartimentos hídricos do organismo e a capacidade de excreção de 750mOsm/dia de solutos, dos quais o mais importante é a uréia. A osmolalidade plasmática pode ser medida diretamente ou inferida utilizando-se a fórmula:

$$\text{Osmolalidade Plasmática} = 2 \times (Na + K) + (\text{uréia} / 5,6) + (\text{glicose} / 18)$$

Os dois principais fatores que mantêm o balanço hídrico são sede e vasopressina. Do ponto de vista prático, se um indivíduo normal não beber líquido, terá redução do volume de urina e osmolaridade urinária alta (até 1.300mOsm/l). Do mesmo modo, a ingestão excessiva de líquidos resultará em aumento do volume de urina e osmolaridade urinária baixa, inferior à plasmática, podendo inclusive ser inferior a 50mOsm/l.

Para concentrar e diluir a urina, o rim utiliza-se de um complexo mecanismo denominado "efeito unitário" e "efeito multiplicador" de contracorrente, produzido pelas alças de Henle. Tal mecanismo de transporte de solutos e água produz um gradiente de concentração no interstício renal, crescente do córtex para a medula. Os dutos coletores atravessam o interstício renal e, na presença de ADH, as células tubulares tornam-se permeáveis exclusivamente à água. Neste caso, com o efeito do ADH, a concentração do fluido tubular perde água para o interstício até equilibrar-se com sua tonicidade e o resultado deste efeito é a maior reabsorção de água e formação de urina concentrada. Quando há excesso de líquido no organismo, a neuro-hipófise reduz a secreção de ADH e as células tubulares tornam-se impermeáveis à água, cuja reabsorção é menor nos dutos coletores e a urina é eliminada diluída.

Nem todos os detalhes anatômicos e funcionais sobre o transporte de água e solutos estão completamente elucidados, mas todas as modificações do ultrafiltrado são dependentes de dois processos:

1. Absorção: movimento do soluto ou água do lume tubular para o sangue.
2. Secreção: movimento do soluto do sangue, ou do interior da célula para o lume tubular.

Essa passagem de substâncias através da membrana epitelial pode ser realizada por transporte *ativo* ou *passivo*. A diferença entre eles é que no transporte ativo há gasto de energia, pois se faz contra um gradiente de potencial eletroquímico, ou seja, contra o movimento espontâneo.

Por sua vez, o transporte passivo, embora requeira estruturas especializadas, obedece às forças físicas simples e ocorre por diferença de pressão ou concentração de um lado e outro da membrana. Em alguns casos ocorre o fenômeno de "arraste", como na absorção de K^+ no TCP, mas é mais freqüente ocorrer por diferenças de potencial eletroquímico, como a reabsorção e secreção de uréia.

O transporte ativo pode ser realizado por enzimas do tipo ATPase, que funcionam como *bombas*, cujo principal exemplo é a Na^+-K^+-ATPase já mencionada. Transporte ativo secundário ocorre por *co-transporte* ou *contratransporte*, que utilizam energia metabólica indiretamente.

O terceiro e último tipo de transporte ativo é a endocitose de proteínas pelas células tubulares que também arrasta sódio/cloreto e água.

RESPONSABILIDADE DOS DIFERENTES SEGMENTOS TUBULARES NA FORMAÇÃO DA URINA

Túbulo cntornado proximal (TCP)

O TCP absorve 2/3 de todo filtrado glomerular. No segmento inicial (S_1) predomina a absorção de bicarbonato de sódio; nos segmentos S_2 e S_3 o sódio é intensamente absorvido, junto com o cloreto. A absorção da água segue a do sódio e, por arraste, traz outros solutos como potássio, que é totalmente reabsorvido nesta porção do néfron. Por co-transporte, o Na^+ pode ser reabsorvido com aminoácidos, fosfato inorgânico, sulfatos, ácidos orgânicos, glicose e uréia.

Alça de Henle

Anatomicamente, esta porção do néfron tem os segmentos fino-descendente, fino-ascendente e uma região espessa ascendente.

As porções finas, tanto descendente quanto ascendente, são pouco adaptadas ao transporte ativo de água e solutos. Já a porção espessa absorve ativamente sódio, cloreto, potássio e bicarbonato através de co-transporte. Por difusão passiva há movimento de sódio, potássio, cálcio e magnésio para o interstício. Embora bastante permeável a eletrólitos, não o é para a água, fato da maior importância para a manutenção da hipertonicidade medular.

Túbulo contornado distal e coletor

O túbulo contornado distal é responsável pela reabsorção final de sódio (e cloreto) em troca por secreção de K para a luz tubular. Tal mecanismo é ativado pela aldosterona e aumenta quanto maior quantidade de sódio e volume chegam ao TCD.

Nos túbulos distal e coletor ocorrem os últimos ajustes na composição, tonicidade e volume urinários. Há pequena absorção de sódio e cloreto, secreção de potássio e, principalmente, absorção de água independente da de sódio, como foi referido no mecanismo de regulação da concentração e diluição urinárias.

Vários hormônios que regulam a composição final da urina atuam em sítios do néfron distal. São eles: vasopressina, aldosterona e fator natriurético atrial.

Finalizando, é necessário ressaltar que a função tubular é heterogênea quando consideramos néfrons corticais e justamedulares, que fazem o transporte de água e de eletrólitos de modo diverso.

REGULAÇÃO DO SÓDIO E O VOLUME EXTRACELULAR (VEC)

Na figura abaixo podemos observar a contribuição dos diferentes segmentos tubulares na reabsorção tubular do sódio (Fig. 19.4).

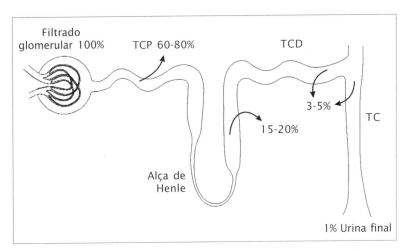

Figura 19.4 – Esquema do néfron e locais de reabsorção tubular do sódio e água.

Sua análise permite verificar que a maior quantidade de sódio é reabsorvida no TCP e na alça de Henle, embora a quantidade final seja, como já referido anteriormente, de responsabilidade do néfron distal. Para que o balanço de sódio seja mantido, há necessidade de que 99% do que é filtrado seja reabsorvido. A ingestão desse íon na dieta é variável e, dependendo dos costumes dos diversos povos, pode ser de 50 a 350mEq/dia. A quantidade habitualmente filtrada é de 20.000mEq/dia, porém, na urina final dos povos ocidentais só aparecem cerca de 150mEq, quantidade semelhante ao que foi ingerido nos alimentos sob a forma de sais naturais de sódio e cloreto de sódio adicionado.

Por ser o íon positivo em maior quantidade fora das células, o cátion é essencial na manutenção do volume extracelular e tem regulação extremamente complexa e rigorosa.

Hormônio anti-diurético (ADH)

A concentração plasmática de sódio é mantida constante (140mEq/l) pela osmorregulação realizada pelo ADH, que é secretado em resposta ao estímulo aos osmorreceptores hipotalâmicos. Quando ingerimos sódio, o hipotálamo secreta ADH que aumenta a sede e a ingestão de água, reduzindo sua excreção, com retenção de volume. Os efeitos combinados são a diminuição da osmolalidade e do sódio plasmáticos e o aumento da osmolalidade urinária. Ao mesmo tempo, ficou retido no organismo um excesso de sódio/volume que será eliminado num segundo momento pela redução da atividade do sistema renina-angiotensina-aldosterona e aumento do peptídeo natriurético atrial (ANP).

Sistema renina-angiotensina-aldosterona (SRAA)

As células justaglomerulares da arteríola aferente produzem renina, que age clivando o angiotensinogênio em angiotensina I. Esta última, principalmente através da enzima conversora da angiotensina, forma a angiotensina II (AII), que é o principal estímulo para a liberação de aldosterona. A AII, por efeitos diretos no TCP, pela vasoconstrição intra-renal e por ativar a secreção de aldosterona, aumenta a reabsorção de sódio/água e o VEC.

A diminuição da pressão arterial sangüínea e da pressão de perfusão renal, o aumento do transporte de sódio no TCD e a hiperatividade simpática renal ou sistêmica, são potentes estímulos para liberação de renina e conseqüente retenção de sódio/água pela geração subseqüente dos hormônios AII e aldosterona, na tentativa de restabelecer o VEC e a perfusão renal. Quando há excesso de VEC, o SRAA tem ação inversa: reduz sua atividade e elimina sódio/volume.

Receptores de volume

Pacientes com depleção de volume circulatório efetivo secretam ADH por estímulo aos barorreceptores aferentes parassimpáticos. Pequenas reduções agudas no volume aumentam renina e catecolaminas, mas não interferem com a liberação do ADH, que é mais sensível a pequenas alterações na osmolalidade.

Peptídeo natriurético atrial (ANP)

É sintetizado principalmente pelas células atriais, quando ocorre distensão desta cavidade cardíaca. É secretado quando o excesso de volume distende o átrio direito.

Trata-se de polipeptídeo vasodilatador direto, com efeitos diurético e natriurético, atuando por efeito hemodinâmico e também diretamente, por inibição da absorção de sódio no túbulo coletor, sendo importante na regulação do volume circulante.

O PAPEL ENDÓCRINO DO RIM

Os rins sintetizam hormônios e substâncias vasoativas com efeitos endócrinos (à distância), parácrinos (em células ou tecidos próximos) e autócrinos (na mesma célula). Os principais hormônios produzidos pelos rins são a eritropoetina, a vitamina D ativa e a enzima renina, que regula toda a atividade do SRAA. Outras substâncias vasoativas importantes na regulação da pressão arterial e do metabolismo do sódio, mas que não são produzidas exclusivamente pelos rins são: a endotelina, as prostaglandinas e as calicreína-cininas.

A produção renal da eritropoetina se dá principalmente em resposta à hipóxia, indo atuar à distância, estimulando todo o processo de produção, maturação e liberação de glóbulos vermelhos pela medula óssea.

A 1,25(OH)$_2$-colecalciferol é o metabólito ativo da vitamina D e o rim é o responsável pela hidroxilação na posição 1. Possui ações diretas e indiretas no intestino, tecido ósseo, paratireóides e no próprio rim, interferindo na homeostase do cálcio e do fósforo, como será visto posteriormente.

Por outro lado, muitos hormônios produzidos em locais distantes agem no rim, como ocorre com a vasopressina (ADH), que é sintetizada pelo hipotálamo e se constitui no principal determinante da osmolalidade urinária; a aldosterona, que produzida pela zona glomerulosa da adrenal, regula a composição final da urina, por interferir no balanço de sódio/volume e do potássio; o paratormônio (PTH), um polipeptídeo proveniente das paratireóides, cuja secreção varia inversamente à concentração sangüínea de cálcio; e, finalmente, a insulina, hormônio responsável pela utilização celular de glicose, também promove reabsorção de sódio e água sendo, em parte, metabolizada nos rins.

Vale ressaltar que há todos os componentes do sistema renina-angiotensina-aldosterona no rim, cujas principais funções são: a regulação da pressão arterial sistêmica e do volume extracelular, a manutenção da hemodinâmica glomerular e renal, bem como o controle da excreção urinária de sódio e potássio. Muitos hormônios e enzimas não têm um único local de produção e atuação, agindo ora sinergicamente, ora como sistemas de contrabalanço.

Recomendamos a leitura de textos especializados para uma melhor compreensão desta função hormonal dos rins.

HOMEOSTASIA DO ÍON POTÁSSIO

O potássio (K$^+$) é o principal cátion do espaço intracelular e apenas 2% encontra-se no compartimento extracelular. Os níveis séricos normais variam entre 3,8 e 5,1mEq/l e, embora facilmente mensuráveis, têm pouca importância quantitativa, quando comparados aos estoques dentro das células (150mEq/l). Porém, do ponto de vista clínico, a dosagem de potássio sangüíneo, quando analisada em conjunto com o pH, nos oferece referência segura dos desvios deste íon.

É a bomba de Na$^+$-K$^+$-ATPase, presente em todas as membranas celulares, a responsável direta pela movimentação constante de sódio e potássio, separando os compartimentos intra e extracelular, transportando ativamente o sódio para fora e o potássio para dentro das células, de forma dinâmica atendendo às necessidades do organismo.

O potássio intracelular participa de várias funções, como a síntese de proteínas e glicogênio, mas seu papel fundamental é na excitabilidade elétrica das membranas, especialmente das células dos sistemas neuromuscular e cardiovascular.

Quando ocorre hiperpotassemia, há redução do limiar de despolarização da membrana celular, com conseqüente aumento de sua excitabilidade. Por outro lado, a hipopotassemia determina aumento do limiar de despolarização e redução da excitabilidade da membrana celular.

Dependendo da rapidez e gravidade do distúrbio no equilíbrio do íon potássio, quer para mais ou para menos, teremos alterações na despolarização das membranas neuromusculares, que resultam em sintomas como fraqueza muscular, paralisia, arritmia cardíaca e até morte por parada cardíaca.

Balanço do potássio

O equilíbrio entre a oferta exógena, as perdas intestinais (10 a 20%) e, principalmente, renais (80 a 90%) de potássio, assim como seus deslocamentos entre os espaços intra e extracelulares, são os principais determinantes dos níveis séricos deste íon. O *balanço externo* é a diferença obtida entre a oferta de K^+ através da alimentação e as perdas para o meio externo.

A dieta ocidental contém de 50 a 100mEq de K^+ por dia. A perda enteral e pelo suor é, nestas condições, de apenas 5 a 10% e, praticamente, todo o equilíbrio externo é realizado pelos rins, cuja excreção varia de 35 a 90mEq/dia. Quando houver diminuição da ingestão ou perda intestinal excessiva (vômitos ou diarréia), os rins tentarão compensar a hipopotassemia com aumento da reabsorção tubular.

O *balanço interno* por sua vez, regula o intercâmbio de K^+ entre os compartimentos intra e extracelulares. Esse balanço depende de fatores reguladores, dos quais destacam-se: o pH sangüíneo, a aldosterona, a insulina, os agonistas α_2 adrenérgicos, além da osmolalidade plasmática.

Qualquer alteração do equilíbrio acidobásico altera o K^+ intra e extracelular. A acidose metabólica promove a saída deste íon para o espaço extracelular, resultando em hiperpotassemia e, a alcalose desloca-o para o interior da célula. Por sua vez, variações dos níveis de K^+ também influenciam o pH, como por exemplo, a ocorrência de alcalose metabólica na deficiência grave de K^+.

A insulina estimula a captação celular de K^+, as catecolaminas podem diminuir os níveis plasmáticos de K^+, através dos receptores α_2 adrenérgicos. Drogas agonistas β_2 como o salbutamol e o fenoterol estimulam a Na^+-K^+-ATPase e a entrada de K^+ para as células, à semelhança dos inibidores de AMP cíclico, como a teofilina. O estímulo adrenérgico pode, conseqüentemente, produzir hiperpotassemia.

A aldosterona estimula a secreção de K^+ pelas glândulas salivares, cólon e células renais principais dos túbulos contornados distais e coletores corticais promovendo secreção de K^+ e H^+ e retenção de sódio. A hiperpotassemia estimula diretamente o córtex adrenal, enquanto a hipopotassemia inibe a secreção de aldosterona.

Aumentos na tonicidade plasmática podem acompanhar-se de desidratação intracelular, com compensatório deslocamento da água, que "arrasta" o K^+ consigo.

O papel do rim na regulação do balanço externo de K⁺

Os rins promovem o ajuste fino na excreção de K⁺, uma vez que a excreção fecal é pequena e sofre poucas influências.

Normalmente, dos 90% da carga filtrada de K⁺ (ao redor de 700mEq/dia), 70% são reabsorvidas passivamente, principalmente através de transporte passivo no túbulo proximal, acoplado ao processo de absorção ativa de Na⁺.

Na porção fina descendente da alça de Henle há provavelmente secreção de K⁺ por processo de reciclagem deste íon, mas é na porção espessa ascendente que ocorre ao redor de 20 a 25% de reabsorção, por mecanismo de co-transporte.

Assim, menos do que 10% da carga filtrada é manuseada pelos túbulos distais e coletores, que captam K⁺ ativamente, secretando-o para a luz tubular. Apesar desses segmentos serem eminentemente secretores, também ocorre reabsorção ativa nos mesmos.

Em indivíduos normais, o balanço é igual a zero, pois a ingestão se iguala à excreção (fecal + renal), mesmo com dietas muito pobres ou ricas em K⁺.

Em resumo, o túbulo proximal e a alça de Henle reabsorvem todo o potássio filtrado e pouco influenciam sua excreção urinária, e a porção final do túbulo distal e o túbulo coletor são os responsáveis diretos pelo balanço externo de K⁺.

EQUILÍBRIO ACIDOBÁSICO

Face à maioria dos regimes alimentares, o metabolismo orgânico tende a produzir um excesso de radicais ácidos. De modo geral, esses resíduos são neutralizados por um ou mais dos sistemas tampões existentes para, posteriormente, serem eliminados definitivamente, seja através dos pulmões (ácidos voláteis), seja pelos rins (ácidos fixos).

Esses mecanismos de tamponamento são os responsáveis pela manutenção do pH extracelular ao redor de 7,4, visto que pequenas quantidades de ácidos ou bases fortes levariam o pH a limites incompatíveis com a vida.

Os tampões sangüíneos podem ser divididos em sistema do ácido-carbônico-bicarbonato (HCO_3^-/CO_2) e outros (fosfatos, sulfatos, hemoglobina e proteínas plasmáticas). Embora todos atuem sinergicamente, quantitativamente, o mais importante é o HCO_3^-/CO_2. No meio intracelular os tampões são os proteinatos e fosfatos, mas sua mensuração não é possível na prática clínica. Entretanto, quando há excesso ou falta de H⁺ fora das células, este é tamponado no meio intracelular por troca de H⁺ por K⁺ intracelular. Isto significa que na acidose (excesso de H⁺) ocorre hiperpotassemia e na alcalose (falta de H⁺) ocorre o inverso, ou seja, hipopotassemia.

Além dos sistemas tampões circulantes e celulares, os pulmões, através da eliminação de ácido volátil (CO_2), e os rins mantêm o pH sangüíneo "constante".

Papel dos rins na regulação do equilíbrio acidobásico

Os rins reabsorvem todo o bicarbonato filtrado e excretam H⁺ pela eliminação de ácidos fixos e amônio (Fig. 19.5).

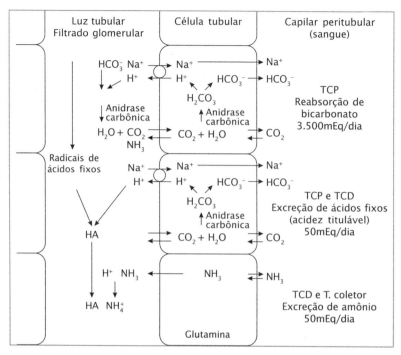

Figura 19.5 – Mecanismos renais de acidificação urinária e regulação do equilíbrio acidobásico.

Reabsorção do bicarbonato – o bicarbonato que atravessa a membrana glomerular costuma ser reabsorvido quase na totalidade nas primeiras porções do túbulo contornado proximal. Esta reabsorção é bifásica: inicialmente o sódio é permutado por radicais de hidrogênio, que se combinam com o bicarbonato presente no lume, dando origem a ácido carbônico, que, pela ação da anidrase carbônica presente na borda em escova do TCP, dissocia-se em CO_2 e H_2O. O gás carbônico difunde-se através da membrana celular, regenerando o bicarbonato dentro das células tubulares, em reação novamente catalisada pela anidrase carbônica. A molécula de bicarbonato formada é transportada para fora da célula, retornando à circulação.

Excreção do íon hidrogênio – os íons H^+ presentes na urina estão na forma tamponada, sendo eliminados através da formação de ácidos fixos (acidez titulável) e pela excreção de amônio.

Nas porções mais distais do TCP e do TCD, o H^+ é secretado para a luz tubular. Como nestas porções o pH é inferior ao intracelular, pois o bicarbonato já foi reabsorvido, o H^+ liga-se fortemente aos ânions de ácidos fortes, principalmente o ácido fosfórico, formando o fosfato diácido que acidifica a urina. A forma de quantificar a excreção dos ácidos fixos é titular a urina com base até igualar ao pH sangüíneo, daí o nome acidez titulável.

Formação de amônio – o mediador deste processo é o radical NH_3 produzido principalmente a partir da desaminação da glutamina. O NH_3 é apolar e atravessa a membrana celular em direção ao lume, onde incorpora íons H^+, formando cátions

NH_4^+ (amônio). Resta uma pequena parte de íons H^+ livres que determinam a acidificação urinária com valores de pH ao redor de 4,5. Em condições fisiológicas a oferta diária de resíduos ácidos é de aproximadamente 100mEq de H^+, que são excretados na forma de ácidos fixos e amônio.

Nos estados graves de acidose metabólica, os rins podem eliminar até 500mEq de ácidos por dia, diminuindo o pH da urina a valores de apenas 4,0.

Para efeito didático podemos resumir a eliminação renal de ácidos através da seguinte fórmula:

$$H^+ \text{ excretado} = AT + NH_4^+ - HCO_3^-$$

O bicarbonato eliminado deve ser subtraído, porque a cada HCO_3^- excretado, corresponde um íon H^+ retido.

PAPEL DOS RINS NO METABOLISMO DO CÁLCIO E FÓSFORO

O metabolismo do cálcio e do fósforo é complexo e regulado pela vitamina D, paratormônio (PTH) e calcitonina. Os rins têm papel importante na excreção do cálcio e do fósforo presentes na alimentação e oriundos do metabolismo ósseo. As concentrações plasmáticas de cálcio e fósforo são inversamente proporcionais, ou seja, quando o cálcio se eleva o fósforo cai e vice-versa, mantendo o produto cálcio x fósforo "constante", próximo ao valor 30. Os rins são responsáveis pela eliminação de quase todo o cálcio ingerido na alimentação. O cálcio é filtrado em grande quantidade e sua excreção na urina final depende de quanto é reabsorvido, principalmente no TCP. A carga de cálcio excretada pelos rins acompanha a excreção de sódio, sendo proporcional à ingesta de sal. Os rins são também responsáveis pela eliminação do fosfato do organismo e isso ocorre por filtração glomerular e secreção tubular. Estas funções tubulares (reabsorção de cálcio e secreção de fósforo) são estimuladas pelo PTH.

A vitamina D presente nos alimentos é transformada, na pele, em colecalciferol, pela ação dos raios ultra-violetas. Para que se torne ativa, sofre duas hidroxilações na posição 1 (rins) e 25 (fígado), gerando seu metabólito mais ativo, ou seja, a $1,25(OH)_2$-colecalciferol, responsável pela absorção intestinal do cálcio e por parte de seu depósito ósseo. O maior estímulo para depósito de cálcio ósseo é proveniente da calcitonina.

O principal estímulo para produção do hormônio da paratireóide (PTH) é a redução do cálcio plasmático. Quando isso ocorre, o PTH eleva-se no sangue, retira cálcio dos ossos e aumenta a reabsorção de cálcio e a excreção de fósforo pelos rins, restabelecendo os níveis plasmáticos de ambos.

Desta forma, a manutenção do metabolismo do cálcio e fósforo dependem não somente da ingesta destas substâncias, mas do perfeito funcionamento e equilíbrio das ações renais, intestinais e ósseas da vitamina D, PTH e calcitonina.

BIBLIOGRAFIA

Barros E, Manfro R, Thomé F, Gonçalves LF. *Nefrologia: Rotinas, Diagnóstico e Tratamento*. Porto Alegre: Artes Médicas; 1994:280. 1 ed.

Brenner BM. *The Kidney*. Philadelphia:WB Saunders. 1996; 3-71. 5 ed.

Guyton AC, Hall JE. *Medical Physiology*. Philadelphia:WB Saunders. 1996; 297-347. 9 ed.

Junqueira LC, Carneiro J. Aparelho Urinário. In: Junqueira LC, Carneiro J. *Histologia Básica*. Rio de Janeiro: Guanabara Koogan. 1999; 315-331. 5 ed.

Riella MC. *Princípios de Nefrologia e Distúrbios Hidroeletrolíticos*. Rio de Janeiro: Guanabara Koogan. 1996; 740. 3 ed.

Riella Mc, Martins C. Noções de Anatomia e Fisiologia Renal. In: Riella MC, Martins C. *Nutrição e o Rim*. Rio de Janeiro: Guanabara Koogan. 2001; 3-11. 1 ed.

Rose BD, Rennke HG. *Fisiopatologia Renal*. 1 ed. Rio de Janeiro: MEDSI. 1999; 336.

Rose BD, Post TW. *Upto Date® Inc. Software*. 2000; 8(1).

Valtin H, Shafer J. *Renal function*. Boston: Little Brown and Company. 1995; 1-209. 3 ed.

Zatz R. *Fisiopatologia Renal*. São Paulo: Atheneu. 2000; 2:328. 1 ed.

20 Nutrição nas Endocrinopatias

Joel Faintuch
Celso Cukier
Salomão Faintuch Filho
Joaquim José Gama-Rodrigues

INTRODUÇÃO

As moléstias endocrinológicas não são avessas a transtornos do estado nutricional. O hiper e hipotireoidismo incentivam, respectivamente, a redução e o aumento de peso, o hiperadrenocorticalismo (doença de Cushing), assemelha-se tanto com a obesidade masculina (tipo andróide) que muitos postulam um excesso de ação do cortisol, também nesta condição, e o *diabetes mellitus* tipo II é freqüentemente precipitado pela adiposidade excessiva, em ambos os sexos, somente para citar alguns exemplos.

Durante as últimas duas ou três gerações, indivíduos que, sem causa aparente, começavam a notar fortes desequilíbrios na balança ou nas medidas de suas roupas, eram aconselhados a incluir uma consulta ao especialista em "glândulas" entre suas prioridades. Porque as afecções endócrinas ocupam uma parcela relativamente pequena do tempo e dos estudos das equipes de terapia nutricional, na maioria das instituições?

Várias justificativas podem aqui ser aventadas. Os distúrbios assinalados pendem para a vertente do aumento de peso, hipótese que foge da atuação de muitas equipes terapêuticas. Mesmo quando um emagrecimento está em foco, tipicamente estamos diante de modificações crônicas atendidas em consultório, não de alterações abruptas da composição corpórea ou da competência imunológica que ameaçam a sobrevida imediata do doente. Somente poucas destas aberrações exibem peculiaridades metabólicas que justifiquem dietas únicas, suplementos diferenciados, ou regimes de tratamento específicos.

Correndo o risco da simplificação excessiva, pode-se afirmar que em termos de avaliação nutricional, planejamento da terapêutica de suporte, monitorização clínica e bioquímica, e orientação a longo prazo, as praxes usuais para outros pacientes geralmente se aplicam aos casos desta especialidade, ressalvando os diabéticos graves, principalmente dependentes de insulina, que constituem um contingente não infreqüente, trabalhoso e de risco aumentado.

Talvez a culpa seja da "popularização" de algumas endocrinopatias no mundo moderno, principalmente do próprio *diabetes mellitus* que, juntamente com a obesidade, incide em milhões de pacientes no nosso país e em todo o mundo. Qualquer tentativa de segregação muito rígida destas nosologias se mostraria irreal e mesmo supérflua. Efetivamente, boa parte das dietas enterais modernas, para se ater a um exemplo, já são formuladas sem carboidratos simples, e com perfil lipídico pobre em colesterol e saturados, como se antecipassem as necessidades desta parte da sua clientela.

Os hormônios não são apenas pequenas moléculas dotadas de grandes efeitos, eles realmente controlam grandes blocos da nossa economia, em situações fisiológicas e patológicas. Desta forma, seu estudo se reveste de implicações diagnósticas, terapêuticas e prognósticas que em muito ultrapassam os limites das doenças endócrinas.

Neste capítulo será brevemente abordada somente uma endocrinopatia clássica (*diabetes mellitus*), porém, analisadas algumas aplicações hormonais relevantes para a avaliação e terapêutica coadjuvante da terapia nutricional em geral.

TERAPIA NUTRICIONAL DO DIABÉTICO HOSPITALIZADO

Diabetes mellitus (DM) é um distúrbio primário heterogêneo do metabolismo dos carboidratos, com múltiplos fatores etiológicos que geralmente envolvem deficiência absoluta ou relativa de insulina e/ou resistência à insulina. Indiferentemente de sua causa, manifesta-se clinicamente por hiperglicemia e suas conseqüências.

HISTÓRICO

O nome *diabetes mellitus* deve-se a Aretaeus de Capadócia (médico grego que viveu em Roma, ±120-200 DC) e Celsus (médico romano, primeiro século), que, ao descreverem a doença, relacionaram o nome *diabetes* a "síphon" (tubo) e *mellitus* a "melli" (mel ou açúcar).

A história da dietoterapia no tratamento da DM iniciou-se no Egito antigo. Até meados de 1912, a concepção dos parâmetros dietoterápicos variou entre oferta de dietas ricas em carboidratos (egípcios, 2000 a.C.; Aretaeus, 200 d.C.; T. Willis, 1675), dietas com restrição em carboidratos (J. Rollo, 1797; C. H. Pile, 1860; Bouchardat, 1870), novamente dietas hiperglicídicas (Dujardim, 1889; Von Noordem, 1902) e terapia nutricional hipoglicídica (F. Allen, 1912).

Vinhos adoçados, bebidas "fortificadas", grãos variados, batatas em várias preparações, animais silvestres e suínos especialmente preparados para fins medicinais são encontrados como referência nutricional para DM no decorrer histórico.

O único tratamento eficaz até 1921 baseava-se na dietoterapia. Os cuidados nutricionais caracterizavam um quadro de desnutrição em vista das limitações impostas aos pacientes, seguindo orientações de rigorosa restrição aos carboidratos. Após 1922, as tentativas de preparar extratos pancreáticos obtiveram algum sucesso. O emprego da insulina teve início após 1936. Em 1955, as sulfoniluréias começaram a ser usadas como terapia hipoglicemiante oral. Profissionais de saúde dispõem, atualmente, de diferentes formulações de insulinas, hipoglicemiantes orais de meia-vida curta e pós-prandiais.

MODIFICAÇÕES NUTRICIONAIS NO DM

Dentre as anormalidades lipoprotéicas mais comuns, destacam-se: níveis aumentados de lipoproteínas de muito baixa densidade (VLDL-colesterol) e de triglicerídeos, e níveis reduzidos de lipoproteínas de alta densidade (HDL-colesterol). A hipertrigliceridemia observada em pacientes diabéticos pode estar correlacionada à hiperuricemia. A obesidade (predominantemente do tipo visceral) também se relaciona de maneira estreita com o diabetes, especialmente do tipo II. Hipertrigliceridemia, intolerância à glicose, resistência à insulina, hipertensão arterial e hiperuricemia podem estar presentes. Na doença cardiovascular, notadamente na gênese da aterosclerose, identifica-se o *diabetes mellitus* como fator de risco primário. Essas duas patologias podem estar inter-relacionadas em 40 a 60% dos casos.

O infarto agudo do miocárdio, em mulheres na faixa etária inferior a 40 anos, possui relação direta com *diabetes mellitus* e/ou história familiar de distúrbio lipídico. Existe correlação importante entre episódios isquêmicos miocárdicos caracterizados como silenciosos e o diagnóstico de doença diabética.

CLASSIFICAÇÃO

O *diabetes mellitus* pode ser classificado em insulinodependente (DMID) ou tipo I, ou não insulinodependente (DMNID) ou tipo II. As principais diferenças dos tipos de *diabetes mellitus* estão apresentadas na tabela 18.1 (pág 169).

COMPLICAÇÕES

As principais complicações agudas e crônicas do *diabetes mellitus* estão expostas no quadro 20.1.

Quadro 20.1 – Principais complicações agudas e crônicas do DM.

AGUDAS	CRÔNICAS
Cetoacidose diabética	Retinopatia
Cetoacidose alcoólica	Nefropatia
Síndrome hiperosmolar não-cetótica	Neuropatia
	Doença cardiovascular
	Lesões dermatológicas

As metas específicas do auxílio nutricional no diabético agudamente enfermo, além daquelas exigidas pelo seu problema atual, são duas: amenizar as oscilações da glicemia, e não sobrecarregar o metabolismo lipídico com componentes aterogênicos. Fogem dos propósitos tentativas mais ambiciosas de corrigir aberrações associadas como resistência insulínica, obesidade, imunodeficiência ou gastroparesia, assim como de influenciar o estilo de vida mediante padronização dos tipos e horários de refeições e adoção de exercícios físicos. A prioridade é reduzir a morbidade e mortalidade dos problemas atuais e supervenientes, e não costuma haver tempo para alvos a longo prazo em programas com duração não superior a dias ou semanas.

DIABETES INSULINODEPENDENTE

Estes são os casos mais complexos, pois além de maior instabilidade dos níveis glicêmicos e perigo mais palpável de coma, principalmente hiperosmolar, a hipoglicemia também pode se fazer presente de forma abrupta e traiçoeira. Os casos mais difíceis (e mais característicos de terapia nutricional) são os de descompensação por intercorrências hipermetabólicas, notadamente sepse, trauma, cirurgia de grande porte, transplante de órgãos, grandes anormalidades isquêmicas ou fenômenos tromboembólicos.

DIABETES NÃO-INSULINODEPENDENTE

Embora em princípio de manejo mais dócil e gratificante, não se pode desprezar o fato de que intercorrências cirúrgicas e doenças críticas podem rapidamente deteriorar a tolerância à glicose destes doentes, convertendo-os em consumidores temporários de insulina.

NUTRIÇÃO PARENTERAL

Trata-se da modalidade mais exigente, onde os riscos são máximos e as opções de formulação bastante apertadas, porém com monitorização intensiva e supervisão cuidadosa, estes pacientes conseguem ser assistidos com sucesso e um mínimo de acidentes.

Nutrição parenteral tradicional (2-em-1): durante os primórdios da alimentação venosa este era o esquema mais utilizado em nosso meio, até pela escassez de emulsões de gordura no mercado. Considerando-se o fato de que nesta variante, cerca de 80% das calorias ofertadas são sob a forma de carboidratos, e exclusivamente monossacárides (glicose), com imediato impacto sobre a glicemia do paciente, há chances para uma evolução desfavorável.

Para prevenir hiperglicemia, quantidades substanciais de insulina são obrigatórias, e pequenos desajustes na sincronização das ofertas às vezes precipitam quedas da glicemia igualmente preocupantes. Estabeleceu-se, nesta oportunidade, a praxe de que no diabético em suporte venoso, a glicemia "ideal" deve ser de 150 a 200mg/100ml, a fim de fornecer uma margem de segurança para a hipoglicemia, que é mais perigosa e de repercussões mais imediatas que o desvio oposto. Permanece de pé também a recomendação de evitar mais que 35kcal/kg/dia em certas circunstâncias, prescrevendo-se bem menos, a fim de manter o influxo global de carboidratos dentro de limites controláveis.

Uso da insulina na NPT: até hoje se discute a melhor via de entrada e modalidade de insulina. Nos primeiros dias esta deve ser sempre de ação curta (insulina simples ou regular), com preferência para a via subcutânea, empregando-se a rota venosa apenas nas emergências. Não obstante, há muitos adeptos da adição de insulina simples ao frasco de solução nutritiva, o que teoricamente compatibilizaria e sincronizaria as duas entradas, de glicose e insulina.

Trata-se de uma premissa apenas parcialmente verdadeira, porque as meias-vidas são inteiramente diferentes (minutos para a glicose, e pelo menos 2-3 horas para a insulina), e a mistura física nem sempre é perfeita, com tendência ocasional da insulina a se dissolver em camadas (*layering*), promovendo irregularidades na administração. Outra dúvida prende-se à adsorção da droga pelas paredes de vidro ou de plástico do recipiente de infusão, interferindo na sua biodisponibilidade, porém tal risco pode ser reduzido introduzindo-se mínima quantidade de heparina no preparado (0,1ml ou 500UI).

O cálculo da dose também é objeto de discussões antigas. Não somente a sensibilidade de cada indivíduo é diferente, como fatores externos numerosos interferem na resposta, principalmente catecolaminas e outros hormônios contra-regulatórios, liberados por sepse, processos isquêmicos e inflamatórios, febre, trauma, necroses e hemorragias. Outrossim, desidratações ou hiperidratações interferem na regulação renal da glicose, falseando para mais ou para menos o efetivo equilíbrio glicêmico do organismo.

Ainda assim, a maioria dos grupos baseia-se numa primeira abordagem, na proporção entre 5 e 10g de glicose ofertada para cada unidade de insulina, ou no caso das injeções subcutâneas, nas tabelas baseadas na glicemia amplamente disponíveis, que começam com 3-5U para glicemias de 200-250mg/100ml, chegando a 12-20U quando o patamar se eleva a 350-400mg/100ml. Após alguns dias de terapêutica nutricional, com a estabilização da oferta e também dos níveis glicêmicos do enfermo, é possível transferir-se metade até 2/3 da quota diária de insulina regular para uma forma de ação intermediária (insulina NPH).

Vale enfatizar os níveis de emergência para as taxas glicêmicas. Embora a hipoglicemia seja definida como concentração < 50mg/100ml, taxas < 80mg/100ml já são preocupantes em doentes insulinodependentes recebendo nutrição parenteral, e devem justificar a pronta suspensão da insulina, ou substituição do soro se a mesma estiver incorporada à mistura nutritiva. De igual sorte, glicemia igual ou superior a 400mg/100ml implica risco iminente de hiperosmolaridade grave e coma, devendo-se, evidentemente, suspender não a insulina mas a fonte de glicose. Em outras palavras, a terapia nutricional deve ser urgentemente interrompida, até que a hiperglicemia seja normalizada e suas eventuais causas suprimidas ou pelo menos estabilizadas.

A hidratação dos pacientes fortemente hiperglicêmicos nunca deve ser omitida, utilizando-se soro fisiológico se o sódio sérico estiver reduzido e não houver contra-indicações cardiológicas, ou soro glicosado a 5% com insulina adicional nas demais situações. Atenção deve ser dada aos eletrólitos intracelulares (potássio, magnésio e sobretudo fosfato), igualmente depletados nestas circunstâncias. A diurese profusa induzida pela glicosúria prolongada é nociva e a reposição hidroeletrolítica judiciosa auxilia na restauração da homeostase.

Mistura lipídica (3-em-1): é a opção mais praticada nos pacientes livres de hiperlipidemia. As atenções com a glicemia e a insulina são semelhantes às do item anterior, porém na medida em que a carga de glicose administrada é marcadamente aliviada pelas calorias das gorduras (20-40% da prescrição total, desde que o lipidograma do paciente seja monitorizado e não se altere), as dificuldades e os acidentes hiper e hipoglicêmicos são minimizados.

NUTRIÇÃO ENTERAL

Aqui os obstáculos são consideravelmente atenuados pela existência de diversos preparados comerciais específicos para esta situação. Conta-se com a possibilidade de interferir na glicemia e na lipidemia mediante utilização de proteína da soja, carboidratos complexos, fibras, antioxidantes, e fontes lipídicas modificadas (ácidos graxos poli e monoinsaturados).

A maioria dos grupos opta por dietas numericamente semelhantes às convencionais (50-60% de carboidratos, 30-40% de lipídios, 15-20% de proteínas), suprimindo mono e dissacárides, e restringindo colesterol e gorduras saturadas (< 10% das calorias totais). A proteína da soja apresenta propriedades protetoras e anti-aterogênicas no diabetes e foi recentemente endossada neste contexto por entidades internacionais. Também os ácidos graxos monoinsaturados constituem uma fonte de energia saudável e não hiperglicemiante, constituindo-se em prioridade nas preparações modernas.

Um avanço significativo foi a incorporação definitiva das fibras nesta alimentação, com preferência para misturas diversificadas com predominância das solúveis. Efetivamente, estas últimas modulam a absorção de carboidratos abaixando o índice glicêmico da formulação, porém inibem também a passagem de colesterol, exercendo pois uma dupla ação benéfica nos diabéticos.

Diabéticos com mais de 20 anos de história, mas raramente também enfermos com evoluções relativamente curtas, exibem, em até 30% dos casos, sinais de gastroparesia ou retardo no esvaziamenoe gástrico, acoplados ou não a outros distúrbios da motilidade visceral. Quando reconhecida, a gastroparesia contra-indica a nutrição nasogástrica, sendo mandatória a inserção pós-pilórica ou mesmo intrajejunal do tubo de alimentação.

Há quem hesite em introduzir dietas ricas em fibras nestas circunstâncias, mesmo que predominantemente à base de solúveis, de baixo impacto sobre o esvaziamento do estômago e moduladoras da curva glicêmica. Não há evidências de risco ou desconforto para o paciente gastroparético neste contexto, e desde que se tome a precaução de inserir a sonda em posição enteral a experiência revela-se segura e eficaz.

ORIENTAÇÃO TERAPÊUTICA PARA O DIABÉTICO AMBULATORIAL

Portador de obesidade: durante décadas polemizou-se sobre qual a natureza e proporção de carboidratos, lipídios, proteínas e outros nutrientes para os diabéticos com excesso de peso, que são comuns na idade madura. Isto ainda se reflete na maioria dos artigos e capítulos dos livros, embora os conhecimentos atuais sejam claros. O melhor tratamento destes indivíduos não é farmacológico nem dietético convencional: é o emagrecimento acentuado e permanente e, se possível, associado à atividade física freqüente.

A experiência mundial com as cirurgias bariátricas comprovou que a grande maioria se cura, ou tem seu diabetes fortemente amenizado, na medida em que a composição corpórea retorna ao normal. Melhor ainda, bem antes de se atingir o peso ideal, às vezes após uma redução de apenas 15 ou 20% do excesso, já são mensuráveis as vantagens para o metabolismo glicídico e a resistência insulínica. Como subproduto nada desprezível, o mesmo sucede com a homeostase lipídica e diversos outros estigmas metabólicos e cardiovasculares desta população.

Evidentemente um simples sobrepeso não é indicação para cirurgia anti-obesidade, aconselhando-se tais intervenções a partir de índice de massa corporal (IMC) de 35kg/m^2. Nas eventualidades intermediárias (IMC 25-35kg/m^2), a orientação deve ser aquela que na experiência do profissional se configura a mais eficiente para promover eliminação sustentada e agressiva da adiposidade acumulada no organismo. A prática ensina que dificilmente a dieta de *per si* dará conta do recado, mesmo inteligentemente hipocalórica e balanceada, sendo mister a associação com drogas, atividades físicas, psicoterapia, grupos de auto-ajuda e o que mais for preciso para um descenso confiável do peso. Uma programação dietética sensata portanto deve ser inserida num esquema multidisciplinar bem testado para poder ser coroada de sucesso.

Diabéticos sem adiposidade anormal: aqui o aconselhamento deve visar a estabilidade dos níveis glicêmicos, a prevenção da aterosclerose, a reeducação alimentar e a prevenção de outras complicações sistêmicas, sendo válidas as mesmas ponderações citadas no item de dieta e sonda. Note-se que a dislipidemia e a propensão à morbidade cardiovascular não poupam inteiramente os diabéticos magros, razão pela qual restrição de lipídios saturados e prática de exercícios são enfoques desejáveis também nestas circunstâncias.

As recomendações de ingestão dietética de distintas associações estão na tabela 18.2, pág. 170.

OS HORMÔNIOS E O ESTRESSE

A resposta metabólica às agressões é uma reação estereotipada, adaptativa e multifatorial, que ocorre em todos os animais superiores e se destina a enfrentar desafios os mais variados. O simples medo e tensão nervosa, quando intensos e persistentes, já evocam alguns destes fenômenos, tal como constatado, por exemplo, em soldados que passam a noite numa trincheira de guerra, mesmo que o inimigo não apareça. Afecções clínicas, no passado descartadas, mostram-se atingidas tais como infarto do miocárdio, acidente vascular cerebral, embolia pulmonar e outras entidades. Processos infecciosos não cirúrgicos de monta são candidatos a esta reação, tais como infecções do sistema urinário alto, pneumonias e bacteremias. Até doenças reumatológicas como artrite reumatóide e lupus eritematoso em fase aguda deflagram semelhantes efeitos. Não obstante, o gatilho clássico das grandes respostas são os grandes eventos cirúrgicos, traumáticos e sépticos.

Quais os desdobramentos nutricionais destes conhecimentos? O estresse metabólico está subjacente a muitos dos casos difíceis, refratários ou complicados do suporte terapêutico, pois vincula-se com hipermetabolismo (aumento do gasto energético), hipercatabolismo (maior excreção nitrogenada) e resistência ao anabolismo (pior resposta à reabilitação nutricional). Sua coloração hormonal é conspícua, na proporção em que se ativa o eixo hipotálamo-hipófise-supra-renal-pâncreas endócrino.

Observa-se elevação do cortisol, adrenalina, noradrenalina e glucagon, com queda absoluta ou relativa da insulina. Todos estes desvios se revestem de potencial catabólico, e se mostram proporcionais à intensidade da agressão. Ainda assim, desde a década de 1950, quando Francis Moore os descreveu pela primeira vez na íntegra (quase na íntegra, o papel do pâncreas foi reconhecido mais tarde), o mesmo autor já suspeitava que havia mediadores da ferida cirúrgica ou dos tecidos doentes envolvidos no processo.

Efetivamente, não se consegue reproduzir integralmente a reação pós-traumática em voluntários sadios, mediante a administração de um coquetel de hormônios idêntico ao mencionado, mesmo após vários dias. Falta algo para mimetizar o catabolismo, fazer eclodir a reação da fase aguda (liberação de proteína C reativa, fibronectina, fatores do complemento e outros), e desencadear as alterações nos metais traço (queda do ferro e zinco, elevação do cobre), apenas para citar as omissões principais. O círculo somente se fecha com o posicionamento das citocinas (IL-1, IL-6, IL-8, interferon-gama, fator de necrose tumoral, e as citocinas coadjuvantes ou moduladoras IL-2, IL-10, IL-14).

Realmente, a cascata citocínica é dotada da habilidade de deflagrar febre e leucocitose, mialgias, taquicardia, anorexia, hipoalbuminemia, hipotensão, ativação de células hepáticas responsáveis pela fase aguda, e de células imunes subjacentes tanto à energia pós-agressiva, quanto à hiper-reatividade de alguns outros setores do mesmo sistema. Sob o prisma muscular avulta a atrofia muscular, a queda das proteínas plasmáticas e a dificuldade para a normalização da composição corpórea, que tanto malefício ocasionam aos doentes críticos ou traumatizados.

Além dos ajustes dietéticos usualmente praticados, visando não criar hiperglicemia nestes casos com resistência insulínica, aumentar a oferta protéica para enfrentar o catabolismo, e eventualmente buscar uma modulação da resposta imune, de que outras armas pode contar o profissional preocupado com o sucesso do tratamento? Isto nos remete ao item seguinte, onde hormônios não mais contra-regulatórios mas sim favorecedores da síntese protéica são enfocados.

ANABOLIZANTES E FATORES DE CRESCIMENTO

Uma das promessas mais frustrantes da terapia nutricional, incorporada no lema da ASPEN (*American Society for Parenteral and Enteral Nutrition*), é o fornecimento de nutrição *ótima* para *todos* os pacientes. Um dos tropeços é a palavra ótima, que pressupõe resultados sempre satisfatórios, não importa as circunstâncias. O outro é a expressão todos, sem perdão para indivíduos hipermetabólicos, com disfunções orgânicas, câncer avançado ou perdas externas anormais, que se mostram parcial ou totalmente refratários à recuperação clínica. O passaporte para se alcançar este Olimpo inatingível seriam os fatores de crescimento e os hormônios anabolizantes, alguns dos quais serão aqui revistos.

O mais antigo agente com estes atributos, que por coincidência foi o primeiro hormônio isolado, é a insulina. Tentativas de administração de microdoses deste fármaco para pacientes cirúrgicos e traumatizados datam de meados do século XX, inclusive em nosso meio. Realmente, a insulina incentiva a retenção nitrogenada, assim como a lipogênese e o acúmulo de glicogênio, e seu custo acessível e ampla disponibilidade facilitam sua introdução na rotina nutricional. A armadilha aqui é obviamente a hipoglicemia, que teima em se exteriorizar sempre que se insiste um pouco mais no seu emprego.

Cronologicamente, seguem-se os anabolizantes derivados da testosterona, também sobreviventes de muitas décadas, mas ainda desfrutando de conceito. Os riscos aqui projetam-se sobretudo a longo prazo, sob a forma de masculinização de pacientes femininas, atrofia testicular no homem, disfunção hepática e eventuais neoplasias malignas. Para emprego em terapia nutricional de curta e média duração, sua relação custo/benefício e risco/benefício é perfeitamente aceitável, configurando-se portanto numa opção válida, para agentes como a oxandrolona e inclusive a veterana nandrolona.

O acetato de megestrol (Megestat, Bristol) não é um anabolizante convencional, posto que destituído de impacto direto sobre o balanço nitrogenado. Sua ação orexígena (estimulante do apetite), inicialmente percebida em casos oncológicos femininos, tende a se caracterizar, porventura, útil em outros indivíduos portadores de moléstias crônicas consumptivas, de natureza maligna ou não.

O mais comentado de todos os hormônios da presente categoria é inquestionavelmente o GH (hormônio do crescimento). Isolado há mais de duas décadas de hipófises de cadáveres, seu suprimento inicial era raro e perigoso, com o potencial de disseminar viroses e também a moléstia de Creutzfeldt-Jacob, hoje famosa pela epidemia da "vaca louca". Com a padronização da técnica do DNA recombinante e sua comercialização a partir de culturas laboratoriais geneticamente modificadas, o GH manteve-se dispendioso, porém, com fabricação em larga escala e isenta das ameaças do passado.

O GH é uma pequena molécula protéica contendo 191 aminoácidos seqüenciais numa cadeia única e com peso molecular de 22.000 dáltons. Sua estrutura física é composta de uma grande alça formada por uma ponte dissulfeto entre os Cis 53 e Cis 165 e uma alça menor, formada por uma ponte dissulfeto próximo à carboxila terminal entre os Cis 182 e Cis 189.

O passo para testá-lo em doses farmacológicas nos doentes com necessidades protéicas aumentadas, tais como queimados, doentes HIV[+], nefropatas e pneumopatas crônicos, portadores de síndrome do intestino curto e outras nosologias foi relativamente curto. Em que pese mais de uma década de experiência, poucas destas indicações estão sancionadas e a maioria ainda é taxada de experimental, notadamente sepse e doentes críticos que sofreram um abalo recente.

O hormônio do crescimento reúne quase todas as características de um promotor ideal da reabilitação nutricional. Atua positivamente em todos os tecidos do organismo, de partes moles até ossos, com exceção apenas da gordura, que é consumida durante seu emprego. Entretanto, esta não é uma desvantagem, podendo até ser computada entre os bons predicados, dado o escasso interesse metabólico e nutricional deste compartimento. As principais ações metabólicas do GH estão no quadro 20.2.

Quadro 20.2 – Efeitos do GH sobre o metabolismo intermediário.

NUTRIENTE	AÇÃO
Proteínas	Diminui o catabolismo protéico Facilita o transporte intracelular de aminoácidos Promove síntese de proteínas ribossômicas Aumenta a retenção de N no musculoesquelético Preserva a massa protoplasmática Diminui a uréia e creatinina plasmática
Glicose	Diminui a oxidação da glicose em 50% Aumenta a deposição de glicogênio Diminui a resposta insulínica
Ácidos graxos	Estimula a mobilização de gorduras Aumenta a oxidação de ácidos graxos Estimula a conversão de ácidos graxos em acetil-Co-A Aumenta os níveis circulantes de lipídios intermediários Aumenta os ácidos graxos monoesterificados Aumenta a produção de corpos cetônicos
Equilíbrio hidroeletrolítico	Fósforo – aumento lento e gradativo K – não altera Na – retenção Água – retenção Cl – retenção Ca – pequena elevação Aumenta os níveis de creatinina urinária em 25 a 30% Diminui o fluxo plasmático renal (FPR) Aumenta a taxa de filtração glomerular (TFG)
Gasto energético	Aumento do consumo de O_2 e gasto energético Menor produção de CO_2 em relação ao O_2 consumido
Síntese orgânica	Diminui o quociente respiratório Diminui a produção de alanina Estimula a síntese de glutamina Aumenta a excreção de hidroxiprolina Estimula a síntese de somatomedinas Estimula a síntese de condroitina e colágeno Potencializa a eritropoese

Doses bastante elevadas mostram-se bem toleradas, pelo menos a curto prazo. Apenas uma tendência à hiperglicemia, mas que em não diabéticos é pouco marcante, e retenção hídrica capaz de aumentar a pressão arterial em pacientes sucetíveis, costumam ocorrer com alguma assiduidade. Sua aplicação embora injetável é conveniente, apenas uma vez ao dia, e tem sido empregada desde a infância até casos geriátricos. A propósito, alguns dos resultados mais promissores correspondem exatamente a estes extremos. Crianças queimadas reepitelizam suas lesões em curto prazo e têm alta muito precocemente, e nos idosos os efeitos tróficos sobre a pele e os músculos, diminuindo rugas e melhorando o porte físico, levou-o a ser considerado como melhorador da estética e quase substituto da cirurgia plástica. Evidentemente, atletas em competição apreciam, por razões óbvias, este peptídeo, que integra a lista negra do Comitê Olímpico Internacional.

Em nossa experiência com candidatos cirúrgicos desnutridos, portadores de câncer de esôfago, onde o hormônio foi empregado a curto prazo, conjuntamente com terapêutica nutricional, os resultados de composição corpórea e evolução pós-operatória tenderam a positivos, porém, efeitos melhores foram conseguidos apenas quando se agregou zinco suplementar. Embora a literatura seja escassa a respeito, a deficiência de zinco torpedeia a resposta do organismo neste contexto, e sua normalização restabelece a capacidade do organismo de responder ao agente hipofisário.

A grande angústia na história recente do GH surgiu num grande estudo multicêntrico europeu com enfermos muito graves de terapia intensiva, quase todos sépticos e ligados à ventilação mecânica. Ao invés de beneficiá-los, a suplementação hormonal associou-se à maior mortalidade, por motivos ainda em grande parte obscuros. Na atualidade, considera-se pouco prudente utilizar este esquema em pacientes críticos, porém, respostas encorajadoras continuam a ser relatadas em pneumopatas e renais crônicos, doentes com AIDS, crianças queimadas e alguns outros subgrupos. Em intestino curto, estudos clínicos e experimentais, principalmente em associação com glutamina, demonstraram melhora da retenção nitrogenada e possibilidade de adaptação intestinal mais rápida. Entretanto, pelo alto custo e presença de efeitos colaterais, o uso do GH nessa patologia será provavelmente substituído por outro fator de crescimento de ação intestinal mais específica.

Caso se deseje introduzir esta medicação, há produtos de várias procedências e laboratórios no mercado, e as doses anabólicas usuais para adultos são da ordem de 0,2-0,4UI/kg/dia. Em nosso material foram administradas 3-4 ampolas ao dia de 4UI cada, de acordo com o peso corporal (aproximadamente 0,25UI/kg), com boa tolerância.

A literatura internacional consigna uma somatomedina, a IGF-1 (*insulin-like growth factor-1*), como similar do GH e com propriedades até ligeiramente mais abrangentes que este último. Na realidade, este fator de crescimento não é uma citocina convencional, mas sim o efetor do próprio hormônio do crescimento. Como sabido, este hormônio não atinge diretamente as células do organismo, valendo-se para tal de um segundo mensageiro fabricado pelo fígado, que nada mais é senão o IGF-1.

Este intermediário tornou-se conhecido dos especialistas em nutrição muito antes da era das citocinas e da sua produção industrial com fitoterapêutico. Ainda na década de 1980, percebia-se sua presença dentre as proteínas circulantes fabricadas pela glândula hepática, descobrindo-se que tal como sucede com outros marcadores (pré-albumina, proteína transportadora do retinol, transferrina etc.), seus níveis se deprimem nos desnutridos graves e se normalizam à medida que a repleção protéica tem curso. No presente momento, suas indicações clínicas são extremamente incomuns, pois além de proibitivamente dispendioso, seus efeitos são melhores que os do GH somente quando ambos são usados simultaneamente. Os principais efeitos da IGF-1 estão descritos no quadro 20.3.

Quadro 20.3 – Efeitos do IGF.

Efeitos insulínicos das IGF (Froesch et al, 1985)	Estimula o transporte de glicose
	Estimula a síntese de lipídios, glicogênio e síntese protéica
	Inibe a lipólise
	Aumenta a atividade da fosfodiesterase
	Inibe a enzima cálcio ATPase
Efeitos da IGF em voluntários normais (Guler et al, 1990)	Aumento da meia-vida da insulina e diminuição de sua secreção
	Hipoglicemia, quando administrada em bolo
	Supressão do GH
	Diminuição dos níveis de triglicerídios
	Diminuição dos níveis de colesterol total (especialmente fração HDL)
	Aumento dos níveis de creatinina sérica
	Aumento do *clearance* de creatinina em 25 a 30%
	Aumento do fluxo plasmático renal (FPR)
	Aumento da taxa de filtração glomerular (TFG)

Uma pletora de fatores de crescimento citocínicos foi descrita nos últimos anos, com receptores não mais nas células do sistema hematopoético, tal como se acreditava obrigatório nos primórdios do isolamento de tais moléculas (as assim chamadas linfocinas e monoquinas), mas numa variedade de tecidos epiteliais e viscerais. Incluem-se aqui o *epidermal growth factor* ou EGF, o *keratinocyte growth factor* ou KGF, o *glucagon-like peptide-2* (GLP-2) e numerosos outros. Apenas o primeiro tem-se consubstanciado com notáveis propriedades terapêuticas, tanto em uso tópico (cicatrização de feridas, escaras e úlceras indolentes) como injetável (hipertrofia do intestino curto). Aguarda-se sua comercialização num futuro próximo, não obstante, como sucede com toda citocina, seu preço dificilmente será em conta.

BIBLIOGRAFIA

ASPEN. Anabolic hormones in Nutrition Support – Proceedings from ASPEN's 23rd Clinical Congress Research Workshop. *J Parent Ent Nutr.* 1999; 23(6):S173-S215.

Aronne LJ. Obesity. *Med Clin North Am.* 1998; 82:161-81.

Choban P, Burge J, Flancbaum L. Nutrition support of the obese hospitalized patient. *Nutr Clin Pract.* 1997; 4:149-54.

Clinical guidelines on the identification, evaluation and treatment of overweight and obesity in adults – The evidence report. *Obes Res.* 1998; 6(suppl 2):51S-209S.

Cukier C. Efeitos Metabólicos Nutricionais do GH e IGF-1 em Trauma Cirúrgico. *ACTA Cir Bras.* 1995; 10(02):96-100.

Cukier C et al. Adaptação intestinal com uso do hormônio de crescimento e da glutamina após ressecção extensa do intestino delgado em ratos. *Rev Bras Nutr Clin.* 1998; 13:41-52.

Cukier C et al. Perspectivas do Uso de Fatores de Crescimento em Nutrição. *Rev Bras Nutr Clin.* 1994; 9:20-8.

Cukier C, Magnoni D. Hormônios anabólicos. In: Magnoni e Cukier. *Perguntas e respostas em nutrição clínica.* São Paulo: Rocca; 2000:322-30.

Estivariz CF, Jonas CR, Gu LH, Diaz EE, Wallace TM, Pascal RR, Farrell CL, Ziegler TR. Gut trophic effects of keratinocyte growth factor in rat small intestine and colon during enteral refeeding. *J Parent Ent Nutr.* 1998; 2:59-67.

Expert Committee on the Diagnosis and Classification of Diabetes Melito. Report of the Expert Committee on the Diagnosis and Classification of Diabetes Melito. *Diabetes Care.* 1997; 20:1-36.

Faintuch J, Garrido AB Jr. Escolha da modalidade cirúrgica na obesidade mórbida. *Bol Cir Obes.* 2001; 2(2):3-4.

Faintuch J, Leme RBA, Cruz MELF, Lima AMB, Fiannella Neto D, Gama Rodrigues JJ. Low Blood glucose levels and other complications during growth hormone supplementation in sepsis. *Rev Hosp Clin Fac Med S Paulo.* 1999; 54:135-8.

Faintuch J, Leme RBA, Giannella Neto D, Gama Rodrigues JJ. Pharmacologic therapy with growth hormone in elderly patients. *Geriatrics.* 2000; 3:69-72.

Froesh ER, Schmid C, Schwander J, Zapf J. Actions of insulin like growth factors. *Ann Rev Physiol.* 1985; 47:443-67.

Gastrointestinal surgery for severe obesity. NIH Consensus Development Conference Statement. *Am J Clin Nutr.* 1992; 55:615S-619S.

Gold J, High HA, Li Y. Safety and efficacy of nandrolone decanoate for treatment of wasting in patients with HIV infection. *AIDS.* 1996; 10:745-52.

Guler HP, Schmid C, Zapf J, Froesch ER. Effects of insulin-like growth factor I in man. *Acta Paediatr Scand.* 1990; 367(suppl):52- 4.

III Diretrizes sobre dislipidemia e Diretriz de prevenção de aterosclerose do departamento de aterosclerose da Sociedade Brasileira de Cardiologia. 2001; 77:supl lIII.

Klein S, Kinney J, Jeejeebhoy K, Alpers D. Nutrition support in clinical practice: review of published data and recommendations for future research directions. *J Parent Ent Nutr.* 1997; 21:133-56.

Kupfer AR, Underwood LE, Baxter RC. Enhancement of the anabolic effects of growth hormone and insulin-like growth factor-1 by use of both agents simultaneously. *J Clin Invest.* 1993; 91:3918-22.

Long SD, O'Brien K, Caro JF, Pories WJ, Leggett-Frazier N, MacDonald KGJr, Swanson MS. Weight loss in severely obese subjects prevents the progression of impaired glucose tolerance to type II diabetes. A longitudinal interventional study. *Diabetes Care.* 1994; 17:372-5.

Michie HR. Metabolism of sepsis and multi-organ failure. *World J Surg.* 1996; 20:460-4.

Muls E – Nutritional recomendations for the person with diabetes. *Clin Nutr.* 1998; 17:18-25.

Oster MH, Enders SR, Samuels SJ. Megestrol acetate in patients with AIDS and cachexia. *Ann Intern Med.* 1994; 121:400-8.

Pories WJ, Swanson MS, MacDonald KG, Long SB, Morris PG, Brown BM, Barakat HA, Ramon RA, Israel G, Dolezal JM, Dohm L. Who would have thought it? An operation proves to be the most effective therapy for adult-onset diabetes mellitus. *Ann Surg.* 1995; 222:339-52.

Ur E, Grossman A, Despres J-P. Obesity results as a consequence of glucocorticoid induced leptin resistance. *Horm Metab Res.* 1996; 28:744-747.

Ziegler TR, Mantell MP, Chow JC, Rombeau JL, Smith RJ. Gut adaptation and the insulin-like growth factor system: regulation by glutamin and insulin-like growth factor-1 administration. *Am J Physiol.* 1996; 271:G866-75.

21 Fisiologia do Sistema Imune

Alberto José da Silva Duarte
Milton Maciel Júnior

INTRODUÇÃO

O conceito de que o sistema imune teria evoluído somente para proteger o indivíduo tem sido modificado, desfazendo a idéia primária do sistema imune como uma barreira entre o nosso corpo e o meio ambiente, atacando tudo aquilo que não pertence ao nosso organismo. Isto é, cresce a noção da estreita relação do sistema imune com o sistema nervoso, sistema endócrino, sistema digestório e sistema reprodutor, e conseqüentemente da sua participação na homeostasia do organismo.

Neste capítulo será explorado o sistema imune por meio de seus elementos essenciais, sejam as células e os fatores por elas produzidos, sejam os órgãos, primariamente responsáveis pela formação e educação da resposta imunológica.

ÓRGÃOS E CÉLULAS DA RESPOSTA IMUNE

A evolutiva complexidade do sistema imune humano está baseada no desenvolvimento de tecidos e depois de órgãos, capazes de suportar o desenvolvimento, diferenciação e expansão de diversos tipos celulares. Assim, os órgãos linfóides são divididos em *primários* e *secundários*. Nos primeiros, acontece o desenvolvimento e diferenciação celular sem a presença de antígenos, enquanto os segundos suportam a diferenciação e expansão celular devido à ativação antigênica.

Órgãos linfóides primários

Medula óssea: também chamada de tecido hematopoiético, é responsável pela produção de todas as células presentes no sangue (Fig. 21.1). É representada pelos elementos celulares do interior dos ossos chatos e longos como costelas, esterno e sacro, onde se encontram as células pluripotentes (*stem cells*), ou seja, com capacidade de diferenciar-se em qualquer uma das células do sangue. Estas células podem dar origem às hemácias, plaquetas e a todos os leucócitos, como neutrófilos, eosinófilos, basófilos, monócitos, linfócitos, além das células assassinas naturais ou NK (*Natural Killer*). Embora não sejam encontradas facilmente no sangue periférico, as células dendríticas, importantes células apresentadoras de antígeno, também têm origem na medula óssea.

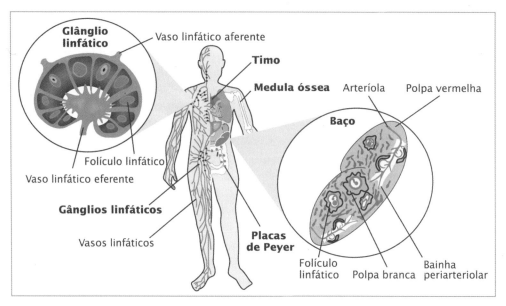

Figura 21.1 – Anatomia do sistema imunológico. À esquerda estão representados os vasos linfáticos e os gânglios linfáticos que interceptam esta rede de canais, enquanto à direita estão representados alguns dos principais órgãos linfóides do organismo: a medula óssea, o baço e as placas de Peyer. **Gânglio linfático** – a linfa entra através dos vasos aferentes, passa pelos folículos linfáticos internos onde se encontram linfócitos T, B e células apresentadoras de antígeno e sai pelo vaso eferente. **Baço** – a artéria esplênica se subdivide na medida que penetra no órgão terminando em um folículo linfático. Uma bainha de linfócitos envolve as arteríolas esplênicas formando a bainha periarteriolar de linfócitos. Na polpa branca encontram-se principalmente os folículos linfáticos, enquanto na polpa vermelha localizam-se hemácias, neutrófilos e células apresentadoras de antígeno. (Elaborado no Laboratório de Alergia e Imunologia Clínica e Experimental/LIM-56 – Faculdade de Medicina da USP).

A diferenciação de cada tipo celular depende de fatores humorais presentes no microambiente da medula óssea (ex: GM-CSF, IL-3). Os linfócitos, células centrais na resposta imunológica, podem ser agrupados em duas subpopulações principais: os linfócitos T e B. Apesar de ambos serem inicialmente produzidos na medula óssea, somente os linfócitos B completam seu amadurecimento neste ambiente, enquanto as células comissionadas para linfócitos T, ditas pré-T, migram da medula para o timo onde completam sua maturação.

Timo: este órgão está localizado no espaço mediastínico, acima do coração (Fig. 21.1). É para lá que migram as células pré-T da medula óssea. O desenvolvimento de um linfócito T maduro, no interior do timo, requer uma série de eventos envolvendo a célula pré-T e sua interação com as células do parênquima tímico e com fatores solúveis como hormônios tímicos (ex: timosina) e citocinas (ex: IL-7) sintetizadas por estas. A exatidão deste processo assegura a maturação de linfócitos T aptos ao reconhecimento antigênico. Somente um a cinco linfócitos T emergem do timo de cada 100 células pré-T que iniciam o processo de maturação.

O principal evento que marca o amadurecimento dos linfócitos no timo é a expressão de um receptor antigênico. Este receptor, chamado de receptor de célula T (TCR), é formado pela associação de duas moléculas, chamados dímeros, podendo ser alfa-beta (αβ ou gama-delta (γΔ, porém, a maioria dos linfócitos tímicos são Tα. Além deste receptor antigênico e do complexo CD3*, indispensável para a transmissão do sinal intracelular de ativação, o amadurecimento de cada linfócito necessita a co-expressão de outras tantas moléculas, dentre as quais a molécula CD4 ou CD8. Com base nesta expressão, duas subpopulações principais de linfócitos T são distintas: os linfócitos T CD4+**, responsáveis pela regulação da resposta imunológica e por isso chamados de auxiliares ou "helpers", e os linfócitos T CD8+, ditos citotóxicos por terem capacidade de destruir células-alvo.

Órgãos linfóides secundários

Baço: está localizado no quadrante superior esquerdo do abdomen, pesando aproximadamente 150g no homem adulto. Em seu parênquima distingüem-se duas zonas, chamadas de polpa branca e polpa vermelha. Na primeira, encontram-se os linfócitos T e B enquanto na segunda, localizam-se muitas hemácias, macrófagos, células dendríticas e alguns linfócitos e plasmócitos. Vale ressaltar que estas células se desenvolveram na medula óssea e no timo e em algum momento migraram para o baço.

A irrigação sangüínea do órgão é mantida pelos capilares originados da artéria esplênica que se divide à medida que penetra no órgão. Cada arteríola é circundada pela bainha periarteriolar de linfócitos que finaliza em folículos linfáticos, ou seja, acúmulos de linfócitos. A função do baço parece ser a filtragem do sangue e retirada dos elementos sangüíneos envelhecidos como hemácias e plaquetas. Este órgão serve também como vigilante de antígenos presentes no sangue, proporcionando um sítio de contato imediato com as células de defesa (Fig. 21.1).

Linfonodos: são conjuntos de linfócitos T e B encapsulados, geralmente arredondados ou riniformes, distribuídos virtualmente por todo o corpo e que interceptam os vasos linfáticos (Fig. 21.1). Os vasos linfáticos servem para a drenagem dos tecidos, retirando o excesso de líquido intersticial. Este líquido, juntamente com os linfócitos, originam a linfa. A colocação estratégica dos linfonodos ao longo dos trajetos da linfa garante um sistema de vigilância contra elementos estranhos drenados de qualquer parte do organismo.

Atualmente, importância crescente tem sido atribuída a outros locais com presença de linfócitos. Especial destaque vem sendo atribuído aos tecidos linfóides associados à mucosa (MALT – *Mucosal Associated Limphoid Tissues*). Somados todos os sítios do MALT representam aproximadamente 60 a 80% de todas as células imunes de um organismo.

Naturalmente, as superfícies mucosas representam o principal sítio de contato com diversos antígenos. Somente o tubo digestório representa uma área com as dimensões de uma quadra de tênis, enquanto a superfície epidérmica de um ser humano adulto médio é de aproximadamente 1,75m². O intestino, especificamente, repre-

---

* A nomenclatura "CD" (*Cluster of Differentiation*) é definida por um comitê internacional com base em anticorpos específicos que reconhecem uma determinada molécula na membrana celular.
** As moléculas de superfície CD4 e CD8 caracterizam populações diferentes de linfócitos T e são responsáveis pelo reconhecimento das moléculas da MHC (*Major Hystocompatibility Complex*) durante o processo de apresentação antigênica. A molécula CD4 reconhece as moléculas MHC classe II e a molécula CD8 reconhece as moléculas MHC classe I.

senta um dos mais importantes reservatórios de linfócitos e de reações imunológicas do organismo e dentre seus principais anexos linfóides, podemos citar as seguintes estruturas:

Placas de Peyer: foram descritas pelo anatomista suíço Johann Conrad Peyer, em 1677, como sendo glândulas presentes no intestino. Na verdade, são acúmulos de linfócitos localizados principalmente ao longo do intestino delgado, em número de 20 a 30, no homem (Fig. 21.1). No seu interior observam-se folículos linfáticos semelhantes aos presentes nos linfonodos, com ampla presença de linfócitos T e B. Na sua superfície, em contato com a luz intestinal, encontram-se as células M (*membranous cells*) que, apesar de não apresentarem as microvilosidades características das células intestinais, são ativamente pinocíticas, transportando macromoléculas da luz intestinal e colocando-as em contato com as células linfóides localizadas logo abaixo. As células M não realizam apresentação antigênica, mas somente capturam as moléculas para que as células apresentadoras de antígeno no interior da placa de Peyer possam processar cada antígeno e ativar os linfócitos regionais.

Linfócitos intraepiteliais: são os linfócitos localizados entre as células epiteliais da superfície mucosa. Calcula-se que exista um linfócito para cada sete células epiteliais. Estes, na sua grande maioria, são linfócitos T, sendo que no homem os linfócitos T CD8+ estão em maior número.

Linfócitos da *lamina própria:* correspondem àqueles encontrados no tecido conjuntivo logo baixo do epitélio da mucosa. São principalmente linfócitos T CD4+ com fenótipo de células ativadas*, linfócitos B e plasmócitos. Outras células encontradas são macrófagos, eosinófilos e basófilos.

Cryptopatches: inicialmente descritas por Kanamori et al no intestino delgado e grosso de camundongos, as *cryptopatches* correspondem a acúmulos de aproximadamente 1.000 linfócitos encontrados no tecido conjuntivo abaixo do epitélio da mucosa. Estas células demonstraram características fenotípicas intermediárias entre linfócitos de origem tímica e linfócitos intra-epiteliais, sugerindo serem estes locais, sítios de desenvolvimento de algumas subpopulações de linfócitos T intra-epiteliais. No futuro, estudos serão capazes de esclarecer e tais estruturas também estão presentes no intestino humano, bem como suas funções.

RESPOSTA IMUNOLÓGICA

A resposta imunológica é fundamentada em quatro princípios básicos: proteção, destruição, reconstrução e modulação, todas dirigidas à manutenção da homeostase do organismo. Nestas funções, participam do sistema imune um grande número de moléculas, células e tecidos.

---

*Após a ativação, o linfócito expressa na superfície da membrana celular moléculas necessárias às suas funções efetoras e que podem ser usadas para a caracterização fenotípica de célula ativada, ex: CD25, CD69, CD45RO.

A resposta imune, no seu todo, pode ser divida em *resposta imune inata* e *resposta imune adaptativa*. Esta divisão baseia-se no conjunto de elementos de defesa evocados, vigor, especificidade e memória relacionada a cada tipo de resposta. Contudo, a dicotomia entre a resposta imune inata e a adaptativa não é claramente identificada durante o desenvolvimento das reações imunes, uma vez que muitos dos seus elementos atuam simultaneamente e em cooperação.

Ao final, estudaremos estas respostas nos sítios de mucosa, uma vez que entendemos que este conteúdo é essencial para aqueles que estudam e atuam na área de nutrição.

Resposta imune inata

Participam da resposta imune inata, as superfícies epiteliais dérmica e mucosa, o pH ácido-estomacal, a lisozima presente nas secreções salivares e lacrimais, as proteínas de fase aguda como a proteína C-reativa (PCR) e o fibrinogênio, as proteínas do sistema complemento, e as células sangüíneas como os polimorfonucleares (neutrófilos, eosinófilos e basófilos), os macrófagos originados dos monócitos sangüíneos, e as células NK (Fig. 21.2). Estes elementos atuam evitando a penetração de elementos estranhos e a colonização do organismo por microorganismos, porém, não apresentam especificidade ou memória e, portanto é dita uma resposta não-adaptativa.

O meio ambiente que nos cerca, proporciona um desafio diário à homeostase do nosso organismo. Apesar da maior parte do tempo, o organismo apresentar-se sadio, o sistema imune atua para manter esta higidez. O estado imune do hospedeiro bem como a forma de contato, a quantidade do agente infeccioso, a forma de

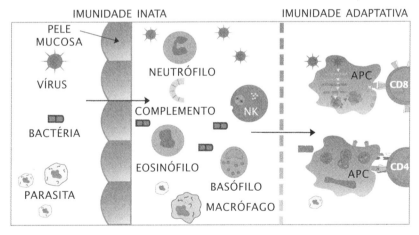

Figura 21.2 – Imunidade inata e adaptativa. A primeira linha de defesa do organismo é representada pelas barreiras físicas como a pele e o muco presente nas superfícies mucosas. Os neutrófilos, o sistema complemento e as células NK contribuem para as defesas naturais do organismo. Quando as barreiras naturais são vencidas, o agente agressor é captado por células apresentadoras de antígeno que ativaram os linfócitos T CD4+ e T CD8+, resultando nas reações de defesa adaptativa, que possuem especificidade e memória para cada agente. (Elaborado no Laboratório de Alergia e Imunologia Clínica e Experimental/LIM-56 – Faculdade de Medicina da USP).

replicação, a estabilidade e a virulência determinam a infectividade individual de um patógeno. Além disso, alguns agentes infecciosos dispõem de mecanismos de escape das reações imunológicas. Conseqüentemente, a resolução de uma infecção é um processo dinâmico que depende de fatores derivados tanto do microorganismo quanto do hospedeiro. Inicialmente, os agentes encontram as barreiras naturais do organismo, como as barreiras físicas, pele e mucosa, que podem produzir substâncias microbicidas ou inibidoras do crescimento microbiano.

Entre outras barreiras, o muco encontrado na superfície mucosa consegue impedir a adesão de muitas bactérias às células epiteliais. A lisozima encontrada na saliva e na lágrima pode romper as ligações entre o ácido acetilmurâmico e a N-acetilglucosamina presentes no peptidoglicano das paredes bacterianas. A quebra das barreiras físicas que delimitam o corpo gera a injúria, quer seja pela proliferação do agente, quer pela produção, por parte deste, de substâncias nocivas ao hospedeiro. Após a invasão por um agente bacteriano, por exemplo, fatores da coagulação são ativados promovendo fibrinogênese local e ativação das plaquetas. O sistema do complemento pode ser ativado e os fragmentos quimiotáticos resultantes desta ativação (ex.: C5a) atrairão para o local neutrófilos e macrófagos. Outros fragmentos do complemento (ex.: C3b, C4b, C3i) atuam opsonizando as bactérias, isto é, ligam-se na parede facilitando sua fagocitose. A proteína C-reativa, uma proteína de fase aguda, também age opsonizando algumas bactérias, como por exemplo o estreptococos.

Ressalte-se que o sistema complemento é importante na defesa contra infecções, em especial por bactérias extracelulares como as gram-positivas (*Staphylococcus aureus, Streptococcus pneumoniae*) e gram-negativas (*Neisseria gonorrhoeae, N. meningitidis*). A ativação do complemento, além de propiciar a fagocitose, pode resultar na formação de canais hidrofóbicos na membrana lipídica da célula-alvo e conseqüentemente promover a lise osmótica da célula.

Os neutrófilos são células predominantes na resposta inflamatória inicial e potencialmente capazes de eliminar bactérias, fungos e até alguns vírus envelopados. Sua importância pode ser observada em indivíduos que apresentam defeitos na maturação de neutrófilos ou em suas funções antibacterianas, pois estes pacientes podem desenvolver infecções recorrentes causadas por bactérias ou fungos.

O mecanismo pelo qual os neutrófilos e macrófagos eliminam as bactérias intracelulares é primariamente mediado por moléculas tóxicas, resultantes da ativação do *burst* respiratório. Neste caso, ocorre a formação de radicais intermediários de oxigênio e de nitrogênio, importantes para a eliminação do microorganismo.

Pode-se evidenciar que uma das mais importantes funções da resposta imune inata é recrutar células fagocíticas e moléculas efetoras para o local de infecção, através das citocinas e de outros mediadores inflamatórios. Os fagócitos ingerem e degradam bactérias, podendo ainda secretar diversas citocinas. Estes fatores liberados pelos fagócitos compreendem um grupo diverso de mediadores como a interleucina (IL)-1, IL-6, IL-8, IL-12 e fator de necrose tumoral-alfa (TNF-α *Tumor necrose factor*-α). O TNF-α é um indutor de resposta inflamatória capaz de auxiliar no controle de muitas infecções. No entanto, alguns dos seus efeitos sistêmicos podem ser deletérios ao organismo. Por exemplo, a septicemia bacteriana que evolui para choque séptico, induz uma intensa produção de TNF-α que pode resultar na falência de órgãos vitais e morte do indivíduo. Além do TNF-α as citocinas IL-1 e IL-6, denominadas pirógenos endógenos, podem produzir febre que geralmente beneficia o hospedeiro ajudando a combater certos microorganismos pois, além da maioria dos patógenos reproduzirem melhor em baixas temperaturas, muitas reações dos linfócitos T e B transcorrem melhor em temperaturas elevadas.

Além das citocinas, outros mediadores são produzidos em resposta aos patógenos, incluindo prostaglandinas, radicais de oxigênio, peróxido, óxido nítrico, leucotrienos e o fator ativador de plaqueta (PAF – *Patelet Activator Factor*). O efeito local destes mediadores é uma resposta inflamatória, com indução da expressão de moléculas de adesão nos leucócitos e células endoteliais, facilitando o recrutamento de maior número de células para o local da infecção. As etapas deste processo podem levar à instalação de uma resposta inflamatória com seus sinais cardinais: dor, rubor, calor e edema.

Um outro tipo especializado de célula conhecida como mastócito (basófilos localizados nos tecidos) também pode participar da resposta imune inata. Embora a base de ação destas células seja a reação alérgica, elas também atuam na defesa contra parasitas. Os mastócitos possuem grânulos citoplasmáticos que contêm histamina que, uma vez secretada, induz o aumento da permeabilidade dos vasos. A interação dos receptores destas células com moléculas de IgE e antígeno induz uma rápida desgranulação, liberando mediadores inflamatórios que recrutam células e proteínas necessárias à defesa do hospedeiro.

Além dos mastócitos, os basófilos e eosinófilos, em associação com a IgE, também participam na defesa a infestações por parasitas. Estudos experimentais revelam que a depleção *in vivo* de mastócitos ou eosinófilos aumenta a infectividade, salientando a importância destas células na resistência a parasitas.

Nas infecções virais, as células parasitadas podem secretar o interferon-alfa (IFN-α) e o interferon-beta (IFN-β), que contribuem para a resposta inata. Estes fatores são fundamentais para a resposta antiviral, uma vez que induzem resistência à replicação viral, ativando genes celulares que destroem o RNA mensageiro e inibem a tradução do vírus.

As células NK, por sua vez, exercem um importante papel na imunidade inata aos diversos patógenos intracelulares, particularmente contra o herpesvírus e a *Listeria monocytogenes*. Estas células não expressam receptores antígeno-específicos, mas são capazes de reconhecer e eliminar células tumorais sem necessidade de sensibilização prévia. As células NK expressam na sua superfície receptores para o fragmento Fc de IgG (FcαRIII, CD16), que após a interação com anticorpo, induzem a liberação da perforina, que lisa as células-alvo por um processo de formação de poros na superfície da membrana. Este processo é chamado de citotoxicidade dependente de anticorpo (ADCC), e a ação da perforina é dependente de cálcio, semelhante ao mecanismo de lise pelo complexo de ataque à membrana (MAC – *Membrane Attack Complex*) do sistema complemento (Fig. 21.3). Além disso, estas células também liberam endonucleases, chamadas de granzimas, que produzem fragmentação do DNA e levam as células infectadas à apoptose*. Apesar dos mecanismos de lise das células NK e dos linfócitos T CD8+ citotóxicos serem similares, os linfócitos T CD8+ possuem receptores específicos para peptídeos expressos nas moléculas MHC classe I.

---

*Apoptose ou morte celular programada é o fenômeno pelo qual uma célula é levada a se autodestruir, através da degradação controlada de seu próprio DNA. Este mecanismo garante a exclusão de células desnecessárias sem a ativação de mecanismos inflamatórios. A apoptose contrapõe-se aos danos gerados pela necrose.

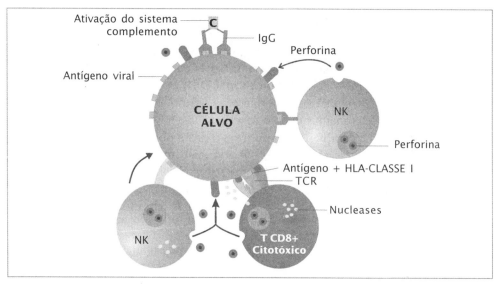

Figura 21.3 – Mecanismos efetores citotóxicos. Diversos mecanismos gerados durante a resposta imune adaptativa são capazes de lesar uma célula. A célula-alvo que expressa um antígeno viral na sua superfície pode ser reconhecida pelos linfócitos T CD8+ citotóxico, capazes de secretar endonucleases que destroem o DNA e a perforina, que forma poros na membrana celular e produz a lise osmótica. Alternativamente, a célula-alvo pode também ser reconhecida pelas células NK através de receptores específicos ou por meio de anticorpos IgG fixados nos antígenos virais, caracterizando a citotoxicidade celular dependente de anticorpo (ADCC). Estas células são capazes também de secretar perforina. A ativação do complemento através de anticorpos IgG e IgM fixados no antígeno exposto na membrana celular, também leva à formação de poros, e conseqüentemente, à lise osmótica da célula-alvo. (Elaborado no Laboratório de Alergia e Imunologia Clínica e Experimental/LIM-56 – Faculdade de Medicina da USP).

Resposta imune adaptativa

A imunidade adquirida é gerada quando a infecção supera os mecanismos da defesa inata pois, embora muitos microorganismos sejam englobados e destruídos pelos fagócitos, alguns patógenos dispõem de estratégias para evitar sua eliminação pelos mecanismos imunes inatos, exigindo assim respostas adaptativas (Fig. 21.2).

A cada novo encontro com um mesmo antígeno, a resposta imune adaptativa apresenta maior eficácia em combatê-lo. Esta melhoria é devido à especificidade e a memória, características da resposta adaptativa. Estes princípios são bem documentados, por exemplo, na proteção imunológica obtida por meio das vacinas ou após a primeira infecção com certas patologias infecciosas (ex.: caxumba, rubéola).

As bactérias, vírus, fungos, protozoários ou helmintos são constituídos por uma enorme variedade de determinantes antigênicos e a estratégia do sistema imune para reconhecê-los, baseia-se no vasto repertório de especificidades que os receptores dos linfócitos B e T dispõem. Esta diversidade imunológica do organismo chega a comportar, aproximadamente, 10^{11} moléculas de anticorpos diferentes, cada um com uma determinada especificidade. A partir do reconhecimento do antígeno pelas células do sistema imune, uma série de eventos celulares é gerado, culminando na diferenciação e proliferação de células efetoras antígeno-específicas, capazes de produzir anticorpos específicos e/ou funções especializadas necessárias ao combate dos microorganismos.

É neste contexto que as células apresentadoras de antígeno mais ativamente participam da resposta imune. Os macrófagos, as células dendríticas e os linfócitos B são referidos como células apresentadoras de antígenos profissionais pois, possuem uma alta capacidade de processamento antigênico e de ativação dos linfócitos T.

Os macrófagos, assim chamados por apresentarem grande capacidade fagocítica, apresentam os peptídeos antigênicos para os linfócitos T CD4+ via moléculas MHC classe II (Fig. 21.4). As células dendríticas, por sua vez, expressam altos níveis de moléculas MHC de classe I e II, moléculas co-estimulatórias e também moléculas de adesão célula a célula como o ICAM-1 (*Intracellular Adhesion Molecule-1*) e o LFA-1 (*Leucocyte function-associated antigen-1*), entre outras. São encontradas em todos os órgãos, na pele, intestino, trato respiratório e gânglios linfáticos e são eficientes apresentadoras de peptídeos derivados de proteínas virais, além de poderem conservar os peptídeos antigênicos na sua superfície por longos períodos de tempo. Os linfócitos B também são excelentes células apresentadoras de antígeno, na medida que o receptor de célula B (BCR – *B cell receptor*), que é basicamente uma imunoglobulina de superfície, consegue captar antígenos solúveis com alta especificidade e promover sua internalização. Os peptídeos processados assim também são apresentados, principalmente, via moléculas de MHC classe II.

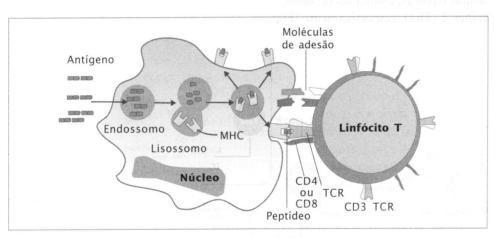

Figura 21.4 – Apresentação antigênica. As células apresentadoras de antígeno como os macrófagos, células dendríticas e linfócitos B são capazes de captar antígenos, processar suas partículas antigênicas e depois apresentá-los aos linfócitos T através das moléculas do MHC. A apresentação antigênica envolve, além do MHC, do peptídeo antigênico e do receptor de célula T, a molécula CD4 ou CD8 e as moléculas de adesão, necessárias para manter o contato célula-célula e para a geração do segundo sinal intracelular de ativação. (Elaborado no Laboratório de Alergia e Imunologia Clínica e Experimental/LIM-56 – Faculdade de Medicina da USP.)

Para ser apresentado, um antígeno deve ser captado pelas células apresentadoras de antígeno, englobado e degradado. Logo após, suas proteínas são processadas e os peptídeos gerados são associados com moléculas MHC classe II. O conjunto formado pelo peptídeo antigênico associado com a molécula MHC II pode agora ser reconhecido pelos linfócitos T CD4+ específicos, causando sua ativação. Os linfócitos T virgens (CD45RA+) uma vez ativados, proliferam e se diferenciam em células efetoras. Após a ativação e diferenciação em células efetoras, o linfócito T pode partir dos órgãos linfóides para atuar na imunidade, mediada por células nos sítios de infecção ou permanecer nestes órgãos para auxiliar na resposta humoral.

A interação das células T com as células apresentadoras de antígeno envolve moléculas de adesão que propiciam um maior contato célula-célula e oferece maior estabilidade nesta união. Estas moléculas fornecem o segundo sinal necessário para a ativação completa do linfócito. A ligação da molécula CD28 dos linfócitos T com o seu co-receptor da família B7 (B7.1 e B7.2), presente nas células apresentadoras de antígeno, é um exemplo de segundo sinal que ativa a síntese e secreção de IL-2. As células T ativadas, por sua vez, expressam o receptor CTLA-4, que se liga com mais avidez ao B7, podendo inibi-lo e, assim, controlando o nível de ativação dos linfócitos T.

Os peptídeos derivados dos patógenos que se multiplicam no citoplasma das células (antígenos endógenos, ex: vírus) são associados com as moléculas MHC classe I e são apresentadas às células T CD8+. Estas, uma vez ativadas, se diferenciam em células T citotóxicas para eliminar as células infectadas. Já os peptídeos derivados de patógenos que se multiplicam em vesículas intracelulares e aqueles derivados de bactérias extracelulares ingeridos ou de toxinas (antígenos exógenos, ex: bactérias) são associados com as moléculas MHC classe II e apresentados aos linfócitos T CD4+ virgens. Estes linfócitos podem se diferenciar em dois tipos de células efetoras, chamadas de linfócitos T auxiliares 1 e 2, ou T *helper 1* (Th1) e T *helper 2* (Th2), respectivamente (Fig. 21.5).

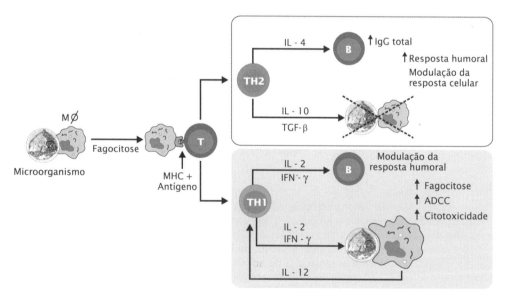

Figura 21.5 – Mecanimos efetores gerados pelos linfócitos Th1 e Th2. Após a presentação de um peptídeo antigênico pela célula apresentadora de antígeno, o linfócito T CD4+ pode diferenciar-se em um linfócito Th1 produtor de interleucina (IL)-2, e interferon-gama (IFN-γ ou em um linfócito Th2 produtor de IL-4, IL-5, IL-10, TGF-α entre outras. A ação das interleucinas Th1 aumentam a fagocitose, a citotoxicidade dependente de anticorpo (ADCC) e a ação citotóxica dos linfócitos T CD8+. A interleucina-12 secretada por macrófagos ativados faz um *feed-back* positivo realçando a resposta dos linfócitos Th1. Por outro lado, as interleucinas secretadas pelos linfócitos Th2 melhoram a resposta humoral através do aumento da síntese de anticorpos além de modularem negativamente a resposta celular. (Elaborado no Laboratório de Alergia e Imunologia Clínica e Experimental/LIM-56 – Faculdade de Medicina da USP).

Estes dois tipos de linfócitos foram descritos inicialmente por Mosmann e Coffman em 1986, após experimentos em camundongos. Estas duas subpopulações celulares são reconhecidas com base na sua produção de citocinas e até o momento nenhum marcador fenotípico específico foi encontrado. As células Th1 de camundongos produzem principalmente linfotoxina, IL-2 e IFN-γ, enquanto as Th2 produzem IL-4, IL-5, IL-6, IL-9, IL-10 e IL-13. Posteriormente, estes clones célulares foram descritos também em humanos por Del Prete et al em 1991. Os linfócitos perfil intermediário de secreção são classificados como Th0.

A diferenciação das células T CD4+ virgens em células efetoras Th1 ou Th2 é determinada principalmente pelas citocinas produzidas no início da resposta imune. Muitos patógenos, especialmente bactérias intracelulares e vírus ativam os macrófagos, que produzem IL-12 e IFN-α, influenciando na diferenciação das células Th1. Estas células, por sua vez, ativam as propriedades microbicidas dos macrófagos e induzem os linfócitos B a produzir imunoglobulinas da classe G (IgG) que são mais eficazes na opsonização de patógenos extracelulares.

Alguns patógenos, como os helmintos, não induzem a produção de IL-12 e estimulam a produção de IL-4 das células T CD4+ que expressam o marcador NK1.1. A IL-4 secretada por estas células influencia a proliferação das células CD4+ virgens que se diferenciam em células Th2. Estas células são mais eficazes na ativação de linfócitos B e participam ativamente na resposta alérgica, estimulando a secreção de IgE e a ativação de eosinófilos.

Nas infecções bacterianas, a resposta mais comum é a do tipo Th1 e se correlaciona com resistência à infecção, como no caso da infecção pelo *Mycobacterium tuberculosis*. O caráter protetor da resposta Th1 é também encontrado nas infecções causadas por *Mycobacterium leprae*, *Bordetela pertussis*, *Chlamydia trachomatis* e *Listeria monocytogenes*. Nas infecções experimentais a vírus, como para influenza, as células Th1 são capazes de conferir proteção à infecção em camundongos.

Na infecção por protozoários, como *Leishmania donovani*, a resposta Th1, provavelmente, está relacionada com a cura da infecção. Entretanto, na forma visceral da doença, encontram-se níveis elevados de IL-4, caracterizando uma resposta Th2, enquanto, na forma cutânea, a produção de IFN-γ parece predominar, caracterizando uma resposta do tipo Th1.

A resposta Th2 pode tanto mediar a proteção (observado na infecção experimental por *Brugia malayi*), como contribuir na gravidade da doença (observado pela formação de granulomas na esquistossomose experimental por *Schistosoma mansoni*).

As citocinas produzidas pelas células Th1 e Th2 são capazes de regular as funções efetoras promovidas por elas. A produção de IL-4, IL-10 e o fator transformador de crescimento beta (TGF-α-*Transforming Growth Factor*-α) é inibidor do desenvolvimento de células Th1, enquanto o IFN-γ previne a ativação de células Th2. As citocinas secretadas, especialmente pelas células Th2, desempenham um papel fundamental na síntese de anticorpos, inibindo ou estimulando a produção de um determinado isotipo. As citocinas derivadas de células Th2, como a IL-4, inibem a síntese de IgM, IgG_3 e IgG_{2a} e estimulam a produção de IgG_1 e IgE; a IL-5, por sua vez, aumenta a produção de IgA. O IFN-γ pode inibir a IgM, IgG_1 e IgE, mas induz a secreção da IgG_3 e IgG_2. O TGF-β induz a síntese da IgG_{2b} e IgA e inibe a IgM e IgG_3.

Um outro tipo celular de linfócitos T CD4+ descrito em modelos experimentais, são denominados Th3 e produzem primariamente TGF-α IL-4 e IL-10. Estas células possuem a propriedade fundamental nas reações observadas nas mucosas e podem regular negativamente as células Th1.

Os linfócitos T CD8+ exercem um importante papel protetor na hanseníase lepromatosa por suprimirem a resposta Th1 através da secreção de IL-10 e TGF-α. A produção de IFN-α pelas células Th1 ativam os macrófagos, auxiliando na digestão dos bacilos. Entretanto, por serem citotóxicos, os linfócitos T CD8+ são importantes no controle das infecções por vírus, bactérias intracelulares e em algumas infecções por protozoários. Eles podem ser ativados diretamente pelas células infectadas por vírus, que expressam o peptídeo em associação com as moléculas MHC classe I. As células assim ativadas produzem IL-2, proliferam e se diferenciam em linfócitos citotóxicos capazes de lisar a célula-alvo. A ativação destas células induz a liberação de grânulos líticos como as perforinas, que formam poros na membrana da célula-alvo e as serinas proteases, que ativam a apoptose. Sugere-se que os linfócitos T citotóxicos expressam na membrana o CD95L (FasL). Esta molécula pode ligar seu co-receptor CD95 (Fas) na membrana da célula-alvo resultando na apoptose da célula-alvo.

Além dos linfócitos T, responsáveis pela resposta celular, os linfócitos B também fazem parte da resposta imune adquirida, participando efetivamente na resposta humoral por meio da produção e secreção dos anticorpos. Os anticorpos IgM são produzidos inicialmente, caracterizando a fase aguda de uma infecção. Somente mais tarde, com a evolução da resposta imunológica é que os anticorpos da classe IgG aparecem. O seu surgimento pode indicar a presença do quadro infeccioso ou a memória de uma infecção anterior. As quatro subclasses de IgG, IgG_1, IgG_2, IgG_3 e IgG_4 apresentam diferentes funções e composição química, diferindo quanto à seqüência de aminoácidos e quanto ao seu conteúdo de carboidratos. Os anticorpos IgG possuem alta afinidade e são encontrados no sangue e fluidos extracelulares. São capazes de neutralizar diretamente toxinas, vírus e bactérias apenas pela ligação ou opsonizá-los para facilitar a fagocitose. A IgG_1 e IgG_3 (além da IgM) ativam eficientemente o sistema complemento, podendo também formar complexos imunes circulantes e contribuir para resposta inflamatória. Um dos importantes mecanismos antivirais é a neutralização do vírus pelos anticorpos IgG de alta afinidade. Outra função efetora das imunoglobulinas é a propriedade citofílica dos anticorpos IgG que se ligam à superfície das células através de receptores Fc e possibilitam o reconhecimento e o *clearance* do complexo antígeno-anticorpo.

As imunoglobulinas da classe IgE fixam-se na superfície dos mastócitos, basófilos e eosinófilos através de receptores específicos. Uma vez fixados, estes anticorpos passam a agir como receptores para antígenos solúveis e, quando ligados cruzadamente por um antígeno, induzem a desgranulação de grânulos intracitoplasmáticos e liberação de produtos pré-formados como a histamina. A ativação de mastócitos por esta via também conduz a ativação do metabolismo do ácido aracdônico e formação principalmente do leucotrieno C_4 (LTC_4) e da prostaglandina D_2 (PGD_2) que são mediadores inflamatórios. Associados, estes eventos formam a base da resposta inflamatória nas respostas alérgicas, sendo vistos como manifestações deletérias das respostas imunológicas. Por outro lado, nas infecções parasitárias, principalmente por helmintos, freqüentemente estão associadas a altos níveis de IgE (e eosinofilia), sugerindo a participação positiva destes anticorpos na resposta imune contra parasitas.

A resposta imunológica nas mucosas

Os linfócitos presentes na *lamina própria* e entre as células epiteliais da mucosa, as placas de Peyer e os gânglios de drenagem do tubo digestório (ex.: gânglios mesentéricos) pertencem a um sistema funcionalmente interconectado que usualmente recebe o nome de tecido linfóide associado ao tubo digestório (GALT – *Gut-Associated Lymphoid Tissues*). As funções deste tecido estão prioritariamente voltadas para o manejo da matéria absorvida bem como dos microorganismos presentes na sua superfície. Sistemas similares são encontrados no trato respiratório e referidos como em tecidos linfóides associados aos brônquios (BALT – *Bronchus-Associated Lymphoid Tissues*) e ao Nariz (NALT – *Nasal-Associated Lymphoid Tissues*) (ex.: anel de Waldeyer). Juntos estes sistemas são referidos como tecidos linfóides associados às mucosas (MALT) e possuem peculiaridades que os diferenciam substancialmente do sistema imune.

Existe uma diversificada flora bacteriana nas superfícies mucosas que, de modo geral, são bem toleradas. Somente no intestino, são encontrados, aproximadamente, 10^{12} microorganismos/grama de fezes. Apesar desta simbiose, quando ocorre a invasão da camada superficial da mucosa, uma forte resposta pode ser organizada para expulsar o agente infeccioso. Paralelamente, os peptídeos derivados das proteínas* ingeridas todo o dia são absorvidos livremente, apesar de serem potencialmente antigênicos. O MALT consegue assim conviver com uma situação limite: por um lado, a presença de bactérias que somente devem ser atacadas em casos de infecção e, por outro lado, a absorção de partículas resultantes da digestão dos alimentos que podem, dependendo da situação, ser considerados estranhos ao organismo. Além disso, o MALT possui a capacidade de gerar tolerância periférica aos antígenos apresentados ao sistema imune pela via mucosa. A quebra da tolerância para as moléculas ingeridas pode ser responsável por patologias como a doença celíaca. O fenômeno da tolerância oral, descrito por Well em 1911, é pesquisado hoje como potencial terapia para doenças auto-imunes e alérgicas e tem se mostrado promissor em modelos animais. Contudo, os estudos clínicos ainda carecem de dados que habilitem a correta modulação das respostas imunes pela via mucosa.

Outra característica chave das mucosas é a sua habilidade em promover respostas baseadas na secreção de anticorpos IgA. Os linfócitos B presentes nas placas de Peyer, preferencialmente, secretam este isotipo após a ativação e maturação em plasmócitos. A maioria das células secretoras de IgA encontram-se na *lâmina própria*, embora também sejam encontradas no interior da placas de Peyer.

Logo após a ativação, os linfócitos das placas de Peyer migram para o linfonodo drenante local (gânglio mesentérico) e ganham acesso à circulação sistêmica pelos vasos linfáticos. Durante esta migração, as células ativadas amadurecem e tornam-se células efetoras, ou seja, plasmócitos, no caso dos linfócitos B, ou linfócitos T

---
*A ingesta diária média equivale a aproximadamente 150 gramas de proteínas.

ativados, auxiliares ou citotóxicos, no caso de linfócitos T CD4+ ou CD8+. As células ativadas na mucosa tendem a retornar para a mucosa de origem ou para outro sítio de mucosa. Este padrão de migração linfocitária deu origem à idéia de um sistema imune comum da mucosa. Este fenômeno garante a presença na mucosa de linfócitos com especificidades relevantes aos antígenos mais comuns nestes sítios. Não haveria muita utilidade para o organismo se as células específicas contra as bactérias intestinais se localizassem em linfonodos periféricos ou baço. Além disso, existe também um direcionamento seletivo de linfócitos B ativados nas mucosas para as glândulas mamárias, onde secretam anticorpos IgA que são transferidos ao recém-nascido pela amamentação e ajudaram na proteção da superfície intestinal durante os primeiros meses de vida.

Os anticorpos IgA possuem características únicas que os tornam ideais para a proteção das superfícies mucosas. No homem existem duas subclasses de anticorpos IgA, IgA_1 e IgA_2, com características estruturais diferentes baseadas na sua seqüência de aminoácidos e quantidade de carboidratos associados. A primeira é encontrada em maior quantidade no soro, à medida que a segunda encontra-se mais abundantemente nas secreções mucosas do trato gastrintestinal. Uma exceção é a mucosa urogenital, que apresenta maior quantidade de anticorpos IgA_1. A IgA é normalmente secretada como dímero (associação de duas moléculas de anticorpos) em associação com o componente secretório. Esta molécula, além de permitir a passagem do dímero pelo interior das células epiteliais das mucosas (transcitose), ainda confere proteção contra a ação das enzimas do suco gástrico de bactérias. Além disso, especificamente a IgA_2 é muito mais resistente a enzimas produzidas por certas bactérias.

Uma vez secretada, a IgA fica suspensa na camada de muco do epitélio intestinal, podendo ligar-se às estruturas da parede bacteriana, impedindo a ligação destas bactérias diretamente com as células epiteliais. Este processo, chamado de imunoexclusão pelos anticorpos IgA, é um dos mecanismos de proteção conferidos pela amamentação. Além disso, os anticorpos IgA carecem da capacidade de ativar o sistema complemento, sendo, desta forma, não-inflamatórios (Fig. 21.6).

O desequilíbrio da resposta inflamatória no GALT é característica das doenças inflamatórias intestinais, como a doença de Crohn e a colite ulcerativa. Além da IgA, certa quantidade de anticorpos IgM e IgG também são encontrados no muco, porém, somente pequena parte é resultado da síntese local, sendo na sua maioria vinda do plasma por transudação.

Um dos principais responsáveis pela intensa diferenciação dos linfócitos B em plasmócitos secretores de IgA é o TGF-α. Esta citocina direciona a troca de cadeia dos linfócitos B preferencialmente para a cadeia α, produzindo a secreção de anticorpos IgA. O TGF-α tem um importante papel imunomodulatório, antagonizando as ações do IFN-α e da IL-12, e portanto, via de regra, é dito antiinflamatório.

Diversos relatos atribuem o fenômeno da tolerância oral à secreção de TGF-α gerada pela administração oral de um antígeno. Contudo, é sabido que outras citocinas, como IL-4 e IL-10, bastante expressas no GALT, também estão intimamente relacionadas no controle das reações imunológicas aos antígenos administrados por via oral.

Os mecanismos citotóxicos usados pelos linfócitos T CD8+ e células NK também fazem parte do arsenal de defesa encontrado no MALT e também podem agir contra alguns patógenos. Linfócitos T CD8+ citotóxicos podem ser identificados

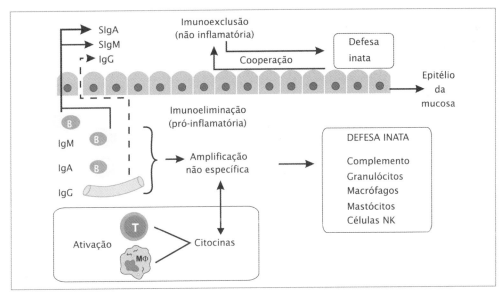

Figura 21.6 – Mecanismos da resposta imunológica na mucosa. A proteção das superfícies mucosas conta com mecanismos da resposta imune inata e da resposta. A presença dos anticorpos IgA secretórios produzidos no local produzem a exclusão de partículas antigênicas como vírus e bactérias sem a ativação de mediadores inflamatórios. Os anticorpos IgM produzidos na mucosa e os anticorpos IgG sistêmicos que transudam na mucosa também proporcionam a exclusão de partículas antigênicas. Em paralelo, os linfócitos T e as células apresentadoras de antígeno podem secretar diversas interleucinas ampliando a produção de anticorpos e gerando células efetoras, além de amplificarem a resposta de elementos da resposta inata como o complemento, células NK, macrófagos e granulócitos. (Adaptado de Ogra PL, Mestecky J, Lamm ME, Strober W, Bienenstock J, McGhee JR. Mucosal immune responses: an overview. In *Mucosal Immunology* (McGhee JR, Lamm ME, Strober W), 2 ed. 29:485-506. San Diego: Academic Press, 1999).

tanto nas placas de Peyer, gânglios mesentéricos e entre os linfócitos intra-epiteliais após a infecção ou imunização de camundongos com cepas de rotavírus. A administração oral de *Vaccinia* em ratos também resulta na indução de linfócitos T citotóxicos específicos tanto em placas de Peyer como nos gânglios mesentéricos. Estes achados sugerem ainda que esta resposta propague-se das placas de Peyer para os gânglios mesentéricos via drenagem linfática.

Em conclusão, o melhor entendimento destes mecanismos pode indicar estratégias vacinais, uma vez que a indução de uma resposta humoral de anticorpos IgA e celular por linfócitos T citotóxicos pode ser interessante para a proteção contra diversas patologias humanas com infecção primária nas mucosas. Acredita-se que, no futuro, estratégias de vacinação possam induzir a proteção das superfícies mucosas contra patógenos como o *Vibrio cholerae* e o HIV.

CONSIDERAÇÕES FINAIS

Como demonstrado, o sistema imune representa uma vasta gama de elementos e reações para garantir a homeostasia do organismo. Muitas destas reações ainda requerem melhores esclarecimentos, porém, nosso atual estágio de conhecimento já nos habilita a usar muitos destes recursos em nosso favor. Nos anos vindouros, o campo da imunonutrição deve acrescentar novas ferramentas para a modulação do sistema imune permitindo otimizar sua funções e conduzindo à otimização dos processos curativos.

BIBLIOGRAFIA

Benard G, Mendes-Giannini MJS, Juvenale M, Miranda ET, Duarte AJS. Immunosupression in paracoccidioidomycosis: T cell hyporesponsiveness to two *Paracoccidioides brasiliensis* glycoproteins that elicit strong humoral immune response. *J Infect Dis.* 1997; 175:1263-1267.

Blalock JE. The syntax of immune-neuroendocrine communication. *Immunol Today.* 1994; 15(11):504-511.

Brandtzaeg P, Farstad IN, Haraldsen G. Regional specialization in the mucosal immune system: primed cells do not always home along the same track. *Immunol Today.* 1999; 20:267-277.

Casseb JSR, Hong MA, Salomão SJ, Duarte AJS, Gallo D, Hendry MR. Coinfection with human immunodeficiency virus and human T cell lymphotrofic virus type I: reciprocal activation with clinical and immunologic consequences. *Clin Infect Dis.* 1997; 25:1260-1261.

Chen H, Paul W.E. Cultured NK1.1$^+$CD4$^+$ T cells produce large amounts of IL-4 and IFN-γ upon activation by anti-CD3 or CD1. *J Immunol.* 1997; 159:2240-2249.

Clerici M, Shearer GM. A Th1→Th2 switch is a critical step in the etiology of HIV infection. *Immunol Today.* 1993; 14:107-110.

Croft M, Carter L, Swain SL, Dutton RW. Generation of polarized antigen-specific CD8 effector populations: reciprocal action of interleukin-4 and IL-12 promoting type 2 versus type 1 cytokine profiles. *J Exp Med.* 180:1715-1728.

Del Prete GF, De Carli M, Mastromauro C et al. Purified protein derivative of *Mycobacterium tuberculosis* and excretory-secretory antigen(s) of *Toxocara canis* expand *in vitro* human T cells with stable and opposite (type 1 T helper or type 2 T helper) profile of cytokine production. *J Clin Invest.* 1991; 88:346-350.

Downey GP. Mechanisms of leukocyte motility and chemotaxis. *Curr Opin Immunol.* 1994; 6:113-124.

Ferrante A, Nandoskar M, Walz A, Goh DHB, Kowanko IC. Effects of tumor necrosis factor α and β on human neutrophil migration, respiratory burst and degranulation. *Int Arch Allergy Appl Immunol.* 1988; 86:82-91.

Finkelman FD, Holmes JI, Katona JF, Beckman MP, Park LS, Schooly KA, Coffman RL et al. Lymphokine control of *in vivo* immunoglobulin isotype selection. *Ann Rev Immunol.* 1990; 8:303.

Grewal IS, Flavell RA. A central role of CD40 ligand in the regulation of CD4$^+$ T-cell responses. *Immunol Today.* 1997; 17(9):410-414.

Griffith TS, Ferguson TA. The role of FasL-induced apoptosis in immune privilege. *Immunol Today.* 1997; 18(5):240-244.

Guinan EC, Gribben JG, Boussiotis VA, Freeman GJ, Nadler LM. Pivotal role of the B7:CD28 pathway in transplantation tolerance and tumor immunity. *Blood.* 1994; 84(10):3261-82.

Gumperez JE, Parham P. The enigma of natural killer cell. *Nature.* 1995; 378:245-298.

Hamilton RG. Human IgG subclass measurements in the clinical laboratory. *Clin Chem.* 1987; 33(10):1707-1725.

Knamori Y, Ishimaru K, Manno M, Maki K, Ikuta K, Nariuchi, H et al. Identification of a novel lymphoid tissues in murine intestinal mucosa where clusters of c-kit⁺ IL-7R⁺ Thy1⁺ lympho-hemopoietic progenitors develop. *J Exp Med.* 1996; 184:1449-1455.

Kantor AB, Herzenberg LA. Origin of murine B-cell lineages. *Ann Rev Immunol.* 1993; 11:501-538.

Kaufmann SHE. Immunity to intracellular microbial pathogens. *Immunol Today.* 1995; 16(7):338-342.

Lamont AG, Adorini L. IL-12: a key cytokine in immune regulation. *Immunol Today.* 1996; 17(5):214-217.

Lenschow DJ, Walunas TL, Bluestone JA. CD28/B7 system of T cell costimulation. *Ann Rev Immunol.* 1996; 14:233-258.

Liszewski MK, Farries TC, Lublin DM, Rooney IA, Atkinson JP. Control of the complement system. *Adv Immunol.* 1996; 61:201-306.

Maciel M Jr, Fusaro AE, Duarte AJS, Sato MN. Modulation of IgE response and cytokine production in Peyer's patchaes and draining lymph nodes in sensitized mice made tolerant by oral dust mite administration. *J Interferon Cytokine Res.* 2000; 1057-1064.

Mandel B. Neutralization of polio virus: a hypothesis to explain the mechanism and the one hit character of neutralization reaction. *Virology.* 1976; 69:500-510.

Mond JJ, Lees A, Snapper CM. T-cell independent antigens type 2. *Ann Rev Immunol.* 1995; 13:655-692.

Mosmann TR, Cherwinski H, Bond MW, Giedlin MA, Coffman RL. Two types of murine helper T-cell clone. I. Definition according profiles of lymphocyte activities and secreted proteins. *J Immunol.* 1986; 136:2348-2357.

Mowat AM. The regulation of immune responses to dietary protein antigens. *Immunol Today.* 1087; 8:93-98.

Ogra PL, Mestecky J, Lamm ME, Strober W, Bienestock J, McGhee JR. Mucosal immune responses: an overview. In: *Mucosal Immunology* (McGhee JR, Lamm ME, Strober W). San Diego: Academic Press. 1999; 29:485-506. 2 ed.

Osmond DG. The turnover of B cell populations. *Immunol Today.* 1993; 14:34-37.

Raulet DH. The structure, function and molecular genetics of α T-cell receptor. *Ann Rev Immunol.* 1993; 7:175-207.

Rogers HW, Tripp CS, Unanue ER. Different stages in the natural and acquired resistance to an intracellular pathogen. *Immunol.* 1995; 3(4):152-156.

Scott P. IL-12: initiation cytokine for cell-mediated immunity. *Science.* 1993; 260:496-497.

22 Nutrição na AIDS

Satiko Watanabe
Daniel Magnoni
Celso Cukier

INTRODUÇÃO

A proporção de indivíduos contaminados com o vírus HIV (*Human Imunodeficiency Virus*) nos últimos 15 anos tem número alarmante, apesar da grande divulgação da doença e dos cuidados para evitar a contaminação. Segundo dados do IBGE (Instituto Brasileiro de Geografia e Estatísticas), houve 179.541 casos diagnosticados de indivíduos contaminados no Brasil em 1999. A crescente necessidade de cuidados intensivos e pesquisas nesta entidade mórbida, que evolui com rápida perda de peso e debilitação do indivíduo, com conseqüente perda da qualidade de vida, está demonstrada nos dados publicados em 1999 pela FIPE (Fundação Instituto de Pesquisa Econômica), havendo sobrevida média de 11 meses no estado de São Paulo, bastante reduzida quando comparada à média de 42 meses nos EUA. Ainda no estado de São Paulo, nos últimos 10 anos foram observados 82.995 casos notificados de SIDA com incidência maior no sexo masculino (2,5/1-M/F).

A perda de peso relaciona-se a mau prognóstico da doença. Oferta adequada de nutrientes, por meio de terapia nutricional eficiente, agressiva e precoce, tem demonstrado, associada ao tratamento medicamentoso, eficácia na manutenção do estado nutricional e colabora com a melhor evolução clínica e qualidade de vida do paciente HIV ou com AIDS.

SÍNDROME DE IMUNODEFICIÊNCIA ADQUIRIDA

Entende-se por AIDS – síndrome de imunodeficiência adquirida, doença causada pela infecção pelo vírus HIV, caracterizada por progressiva destruição do sistema imune. O vírus habita os linfócitos T, resultando em vulnerabilidade do sistema de defesa, levando a infecções oportunistas, neoplasias e doenças do sistema nervoso central.

A AIDS é classificada de acordo com categorias (Tabela 22.1).

Tabela 22.1 – Classificação da AIDS.

Categoria da célula CD4 (cel/mm³)	Categoria Clínica		
	A	B	C
(1) ≥ 500	A1	B1	C1
(2) 200-499	A2	B2	C2
(3) < 200	A3	B3	C3

Categoria A: adolescentes ou adultos (acima de 13 anos), diagnosticados com vírus HIV, com uma ou mais condições listadas abaixo. Paciente não deve apresentar as condições listadas nas categorias B e C.
- Infecção assintomática.
- Linfadenopatia generalizada persistente.
- Doença aguda (primária) por HIV.

Categoria B: adolescentes ou adultos (acima de 13 anos) sintomáticos, com ausência de sintomas de A ou C e que apresentam pelo menos um dos seguintes critérios, doenças atribuídas pela infecção por HIV, ou são indicativos de alteração na resposta celular imunitária ou tem evolução clínica decorrente de complicações pelo vírus HIV.

Exemplos de condições clínicas para a categoria B são citadas mas não estão limitadas à:
- Angiomatose bacilar.
- Candidíase orofaríngea.
- Candidíase vulvovaginal; persistente, freqüente, ou pouco responsiva ao tratamento.
- Displasia cervical (moderada ou severa)/ carcinoma cervical *in situ*.
- Sintomas constitucionais, como febre (38,5°C) ou diarréia por mais de 1 mês.
- Leucoplasia oral severa.
- Herpes zóster (simples), envolvendo pelo menos dois episódios distintos ou mais de um dermátomo.
- Trombocitopenia púrpura idiopática.
- Listeriose.
- Doença inflamatória pélvica, particularmente se complicada pelo abcesso no tubo ovariano.
- Neuropatia periférica.

Categoria C
- Candidíase esofagiana, traqueal, brônquica.
- Coccidioidomicose extrapulmonar.
- Criptococose extrapulmonar.
- Câncer cervical invasivo.
- Criptosporidiose intestinal crônica (por mais de um mês).
- Retinite por CMV ou citomegalovirose em outros órgãos, com exceção de fígado, baço e linfonodos.

- Encefalopatia pelo HIV.
- *Herpes simplex* com úlcera mucocutânea por mais de 1 mês, bronquite, pneumonia.
- Histoplasmose disseminada, extrapulmonar.
- Isosporíase crônica por mais de um mês.
- Sarcoma de Kaposi.
- Linfoma de Burkitt, imunoblástico, sítio primário no cérebro.
- *M. avium* ou *M. kansasi* extrapulmonar.
- *M. tuberculosis*, pulmonar ou extrapulmonar.
- Pneumonia por *Pneumocystis carinii*.
- Pneumonia recorrente (mais de dois episódios/ano).
- Leucoencefalopatia progressiva multifocal.
- Toxoplasmose cerebral.
- Síndrome constitucional pelo HIV.

Na AIDS são comuns casos de desnutrição, onde sua origem pode ser multifatorial onde envolvem:

Anorexia: a perda de apetite é uma das principais causas da desnutrição. É proveniente de fatores como febre, infecção, depressão, efeitos de medicamentos e alterações neurológicas. Caracteriza-se atualmente a influência de citocinas sobre o mecanismo da caquexia da AIDS.

Alterações na cavidade oral ou esofágica: infecções oportunistas como herpes, candidíases, infecções por citomegalovírus (CMV), tumores e gengivites e mucosites atingem a cavidade oral causando desconforto e dor.

Náuseas e vômitos: podem ser secundárias ao uso de medicamentos ou infecções no trato gastrointestinal. Esses sintomas são acentuados no tratamento com sulfonamidas, zidovudines, metronidazol, anfotericina B e cetoconazol.

Causas endócrinas: insuficiência adrenal reduz o apetite e promove perda de peso, devido à infecção por CMV. Terapia com corticóides pode reverter este quadro.

Alterações neurológicas: comprometimento do sistema nervoso central conseqüente à meningite, infecção por CMV, linfomas, leucoencefalopatia, depressão, fadiga e demência reduzem a ingestão oral e acarretam a desnutrição.

Citocinas: são mediadores da resposta imune. O fator de necrose tumoral (FNT) reduz a motilidade gastrointestinal, sendo esta transitória, enquanto às induzidas pela interleucina 1 (IL-1) são mais persistentes e graves. Estão envolvidas no mecanismo de caquexia (Fig. 22.1)

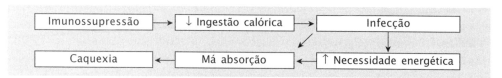

Figura 22.1 – Evolução do quadro infeccioso.

Interação droga-nutriente: a grande quantidade de medicamentos utilizados no tratamento da AIDS possui efeitos colaterais que levam à uma redução da ingestão de alimentos.

Má absorção e diarréia persistente: infecções gastrointestinais freqüentes são responsáveis por má absorção e diarréia. *Cristoporidium* sp. e citomegalovírus são os agentes infectantes mais freqüentes. Danos causados ao trato gastrointestinal são similares ao espru tropical e não tropical com redução das dissacaridases e alterações nas microvilosidades.

A má absorção pode ser comparada com a síndrome do intestino curto, com grande perda hidroeletrolítica. Acloridria, crescimento bacteriano, edema de mucosa, redução da secreção pancreática e diminuição das enzimas da borda em escova contribuem para agravar este quadro.

Modificações metabólicas: o hipermetabolismo, quando presente, eleva a necessidade energética contribuindo para perda de peso.

O balanço energético e o metabolismo de carboidratos, proteínas e lipídios encontram-se alterados. O mecanismo dessas alterações ainda não está esclarecido mas, *turnover* aumentado de proteínas de origem muscular é observado. Isto reduz a massa magra e piora o prognóstico. Hiperlipidemia, comum em situação de infecção, é freqüente. O fator de necrose tumoral (FNT) promove aumento no ciclo de ácidos graxos.

O uso de terapia com drogas retroantivirais causa a síndrome da lipodistrofia, alterações metabólicas caracterizadas pela redistribuição de gordura corporal com acúmulo em compartimentos viscerais ou no dorso cervical. Distensão abdominal, perda de peso em tecidos periféricos (face e membros), aumento da taxa de triglicérides, pancreatite e aterosclerose podem ocorrer.

A caquexia na AIDS surge de uma situação de imunossupressão, que evolui com alterações gastrointestinais. A ingestão de alimentos é reduzida e há má absorção de nutrientes. O portador do vírus torna-se vulnerável a infecções oportunistas, que podem ser responsáveis por aumentar as necessidades energéticas (Fig. 22.1).

A diarréia é uma das principais alterações gastrointestinais no paciente portador de AIDS. Por sua intensidade modifica desfavoravelmente a ingestão de alimentos.

A diarréia pode ocorrer de forma aguda, intermitente e crônica, sendo esta última a mais freqüente. É do tipo secretória e intensa (10 a 20 evacuações ao dia) com perda ponderal importante e distúrbio hidroeletrolítico.

A perda de peso é um fator fundamental na progressão da doença devendo ser combatida.

Imunodeficiência, infecção e desnutrição compõem uma tríade (Fig. 22.2).

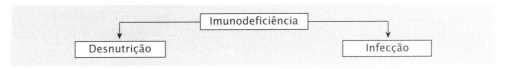

Figura 22.2 – Tríade da imunodeficiência.

A perda de peso na AIDS relaciona-se preferencialmente à massa magra. Redução de 5% da massa magra determina pior prognóstico para a doença (Melchior et al, 1999).

AVALIAÇÃO NUTRICIONAL

A avaliação nutricional pode ser feita por meio de coleta de dados antropométricos como peso atual, peso habitual, estatura, índice de massa corporal, pregas cutâneas e bioimpedância elétrica (BIA).

A monitorização das proteínas viscerais é efetuada por meio de dosagem sérica de albumina, pré-albumina, proteína ligadora do retinol, capacidade ligadora de ferro e transferrina. Os testes de sensibilidade cutânea e contagem total de linfócitos devem ser avaliados com cautela devido à situação imunológica debilitada.

Inquérito alimentar detalhado deve ser realizado para verificar o hábito alimentar do paciente. O recordatório habitual detecta alterações precoces da ingestão alimentar e facilita a elaboração de um plano dietético adequado à sua preferência.

Necessidades calóricas

O gasto energético pode variar de acordo com o desenvolvimento da doença e presença de complicações.

Melchior et al (1993) avaliaram o gasto energético de pacientes infectados e não infectados, por meio da calorimetria indireta. Neste estudo, observou-se que o gasto energético basal (GEB) de indivíduos sem infecção foi 11% maior em relação ao controle e 34% em infectados. Outro estudo também comprova um aumento de 8% na GEB em pacientes assintomáticos portadores do vírus HIV.

Na prática clínica, as necessidades calóricas podem ser calculadas por meio da equação de Harris Benedict com incremento de 1,25 como fator de atividade e estresse.

Necessidades protéicas

As necessidades protéicas podem ser estimadas em 1 a 1,2g/kg de peso corporal, para a manutenção e proporção kcal/nitrogênio de 150:1. As recomendações são iguais para indivíduos sintomáticos e assintomáticos.

As proteínas na forma de peptídeos possuem melhor aproveitamento do que os aminoácidos livres, já que são absorvidos na porção proximal e distal do intestino delgado, enquanto aminoácidos livres são absorvidos apenas na porção proximal.

Recomendações para carboidratos

O uso de carboidratos complexos é preferencial. Dietas contendo alto teor de mono e dissacarídios induzem à fermentação e promovem desconforto abdominal.

Restrições para lipídios

Pacientes com má absorção devem reduzir os lipídios de cadeia longa e utilizar ácidos graxos de cadeia média (TCM).

NECESSIDADES DE VITAMINAS E MINERAIS

As necessidades de micronutrientes podem estar modificadas para estes pacientes. O quadro 22.1 demonstra as necessidades em caso de AIDS e as compara com a RDA. Deficiências de vitamina A, D, E, C, tiamina, riboflavina, niacina, B_6, B_{12}, cálcio, fósforo, potássio, magnésio, ferro, zinco e cobre.Tang et al (1993) demonstraram que a ingestão aumentada de vitamina C, tiamina e niacina estão associadas com melhora na progressão da doença. Ingestão aumentada de zinco e ferro tem pobre prognóstico na doença. A incidência de cardiomiopatia e AIDS tem relação com deficiência de selênio. Deficiência de vitamina B_6 tem sido associada com alteração na mitogênese dos linfócitos e redução de células *natural killer*. Durante o tratamento com AZT os níveis séricos de B_{12} diminuem tornando o indivíduo suscetível à anemia (Tabela 22.2).

Tabela 22.2 – Necessidades diárias de vitaminas e minerais para o paciente HIV/AIDS, comparada à RDA, 1989.

Vitamina/Minerais	HIV/AIDS	RDA
Vitamina A	2 a 4 × RDA	3.330UI
Vitamina D		5µg
Vitamina E	15-800UI	14,9UI
Vitamina K		80µg
Vitamina C	1.000mg	60mg
Tiamina	5 × RDA	1,5mg
Riboflavina	5 × RD	1,7mg
Niacina	Aumentadas	19mg NE
Vitamina B_6	2 × RDA	2mg
Ácido fólico		200µg
Vitamina B_{12}		2µg
Biotina		30-100µg
Ácido pantotênico		4-7mg
Cálcio		800mg
Fósforo		800mg
Magnésio		350mg
Ferro	Moderação	12mg
Zinco	1,3 × RDA / RDA	15mg
Cobre		1,5-3mg
Manganês		2-5mg
Selênio		70µg
Cromo		50-250µg
Molibidênio		75-250µg

NUTRIENTES IMUNOMODULADORES

Glutamina: descrita em literatura como nutriente condicionalmente essencial durante processos catabólicos. Fonte energética importante para a proliferação dos enterócitos, colonócitos e linfócitos gastrointestinais. No fígado, participa do ciclo da uréia, doando nitrogênio para síntese de proteína de fase aguda e outros aminoácidos. Maior precursora do antioxidante glutationa, a glutamina pode ser útil em infecção pelo vírus HIV, mas ainda não existem informações que possam afirmar seus efeitos.

Ácido graxo omega-3: conhecido pela ação atenuante da resposta aguda inflamatória. Em estudo com ácido graxo omega-3, não foi observada alteração no nível sérico de citocinas e peso do paciente, a curto prazo. Estudos que utilizaram omega-3 a longo prazo, observaram aumento de IL-6, o que poderia favorecer a replicação viral. O omega-3 poderá ser utilizado por curto período, especialmente em situações críticas.

Arginina: estimula hormônios anabólicos e promove balanço nitrogenado; é imunomodulador e timotrófico. É o maior substrato para produção de óxido nítrico. Favorece o metabolismo de nitrogênio, creatina e síntese de poliaminas. O mais potente vasodilatador do organismo.

Taurina: promove estabilização da membrana celular, forma sais biliares, mantém homeostase do cálcio e estimula a glicólise e gliconeogênese. É aminoácido essencial ao desenvolvimento infantil normal.

Experimentalmente, não há comprovação sobre o mecanismo de atuação dos nutrientes imunomoduladores em pacientes com AIDS havendo necessidade de estudos mais aprofundados.

TERAPIA NUTRICIONAL ENTERAL

A terapia nutricional nestes indivíduos deve ser agressiva e precoce, uma vez que a doença caracteriza-se por rápida perda de peso, o que compromete sua evolução.

A via de alimentação enteral deve ser priorizada, sempre que houver integridade anatômica e funcional do sistema digestório.

Indica-se TNE quando a ingestão oral não for suficiente. Em caso de ulceração de mucosa grave, a TNE é prescrita com posicionamento da sonda após a área ulcerada. Pacientes com vômitos persistentes e doenças neurológicas apresentam risco de aspiração, devendo-se tomar medidas preventivas.

TERAPIA NUTRICIONAL PARENTERAL

A terapia nutricional parenteral é indicada quando o uso do sistema digestório for inviável ou a superfície absortiva for inadequada, do ponto de vista anatômico ou funcional.

Não existem evidências de que a TNP, como medida isolada, prolongue a vida do paciente, a não ser em caso de tratamento específico de afecções transitórias.

RECOMENDAÇÕES NUTRICIONAIS EM CASO DE NÁUSEAS E VÔMITOS

Em situações onde náuseas e vômitos ocorrem de maneira exacerbada é necessário cuidadosa avaliação da freqüência de alimentos, podendo ser identificados os alimentos preferenciais, sendo orientada ingestão alimentar de menor volume e fracionamento das refeições.

Alterações dietéticas são descritas como facilitadoras da ingestão nesta situação:

- Preparações como cremes, sopas, purês, gelatinas, sucos naturais, chá, bolacha de sal ou água, torradas são bem toleradas.
- Evitar alimentos condimentados ou com odor forte.
- Alimentos gordurosos devem ser reduzidos.
- Ingestão de líquidos entre as refeições deve ser evitada devido à saciedade precoce.

As drogas indutoras de náuseas e vômitos devem ser administradas longe dos horários das refeições.

PLANO DIETÉTICO PARA ANOREXIA

Seleção adequada de alimentos preferenciais, maior fracionamento e menor volume dos alimentos. Utilizar alimentos com alta densidade calórica com preferência para líquidos e dietas pastosas. Incentivar a alimentação como fator de tratamento auxilia no combate à anorexia.

Como alimentar o paciente com mucosite e estomatite?

Utilizar alimentos de consistência branda, pastosa ou líquida são bem tolerados. Alimentos oferecidos em temperaturas elevadas devem ser evitados. Alimentos de elevada densidade calórica como suplementos orais podem ser ministrados. Deve-se reduzir o sal de adição dos alimentos e evitar preparações ácidas, temperos picantes e bebidas gasosas.

Cuidados devem ser tomados no paciente com alterações neurológicas

A consistência da dieta deve ser pastosa ou líquida, devendo ser assistida para evitar o risco de aspiração. Prefere-se o uso de alimentos de elevada densidade calórica.

Como proceder no paciente com diarréia?

Utilizar alimentos obstipantes ou de acordo com a aceitação do paciente. Dieta isenta de lactose e carboidratos simples com redução de lipídios é recomendada.

Alternativas farmacológicas para favorecer o ganho de peso

A rápida perda de peso e de massa muscular tem sido associada com aumento na taxa de mortalidade, rápida progressão da doença e piora na qualidade de vida em pacientes portadores do vírus HIV.

Hormônios anabólicos podem ser utilizados como alternativa da recuperação dos compartimentos corpóreos, especialmente a massa magra.

Andrógenos: a testosterona promove hipertrofia muscular pelo aumento da síntese protéica. O mecanismo do efeito hipertrófico permanece desconhecido, bem como efeitos sobre a manutenção do peso corpóreo e massa magra necessitam estudos mais aprofundados.

Hormônio de crescimento: o hormônio de crescimento humano pode promover síntese ribossômica (RNAm) em situações mórbidas.

Administração de doses do hormônio de crescimento recombinante humano (rhGH), em pacientes portadores de HIV, estimula a retenção de nitrogênio e potássio promovendo aumento da massa muscular.

Mulligan et al (1999) evidenciaram, em estudo com seis pacientes HIV positivo e seis controle soro-negativo, que receberam doses farmacológicas de rhGH (0,1mg/kg/d) por sete dias, maior retenção nitrogenada em pacientes HIV positivo com uso do GH, quando comparados ao grupo sem rhGH.

Fator de crescimento insulina símile I (IGF-1): Mulligan et al (1999) estudaram pacientes com HIV+ associados à perda de peso. Infundiram 12µg/kg/h de IGF-1 (por 12 horas) produzindo significativa retenção nitrogenada. Hipoglicemia foi observada em doses elevadas (90µg/kg/h). rhGH (hiperglicemiante) e IGF-1 (hipoglicemiante) possuem efeito controlador sobre a glicemia quando utilizados em combinação. Estudo com 60 pacientes observou que doses de IGF-1 (10mg/d) e rhGH (1,4mg/d) por 12 semanas elevou a massa magra de paciente HIV+.

BIBLIOGRAFIA

Alpers DH et al. Nutritional Considerations in AIDS. *Manual of nutritional therapeutic*; 1995. 3 ed.

Baum MK, Mantero-Atienza E, Shor-Posner G et al. Association of vitamin B_6 status parameters of immune function in early HIV-1 infection. *J AIDS*. 1991; 4:1122.

Beisel WR. Nutrition and immune function: Overview. *J Nutr*. 1996; 126(10S):2611S.

Bhasin S, Javanbakht M. Can androgen therapy replete lean body mass and improve muscle function in wasting associated with human immunodeficiency virus infection? *JPEN*. 1999; 23(6):S195.

Centers for Disease Control. Revised classification system for HIV infection and expanded surveillance case definition for AIDS among adolescents and adults. *MMWR*. 1992; 41:RR-17.

Chlebowski RT et al. Nutrition Intervetion in the course of HIV disease. Supplement to Nutrition: *Int J.* 1995; 11(2):250.

Cukier C, Magnoni CD. Nutrição órgão específica. PAE: *Imunomodulação*; 1999.

Dannhauser A et al. Nutritional status of HIV seropositive patients in the Free State Province of South Africa: Anthropometric and dietary profile. *Eur J Clin Nutr.* 1999; 53:165.

Detsky AS et al. What is subjetive global assessment of nutritional status? *JPEN.* 1987; 11:8.

Durnin JV, Womerseley J. Body fat assessed from total density estimation from skinfold trickness: measurements on 418 men and women aged from 16 to 72 years. *Br J Nutr.* 1974; 32:77.

Evoy D, Lieberman Md et al. Immunonutrition: The Role of arginine. *Nutrition.* 1998; 14(7/8):611.

Friss H, Michaelsen KF. Micronutrients and HIV infection: a review. *Eur J Clin Nutr.* 1998; 52:157.

Harris Benedict F. *A biometric study of basal metabolism in men.* Washington, DC: Carnegie Institution. 1919; 279:40.

Hommes MJT et al. Resting energy expenditure and substrate oxidation in human immunodeficiency virus (HIV)-infected asymptomatic men: HIV affects host metabolism in the early asymptomatic stage. *Am J Clin Nutr.* 1991; 54:311.

Kavanaugh-Mchugh AL et al. Seleniun deficiency and cardiomyopathy in acquired immunodeficiency syndrome. *JPEN.* 1991; 15:347.

Krause e Mahan. Cuidados nutricionais na AIDS. In: *Alimentos Nutrição e dietoterapia.* São Paulo: Rocca; 1996. 8 ed.

Jiménez-Expósito MJ et al. Effect of malabsortion on nutritional status and restyng energy expenditure in HIV-infested patients. *AIDS.* 1998; 12:1965.

Lacey JM, Wimore DW. Is glutamine a conditionally essential amino acid? *Nutr. Ver.* 1990; 48:297.

Macallan DC et al. Nutrition and immune function in human immunodeficiency virus infection. *Proc Nutr Soc.* 1999; 58:743.

Macallan DC et al. Energy expenditure and wasting in human immunodeficiency virus infection. *N Eng J Med.* 1995; 333:83.

Matarese LE, Gottschlich MM. Nutritional support of persons living with human immunodeficiecy virus infection. *Contemp Nutr Support Pratice.* 1998; Ohio:USA.

McNuurlan MA et al. Responsiveness of muscle protein synthesis to growth hormone administration in HIV infected individuals declines with severity of disease. *J Clin Invest.* 1997; 100:2125.

Melchior JC et al. Malnutrition and wasting, imunodepression, and chronic inflammation as independet predictors of survival in HIV-infected patients. *Nutrition.* 1999; 15(11/12):865.

Melchior JC et al. Resting energy expenditure in human immunodeficiency virus-infected patients: comparison between patients with and without secundary infections. *Am J Clin Nutr.* 1993; 57:614.

Mulligan K et al. Use of growth hormone and other anabolic agents in AIDS wasting. *JPEN.* 1999; 23(6):S202.

Niyongabo T et al. Comparison of methods for assessing nutritional status in HIV-infected adults. *Nutrition.* 1999; 15(10):740.

Redmond HP et al. Immunonutrition: The Role of taurine. *Nutrition.* 1998; 14(7/8): 599.

Riella CM. *Suporte Nutricional Parenteral e Enteral*. Rio de Janeiro: Guanabara Koogan; 1993.

Richaman DD et al. The toxicity of azidothymidine (AZT) in the treatment of patients with AIDS and AIDS releted complex. *N Engl J Med.* 1987; 317:192.

Tang AM et al. Effects of micronutrients intake in survival in human immunodeficiency virus type 1 infection. *Am J Epidemiol.* 1996; 1 43(12):1244.

Tang AM et al. Dietary micronutrient intake and risk of progression to acdquired immunodeficiency syndrome (AIDS) in human immunodeficiency vius type I (HIV-1)-infected homosexual men. *Am J Epidemiol.* 1993; 138:937.

Trujillo EB et al. Assessement of nutritional status, nutrient intake, and nutrition support in AIDS patients. *J Am Diet Assoc.* 1992;92:477.

Waitzberg DL. Síndrome da imunodeficiência adquirida. *Nutrição Enteral e parenteral na prática clínica*. Rio de Janeiro: Atheneu; 1995. 2 ed.

Wesley AJ. Immunonutrition: The Role of ômega 3 fatty acids. *Nutrition.* 1998; 14(7/8): 627.

Wimore DW et al. Role of glutamine in immunologic responses. *Nutrition.* 1998; 14(7/8): 618.

23 Fisiologia do Sistema Nervoso

Solange de Queiroz Rogano

INTRODUÇÃO

Um programa genético básico e fatores epigenéticos (não relacionados com programa genético, mas pertencentes ao meio ambiente) são necessários para o sistema nervoso (SN) se formar. Logo, a formação e organização deste SN dependerão da interação do programa genético com os fatores epigenéticos.

O sistema nervoso central (SNC) tem função primária de integrar os estímulos recebidos, modificá-los se necessário, executar movimentos, acumular informações em forma de memória e em gerar pensamentos ou idéias.

A fim de captar as informações do ambiente externo ou do meio interno, há células especializadas chamadas de receptores que transmitem as informações (a respeito de estímulos mecânicos, elétricos, químicos, alteração da pressão arterial, atividades reflexas), na forma de impulso ou sinal nervoso, para o SN através de fibras nervosas (aferentes). Há outro grupo de fibras nervosas (eferentes) que são responsáveis por transmitir sinais provenientes do SNC aos músculos e demais órgãos motores, de modo que estes realizem os diferentes eventos motores desejados.

"O sistema nervoso (SN) deve ser considerado como um todo, único e indivisível, capaz de controlar e integrar todas as atividades e homeostase de si próprio e de todos os demais sistemas do organismo" (Anunciatto, 2003) como, contrações musculares, eventos viscerais e até mesmo, a secreção de algumas glândulas endócrinas. O sistema endócrino, por sua vez, regula as funções metabólicas do corpo. Ambos os sistemas são responsáveis pela maior parte das funções controladoras do organismo.

Para melhor compreensão do funcionamento de todo esse processo, primeiramente serão apresentadas as divisões do SN, sua descrição geral, passando pelos principais níveis de processamento funcional até chegar ao neurônio, descrevendo sua fisiologia e funções (sensoriais e motoras).

A divisão do SN tem significado único e exclusivamente didático e pode acontecer levando-se em conta diferentes critérios.

Critérios anatômicos – SN é dividido em:

- **Sistema nervoso central (SNC):** localiza-se dentro do esqueleto axial: cavidade craniana e canal vertebral.

- **Sistema nervoso periférico (SNP):** localiza-se fora do esqueleto axial.

O SNC é constituído pelo encéfalo, que se encontra dentro do crânio, e pela medula espinhal que está dentro do canal vertebral e se estende da base do crânio até a segunda vértebra lombar. Ambos constituem o neuro-eixo. No encéfalo encontram-se o cérebro, tronco encefálico ou tronco cerebral e cerebelo, sendo este último formado pela ponte, bulbo (ou medula oblonga) e mesencéfalo.

Os órgãos periféricos unem-se ao encéfalo através de nervos cranianos (ou encefálicos), ou à coluna espinhal através de nervos espinhais.

Há também dilatações constituídas por corpos de neurônios, chamadas de gânglios (quando localizadas fora do neuro-eixo) ou de núcleos (quando localizados dentro do neuro-eixo). Do ponto de vista funcional, os gânglios podem ser sensitivos ou viscerais (do sistema nervoso autônomo). As terminações nervosas ficam nas extremidades das fibras que constituem os nervos, e funcionalmente podem ser sensitivas (ou aferentes) e motoras (eferentes).

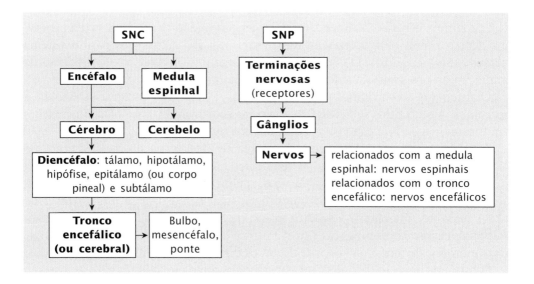

Critérios embriológicos: nesta divisão as partes do SNC recebem o nome da vesícula primordial que lhes deu origem:

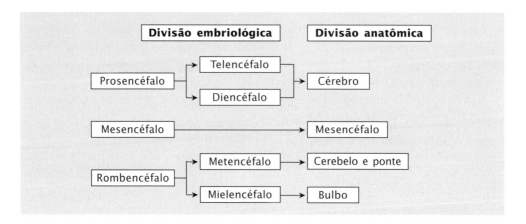

Critérios funcionais: SN é dividido em: 1. SN da vida de relação (relaciona o organismo com o meio ambiente) que é o SN somático e 2. SN da vida vegetativa (relaciona-se com a inervação e controle das estruturas viscerais) que é o SN visceral.

• *SN somático*: tem um componente aferente que conduz aos centros nervosos (cérebro) impulsos originados em receptores periféricos, com informações sobre o que se passa no meio ambiente e um componente eferente que conduz impulsos dos centros nervosos (SNC) para musculoesqueléticos, que resultam em movimentos voluntários.

• *SN visceral, vegetativo (ou autônomo)*: é importante para integração das vísceras a fim de manter uma constância do meio interno. Tem um componente aferente que conduz impulsos nervosos originados em receptores das vísceras (visceroceptores) para áreas especificas do SNC e um componente eferente que conduz impulsos originados de certos centros nervosos do SNC até as vísceras, terminando em glândulas, músculos lisos ou músculo cardíaco. O componente eferente do SN visceral é chamado de SN autônomo e pode ser subdividido em simpático e parassimpático. Ambos serão descritos posteriormente.

DESCRIÇÃO GERAL DO SISTEMA NERVOSO CENTRAL

Divisão sensorial

Os receptores sensoriais surgiram com função de levar informações ao SNC a respeito das modificações dos meios externo e interno.

Através das experiências sensoriais, fornecidas pelos *receptores sensoriais* que as atividades do sistema nervoso geralmente iniciam. Tais atividades podem ser respostas imediatas a uma experiência sensorial, ou a memorização que pode ser armazenada no cérebro por tempo indeterminado, até que, em momento adequado, ajude a determinar reações corporais. Ou seja, as informações sensoriais ajudam modular o movimento que resulta dos comandos originários de centros superiores do SN.

Então os receptores sensoriais têm papel na transmissão das informações sensoriais da superfície do corpo e das estruturas profundas para o SNC através dos nervos espinhais, como pode ser observado na figura 23.1.

Divisão motora

A função efetora consiste em conduzir os impulsos nervosos do SNC ao órgão efetor, determinando uma contração ou secreção, controlando as atividades orgânicas através de: 1. contrações dos musculoesqueléticos em todo o corpo; 2. contrações dos músculos lisos dos órgãos internos; 3. secreções de glândulas endócrinas e exócrinas. Tais atividades são as *funções motoras* do sistema nervoso, e os músculos e glândulas são *efetores*, pois realizam as funções determinadas pelos sinais nervosos.

A figura 23.2 ilustra o eixo motor do sistema nervoso para o controle da contração da musculatura esquelética. Pode-se observar que os musculoesqueléticos podem ser controlados por diferentes níveis do SNC, estando as regiões mais baixas do

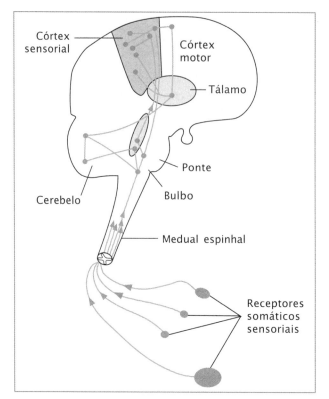

Figura 23.1 – Eixo sensorial somático do SN.

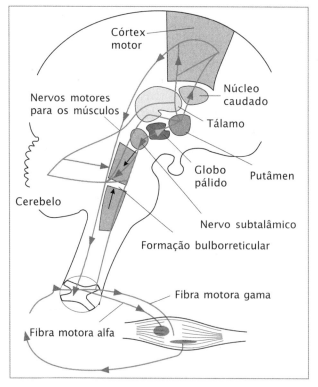

Figura 23.2 – Eixo motor do SN.

SNC relacionadas primariamente às respostas automáticas instantâneas do corpo e aos estímulos sensoriais, enquanto os níveis mais elevados do SNC relacionam-se aos movimentos controlados por pensamento.

A fim de desempenhar controle eficaz das funções corporais, o SN tem primeiramente que *processar as informações sensoriais* que recebe dos órgãos sensoriais. Dentre todas essas informações, apenas algumas consideradas importantes são selecionadas, para depois serem direcionadas para regiões motoras adequadas. Só então originarão respostas motoras apropriadas. Essa é a chamada função integrativa do SN.

Depois de integradas, pequena parte das informações sensoriais relevantes determinará respostas motoras imediatas. A maior parte dessas informações será armazenada para controle posterior das atividades motoras e para uso nos processos de pensamento, que acontece principalmente no córtex cerebral, e secundariamente em regiões basais do cérebro e até na medula espinhal. O *armazenamento de informações* é chamado *memória* e as sinapses apresentam função importante neste processo.

Se as sinapses são pontos de junção entre dois neurônios, são elas que determinam as direções em que os sinais nervosos devem propagar ao longo do SN, e certamente correspondem a um local de grande importância no controle da transmissão do sinal. Algumas sinapses podem ocorrer com mais facilidade que outras, além disso, sinais facilitatórios ou inibitórios provenientes de outras áreas do sistema nervoso podem controlar a atividade sináptica, às vezes abrindo-as às transmissões e, outras vezes fechando-as. Há, também, alguns neurônios pós-sinápticos que respondem com grande número de impulsos, enquanto outros respondem com pouco.

As sinapses selecionam os sinais nervosos podendo bloquear sinais fracos, permitindo apenas passagem dos sinais fortes, selecionando e amplificando sinais fracos ou canalizando em diversas direções em vez de conduzi-los em uma única direção.

Toda vez que determinados sinais passam através de determinadas seqüências de sinapses, estas se tornam mais aptas a transmitir os mesmos sinais, numa próxima vez. Este processo, chamado de *facilitação*, corresponde à facilidade com a qual os sinais gerados dentro do próprio cérebro desencadeiem a transmissão de impulsos pelas mesmas seqüências de sinapses, mesmo sem ter ocorrido aferência sensorial. Ou seja, uma pessoa pode ter a percepção de estar experimentando sensações originais através do resgate da memória dessas sensações.

Quando já armazenadas no sistema nervoso as memórias passam a fazer parte do mecanismo de processamento, quando o cérebro passa a comparar novas experiências sensoriais com as memórias armazenadas. As memórias ajudam na seleção de novas informações importantes que são direcionadas para áreas motoras e determinam respostas corporais.

O SNC apresenta características específicas, herdadas dos diferentes estágios de desenvolvimento evolutivo, que conferem a ele diferenças funcionais de acordo com cada nível de processamento. Estes são os níveis funcionais do SNC que incluem: 1. medula espinhal; 2. tronco cerebral, cerebelo e diencéfalo; e 3. os hemisférios cerebrais, que correspondem ao córtex cerebral e gânglios basais (Figs. 23.3 e 23.4).

A **medula espinhal** está localizada dentro do canal vertebral, desde o forame Magno até aproximadamente a primeira ou segunda vértebra lombar (Fig. 23.4). Nas regiões cervical e lombossacra tem-se: *intumescência cervical* (responsável pelas informações sensitivas e motoras dos membros superiores), que recebe o plexo cer-

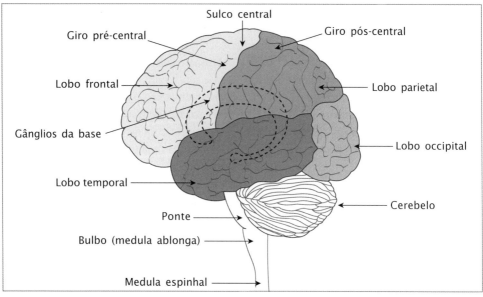
Figura 23.3 – Níveis funcionais do SNC.

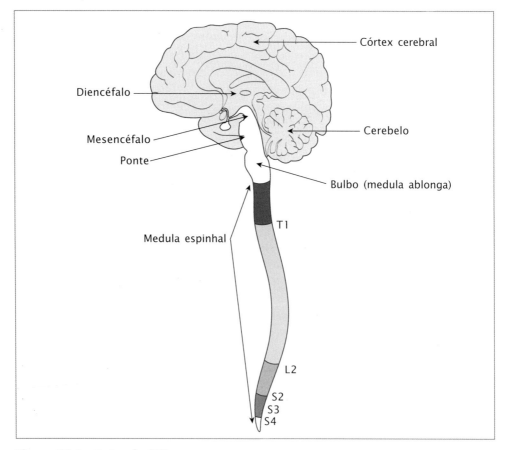
Figura 23.4 – Partes do SNC.

vical; e *intumescência lombossacra* (responsável pelas informações sensitivas e motoras dos membros inferiores) que recebe o plexo lombossacro.

Há radículas que penetram na medula por seu corno posterior e são responsáveis pela entrada de informações sensitivas e radículas que saem da medula pelo corno anterior, sendo responsáveis pela realização de eventos motores. As radículas são agrupadas, sendo que cada grupo forma, com a medula, um segmento. Cada segmento tem uma representação sensitiva no corpo que é chamado de *dermátomo*.

A medula espinhal é formada por duas partes particularmente distintas:

- Substância branca que corresponde às vias ascendentes e descendentes constituídas por bainha de mielina. Apresenta o funículo ventral, funículo lateral e funículo dorsal.
- Substância cinzenta que encontra-se com a forma da letra "H" e é envolta pela substância branca. Apresenta o *corno dorsal* (ou corno posterior) que recebe as informações sensoriais e o *corno ventral* (corno anterior) por onde as informações motoras saem da medula espinhal.

A medula espinhal corresponde ao nível mais inferior (depois da célula nervosa, como será visto a seguir) da hierarquia da percepção e da ação, e inclui os músculos e os receptores sensoriais. Participa da recepção inicial e no processamento das informações somatossensoriais (provenientes dos músculos, articulações e da pele), e do controle do movimento e da postura. Neste nível de processamento, há uma relação um tanto quanto simples entre as informações sensoriais e o resultado motor, aqui observamos a organização de reflexos, respostas estereotipadas aos estímulos sensoriais (movimentos automáticos de reação) e os padrões rítmicos motores como sucção, deglutição, além dos padrões básicos de flexão e extensão dos músculos envolvidos nos movimentos dos membros inferiores (como o ato de chutar e de se locomover), estes padrões rítmicos podem ser tanto voluntários como reflexos.

O **tronco encefálico ou cerebral** (Figs. 23.3 e 23.4) encontra-se entre a medula e o diencéfalo, ventralmente ao cerebelo. Pode ser dividido em bulbo ou medula oblonga (caudalmente), mesencéfalo (cranialmente) e ponte (entre ambos). É constituído de corpos de neurônios que se agrupam em núcleos e por fibras nervosas que se agrupam em feixes denominados tratos, fascículos ou lemniscos. Muitos dos núcleos do tronco encefálico recebem fibras nervosas que entram na constituição dos nervos cranianos, sendo importante para audição e paladar. Há também, núcleos envolvidos no controle postural e na locomoção (núcleos vestibulares, reticulares, vermelho).

Recebe as informações somatossensitivas da pele e dos músculos e as informações sensoriais do sistema vestibular e sistema visual. A maior parte de todos trajetos motores descendentes (com exceção do corticoespinhal) originam-se no tronco encefálico (cerebral). A formação reticular, que também está localizada no tronco encefálico, tem função de regulação do estado de alerta e consciência.

Atrás do tronco encefálico está localizado o **cerebelo** (Figs. 23.3 e 23.4), que se conecta ao primeiro através de tratos chamados de pedúnculos. É formado por substância cinzenta externamente e substância branca internamente, onde estão os núcleos do cerebelo. O córtex cerebelar é dividido em três camadas: camada externa (molecular), camada intermediária (onde estão as células de Purkinje, que são as maiores células do corpo humano) e camada interna (granular que são as menores células do corpo humano).

O cerebelo recebe informações da medula espinhal, que fornece *feedback* sobre os movimentos e do córtex cerebral que fornece informações sobre o planejamento dos movimentos. Esta estrutura tem diversas e importantes funções no controle motor e no controle dos movimentos, dentre elas: 1. ajustar as respostas motoras através de comparações do resultado pretendido com os sinais sensoriais; 2. atualizar os comandos de movimentos se estes se desviarem do trajeto pretendido; 3. modular a força e amplitude dos movimentos; e 4. envolver no processo de aprendizado motor.

O **diencéfalo** (Fig. 23.4) compreende o tálamo, hipotálamo, epitálamo e subtálamo. De um modo geral, estas estruturas são responsáveis por processar a maioria das informações que chegam ao córtex e, posteriormente, enviá-las, por diversas trajetórias paralelas (medula espinhal, tronco cerebral e cerebelo), aos respectivos centros integradores do SNC desejado.

Os **hemisférios cerebrais** incluem o **córtex cerebral** e os **gânglios da base** (Figs. 23.3 e 23.4). Na base do córtex cerebral estão os gânglios da base, que recebem informações da maior parte do córtex cerebral, e enviam seu resultado de volta para o córtex motor, através do tálamo. Dentre as funções dos gânglios da base estão os aspectos cognitivos de ordem superior do controle motor, como planejamento de estratégias motoras e o automatismo dos movimentos.

O manto cortical é formado por seis camadas:

I – Camada molecular que faz ligações entre dendritos.
II – Camada granular externa que tem fibras corticais e são fibras de associação que estão no mesmo hemisfério.
III – Camada piramidal externa que tem fibras córtico-corticais que ligam os dois hemisférios cerebrais, chamadas de fibras comissurais (fibras que cruzam a linha média no mesmo nível).
IV – Camada granular interna que recebe informações do tálamo.
V – Camada piramidal interna de onde saem as vias piramidais, comunicando o córtex com o tronco encefálico e/ou com a medula espinhal.
VI – Camada multiforme ou fusiforme, que emite projeções para o tálamo, gânglios da base, comunicando o córtex com áreas subcorticais.

O córtex cerebral é considerado o mais alto nível da hierarquia do SNC, ele nunca funciona sozinho, mas sempre em associação com os centros inferiores do sistema nervoso. Sem o córtex cerebral, as funções dos demais centros cerebrais inferiores seriam imprecisas. Além disso, o córtex cerebral também é de grande importância nos processos de pensamento, ainda que não possa atuar isoladamente nesses processos.

Sendo assim, cada parte do sistema nervoso desempenha funções específicas, sendo que diversas funções integrativas são desenvolvidas na medula espinhal, enquanto outras funções subconscientes do cérebro são originadas e executadas totalmente nas porções superiores do cérebro.

Chegando ao nível mais baixo da hierarquia do SN tem-se a *célula nervosa*.

É de vasto conhecimento que a informação é transmitida no SNC principalmente sob forma de impulso nervoso através do neurônio (célula nervosa), e que este é a unidade morfológica e anatômica funcional do SN. A função do neurônio é de receber a informação e transmiti-la ou retransmiti-la para outras células, que podem ser células nervosas, células musculares ou células de outros tipos.

De acordo com Sherrington, os neurônios motores da medula espinhal seriam "a trajetória comum final" uma vez que são eles o último nível de processamento antes de ocorrer a ativação muscular.

O neurônio, que é composto por *corpo celular* ou *soma*, *dendritos* que são prolongamentos do soma e dividem-se em ramos terminais e um único *axônio*, que se estende do soma para os nervos periféricos (Fig. 23.5). Apesar de, tecnicamente, tanto o axônio quanto os dendritos serem fibras nervosas, o termo "fibra nervosa", costumeiramente, é usado em referência ao axônio. Os dendritos transmitem impulsos nervosos na direção do corpo celular, enquanto o axônio os transmite a partir do corpo celular. A nutrição dos dendritos e do axônio é garantida pela conexão ininterrupta destes com o soma.

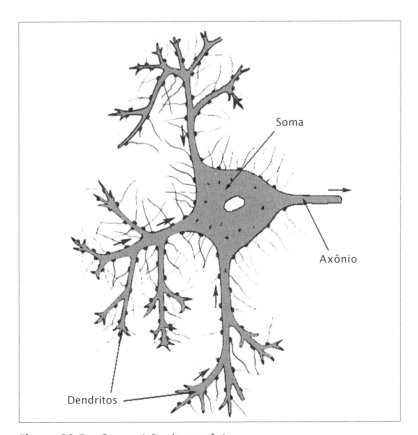

Figura 23.5 – Composição do neurônio.

As terminações de fibrilas nervosas de um neurônio sobre a superfície dos dendritos ou do soma de outro neurônio são denominadas *terminais pré-sinápticos*. Tais terminais têm formas anatômicas variadas, mas se assemelham, em sua maioria, a botões redondos e são freqüentemente chamados de *botões sinápticos* ou botões terminais (Fig. 23.6).

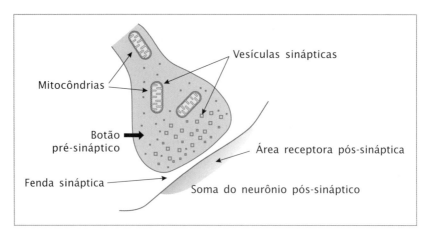

Figura 23.6 – Terminações nervosas.

O terminal pré-sináptico é separado do soma pela *fenda sináptica*, e contém duas estruturas internas importantes nas funções das sinapses: a *vesícula sináptica* e as *mitocôndrias*. As vesículas armazenam substâncias neuroativas transmissoras (neurotransmissores) que, quando liberadas na fenda sináptica, podem excitar (se a membrana neuronal pós-sináptica tiver receptores excitatórios) ou inibir (se os receptores forem inibitórios) os neurônios. Já as mitocôndrias produzem energia em forma de ATP, que é usado na síntese de mais substâncias transmissoras.

Os neurônios, nas diferentes regiões do SNC podem diferir quanto ao tamanho do corpo celular; ao comprimento, tamanho e número de dendritos; a extensão e calibre dos axônios; e quanto ao número de terminais pré-sinápticos (Fig. 23.7). Essas diferenças determinam as especificidades dos neurônios, de acordo com suas diferentes funções.

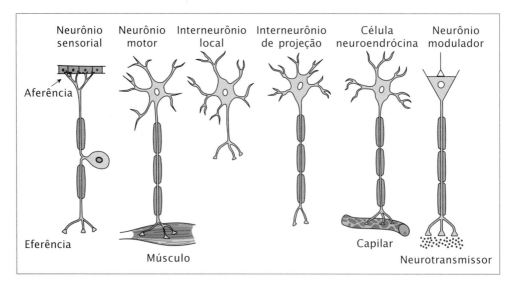

Figura 23.7 – Tipos de neurônios.

Grandes fibras nervosas, que inervam a maioria dos musculoesqueléticos, apresentam axônios recobertos por *bainha de mielina*. A bainha é formada por um complexo lipoprotéico, e apresenta-se de forma segmentada, com pequenos espaços entre os segmentos. Estes espaços são chamados de nódulos de Ranvier, e desempenham papel importante no aumento da velocidade de condução nervosa através do axônio (Fig. 23.8).

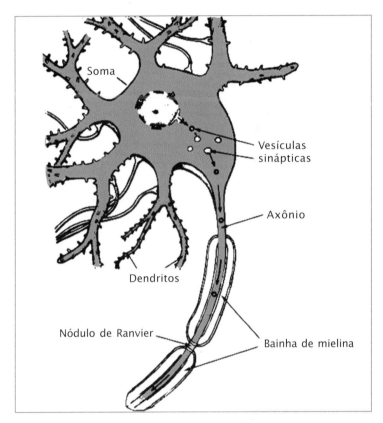

Figura 23.8 – Localização da bainha de mielina.

Nas fibras mielínicas (que possuem mielina), os segmentos que são revestidos pela mielina não podem gerar nem propagar impulsos, pois a bainha isola dos distúrbios elétricos a parte do nervo por ela circundada. Sendo assim, o impulso nervoso se propaga apenas nos nódulos de Ranvier (de nódulo para nódulo), através de toda extensão da fibra. Esses saltos de nódulo recebem o nome de *transmissão saltatória*, e aumentam consideravelmente a velocidade de condução do impulso nervoso (fibras amielínicas – não possuem bainha de mielina – têm velocidade de condução nervosa de 6 a 10 metros por segundo; fibras mielínicas têm – velocidade de condução de 30 a 110 metros por segundo).

Nas células nervosas, como nas demais células, a composição química do líquido dentro e fora da membrana celular semipermeável é diferente. O fluido do meio externo é um ultrafiltrado de sangue, tendo alta concentração de sódio e íons cloro e baixa concentração de potássio. Já o fluido interno contém baixa concentração de sódio e íons cloro e alta concentração de potássio. Esta diferença de concentração dos íons deveria causar difusão, dos mesmos, através da membrana. Isso não acontece porque a membrana não permite a livre passagem desses íons. Há uma alta concentração de ânions protéicos que não conseguem passar para o meio externo, onde a concentração de proteínas é baixa.

Portanto, quando em repouso, o neurônio tem carga ou potencial elétrico negativo no seu interior. Este é o *potencial de repouso (potencial de membrana)* de cerca de −70mV em relação ao exterior. Tal potencial elétrico é causado pela concentração desigual de íons químicos no interior e exterior da célula: há grande concentração de potássio no interior, e de sódio no exterior, e uma bomba elétrica na membrana mantém os íons nas concentrações adequadas.

As informações que chegam ao SNC através dos nervos eferentes localizados na periferia podem ser referentes a diversas sensações (calor, luz, cheiro, pressão etc). As conexões dos nervos sensitivos com o SNC é que permitem a percepção das várias sensações, que servirão para desencadear respostas motoras apropriadas. Para que essa resposta motora ocorra, no entanto, são necessários nervos motores, com origem no SNC e terminação nos órgãos efetores, como os musculoesqueléticos.

A transmissão e retransmissão de informações ocorrem através de impulsos nervosos. O impulso nervoso pode ser considerado como um distúrbio elétrico no ponto de estimulação de um nervo, que se autopropaga ao longo de toda a extensão do axônio. A forma pela qual o impulso nervoso é gerado e propagado em resposta a um estímulo (que pode ser uma mudança no meio ambiente que modifique a atividade celular) pode ser resumida da seguinte maneira: quando um estímulo é aplicado em um nervo, a membrana nervosa torna-se altamente permeável aos íons sódio que penetram no interior do nervo, alterando assim o potencial de repouso da membrana, de modo que a parte externa do nervo torna-se negativa (menos positiva) e a interna positiva (menos negativa), ou seja, há uma inversão de polaridade do nervo que é chamada de *potencial de ação* (PA).

Quando o PA propaga pelo terminal pré-sináptico, chegando ao botão sináptico, há entrada de cálcio na célula, que provoca a movimentação da vesícula sináptica em direção à membrana neuronal pré-sináptica, com a qual a vesícula se funde por exocitose, liberando o neurotransmissor na fenda sináptica. Uma vez na fenda, os neurotransmissores provocam alterações na permeabilidade da membrana póssináptica, que inibe ou excita o neurônio, de acordo com as características de seus receptores.

Além do potencial de ação, é criado um fluxo local de corrente na membrana, no local onde o estímulo foi aplicado. Essa corrente é auto-regenerante e flui para áreas adjacentes do nervo, induzindo a inversão de polaridade de cada área, desencadeando um novo potencial de ação e um fluxo local de corrente. Esse processo se repete ininterruptamente até que o potencial de ação tenha se propagado por toda extensão da fibra nervosa.

A membrana pós-sináptica possui macromoléculas que correspondem a proteínas receptoras, então, o neurotransmissor liberado na fenda vai se ligar à macromolécula receptora, já que esta contém um componente de fixação que a une ao neurotransmissor e ativa o receptor. Há, também, um componente que é projetado para o interior do neurônio pós-sináptico abrindo um canal iônico quando o receptor é ativado, permitindo que haja trocas de íons e conseqüentemente, despolarização.

Os canais iônicos podem ser de três tipos: de cálcio, de potássio e de cloreto. A abertura de canais de sódio excita o neurônio pós-sináptico, sendo os neurotransmissores responsáveis por esta abertura e são chamados de excitatórios, enquanto a abertura de canais de cloro e potássio (pelos neurotransmissores inibitórios) inibe o neurônio pós-sináptico.

Depois de liberados na fenda sináptica e fixados aos receptores específicos, ativando canais iônicos que permanecem abertos por cerca de 1 a 2 milissegundos, os neurotransmissores são rapidamente removidos da fenda sináptica por meio dos seguintes mecanismos: 1. captação pelas macromoléculas; 2. degradação por enzimas específicas; 3. difusão no meio líquido circundante; 4. absorção por células da Glia; 5. recaptação para o terminal pré-sináptico de onde foi liberado, podendo ser reutilizado; e 6. através da combinação de alguns ou todos estes mecanismos.

A excitação ou inibição neuronal será determinada não apenas pelo neurotransmissor liberado, mas também pela característica da membrana pós-sináptica. Os neurotransmissores tanto inibitórios quanto excitatórios atuam de modo a gerar uma mudança na permeabilidade da membrana do neurônio pós-sináptico. Os excitatórios aumentam a permeabilidade da membrana aos íons sódio, e os transmissores inibitórios aumentam a permeabilidade aos íons potássio e cloro.

Os neurotransmissores podem ser hormônios que atuam em órgãos-alvo à distância como podem apenas influenciar na atividade elétrica de pequena região da membrana pós-sináptica. O quadro 23.1 corresponde a algumas substâncias (químicas) que atuam como neurotransmissores.

Dentre os neurotransmissores (químicos) mais importantes, Guyton (1984) cita:

- *Acetilcolina:* efeito excitatório na maioria dos casos, mas sabe-se de seu efeito inibitório em alguns terminais nervosos periféricos parassimpáticos, como por exemplo, na inibição cardíaca pelos nervos vagais. É secretada por diversos neurônios em diferentes partes do cérebro.
- *Norepinefrina:* efeito tanto excitatório quanto inibitório. Os neurônios que a secretam têm seus corpos celulares localizados no tronco encefálico e no hipotálamo.
- *Dopamina:* tem efeito inibitório. É secretada por neurônios da substância negra dos gânglios da base.
- *Glicina:* ação inibitória e é secretada nas sinapses da medula espinhal.
- *Ácido gama-aminobutírico (GABA, do inglês gamma-aminobutyric acid):* efeito inibitório. É secretado na medula espinhal, cerebelo, gânglios da base e outras áreas do córtex. É derivado do metabolismo da glicose.
- *Glutamato:* tem efeito inibitório e excitatório. É secretado em diversas vias sensoriais e áreas do córtex.
- *Serotonina:* efeito inibitório das vias de dor da medula, no cérebro auxilia no controle da afetividade e talvez possa provocar sono, além de estar relacionada com a contração do músculo liso. É secretada por núcleos que se localizam no tronco encefálico, mas emitem projeções para o corno posterior da medula espinhal e para o hipotálamo.

Quadro 23.1 – Neurotransmissores e sua atuação.

CLASSIFICAÇÃO	NEUROTRANSMISSORES
Classe I	Acetilcolina (Ach)
Classe II: Aminas	Norepinefrina Epinefrina Dopamina Serotonina
Classe III: Aminoácidos	Ácido gamaminobutírico (GABA) Glicina Glutamato

Classe IV: Peptídeos	A) Hormônios hipotalâmicos liberadores
	    Hormônio liberador de tirotropina
	    Hormônio liberador de hormônio luteinizante
	    Somatostatina (fator inibitório do hormônio de crescimento)
	B) Peptídeos da hipófise
	    ACTH
	    Beta-endorfina
	    Hormônio alfa-melanócito estimulante
	    Vasopressina
	    Oxitocina
	C) Peptídeos que agem sobre o intestino e sobre o cérebro
	    Leucina-encefalina
	    Metionina-encefalina
	    Substância P
	    Colecistocinina
	    Polipeptídeo intestinal vasoativo (VIP)
	    Neurotensina
	    Insulina
	    Glucagon
	D) De outros tecidos
	    Angiotensina II
	    Bradicinina
	    Carnosina
	    Bombesina

- *Substância P:* tem efeito excitatório. É liberada por terminais de fibras nocioceptivas no corno anterior da medula espinhal, além de ser encontrada nos gânglios da base e no hipotálamo.
- *Encefalinas:* tem efeito excitatório sobre neurônios que inibem a transmissão do impulso doloroso. Secretada na medula espinhal, tronco encefálico, tálamo e hipotálamo.

De acordo com o princípio de Dale, cada neurônio libera apenas um único tipo de neurotransmissor em todos seus terminais. Há exceção para alguns casos especiais.

Apesar da maioria das sinapses serem químicas (90%), ou seja, dependentes de uma substância química para que ocorra despolarização, existem em menor número, sinapses elétricas (8%) e sinapses gasosas (2%).

Nas sinapses elétricas não há vesículas sinápticas nem especialização da membrana. Há uma relação de proximidade mais importante entre as membranas pré e pós-sinápticas, como se elas se comunicassem por continuidade. Tais junções comunicantes são denominadas *gap junctions*. A sinapse elétrica é comum no tronco encefálico que contém núcleos relacionados com o SN vegetativo, que não podem parar de funcionar.

Já as sinapses gasosas possuem substâncias que influenciam células-alvo. Tais substâncias, gases neuroativos como monóxido de carbono e óxido nítrico, não são armazenadas em vesículas, mas difundem-se livremente. Essas sinapses, no hipocampo, estão relacionadas com a ativação de alguns canais, além de estarem envolvidas com a manutenção do tônus vascular.

Já sabe-se que o local onde ocorre a conexão do axônio de um nervo com o corpo celular (axônio-somática), dendrito (axônio-dendrítica), ou axônio (axônio-axônica) de outro nervo chama-se sinapse, e que os botões sinápticos existentes nas extremidades dos axônios são importantes na retransmissão da informação nervosa de um neurônio para outro. A figura 23.9 mostra uma **sinapse nervo a nervo**, onde o axônio de um neurônio pré-sináptico se aproxima do soma de um neurônio pós-sináptico (formando uma sinapse axônio-somática). O impulso nervoso é retransmitido através da fenda sináptica, através do neurotransmissor.

Quando o impulso chega à fenda sináptica, há liberação do neurotransmissor e, dependendo do tipo desta substância: 1. ou a membrana pós-sináptica é excitada e cria-se um *potencial elétrico*; 2. ou a membrana pós-sináptica é inibida, tornando-se *hiperpolarizada* (Fig. 23.10). Quando há aumento do potencial elétrico no neurônio pós-sináptico, em relação ao potencial de membrana de repouso, denomina-se *potencial pós-sináptico excitatório (PPSE)*. Se o aumento na voltagem for de aproximadamente 11 milivolts acima do potencial de repouso, há propagação do impulso ou estímulo. Se o PPSE for menor que 11 milivolts, o neurônio não emitirá descarga e o estímulo se perderá. Para que um neurônio dispare (transmita impulso) deve ocorrer um aumento mínimo adequado do potencial elétrico, este é o *limiar para excitação*.

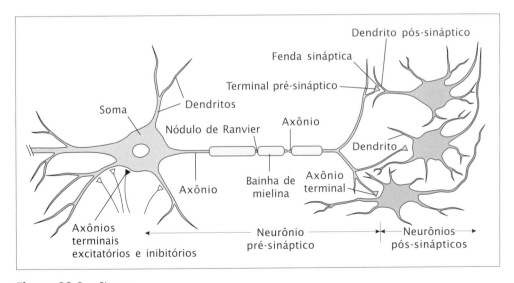

Figura 23.9 – Sinapse.

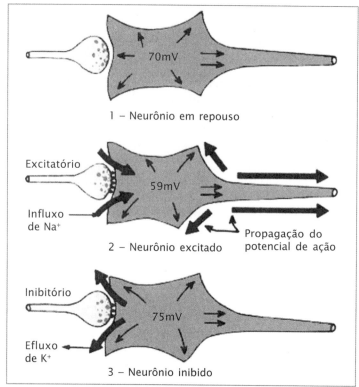

Figura 23.10 – Apresentação dos neurônios.

Quando ocorre a hiperpolarização, o neurônio pós-sináptico é inibido, impedindo o desencadeamento do potencial de ação. Diz-se que foi criado um *potencial pós-sináptico inibitório (PPSI)* dentro do neurônio, o que torna mais difícil a formação de um potencial de ação.

Somação espacial e temporal de potenciais pós-sinápticos

A sinapse excitatória faz com que, durante 1 a 2 milissegundos, a membrana neural fique muito permeável, favorecendo a entrada de íons sódio para dentro da célula, o que aumenta o potencial intraneuronal e cria um potencial pós-sináptico excitatório. Esse potencial se mantém por cerca de 15 milissegundos, tempo necessário para que ocorra passagem de íons cloreto para o interior e de íons potássio para o exterior do neurônio, a fim de retomar o potencial de membrana de repouso normal. Ao contrário, a sinapse inibitória aumenta a permeabilidade ao íon potássio e cloreto por cerca de 1 a 2 milissegundos, o que diminui o potencial intraneural, criando o potencial pós-sináptico inibitório, que perdura por cerca de 15 milissegundos.

Nem todo estímulo isolado recebido na fenda sináptica é suficiente para produzir excitação ou inibição no neurônio pós-sináptico. Para que isso ocorra, um número mínimo de estímulos provenientes de diversos terminais pré-sinápticos, simultaneamente ou em curtos intervalos de tempo devem-se somar. Denomina-se *somação espacial* o efeito aditivo desses diversos estímulos. Já as descargas repetidas provenientes de um mesmo terminal (com intervalo de 15 milissegundos) que, quando somadas são suficientes para produzir excitação ou inibição do terminal pós-sináptico, recebem o nome de *somação temporal*.

Geralmente, os neurônios recebem tanto estímulos excitatórios quanto inibitórios ao mesmo tempo. Se o PPSI tende a diminuir o potencial de membrana, e o PPSE promove o aumento deste mesmo potencial de membrana, a somação de potenciais excitatórios e inibitórios pode se anular completa ou parcialmente.

Freqüentemente, o potencial pós-sináptico somado é do tipo excitatório, e não necessariamente essa somação será suficiente para atingir o limiar de excitação, mas apenas consegue aproximar o potencial de membrana do limiar para o disparo. Quando isso acontece, diz-se que o neurônio foi *facilitado*.

Se, em determinado instante, um neurônio receber maior quantidade de estímulos excitatórios que inibitórios, tenderá a ser excitado, ficando em *estado excitatório*. Ao contrário, se houver mais inibição que excitação, o neurônio ficará em *estado inibitório*.

Quando o estado excitatório for superior ao limiar de excitação do neurônio, ele passará a disparar repetidamente durante o tempo que o estado excitatório permanecer neste nível. A freqüência com a qual esses disparos acontecem depende do quanto o estado excitatório está acima do limiar.

Como já citado, há diferenças histológicas e anatômicas entre os neurônios das diferentes regiões do SN, de modo que há neurônios distintos que apresentam características de respostas distintas, o que determina a imensa variedade das funções do SN.

CARACTERÍSTICAS ESPECIAIS DA TRANSMISSÃO SINÁPTICA

Fadiga da transmissão sináptica: ocorre quando o número de descargas no neurônio pós-sináptico é, inicialmente, muito elevada, mas diminui sensivelmente em poucos milissegundos ou segundos. É de grande importância, pois atua como mecanismo protetor contra o excesso de atividade neural. Pode ser conseqüente à exaustão das reservas de neurotransmissores nos botões sinápticos à inativação dos receptores de membrana pós-sináptica, ou ainda pelo progressivo aumento da concentração de íons cálcio intraneuronal, o que causa inibição no neurônio pós-sináptico.

Efeito da acidose e da alcalose na transmissão sináptica: a alteração do pH dos líquidos intersticiais influencia o grau de excitabilidade dos neurônios. A elevação do pH de 7,4 para 7,8, por exemplo, aumenta a excitabilidade dos neurônios, levando a convulsões cerebrais. Isso pode ser verificado quando um indivíduo predisposto à epilepsia é hiperventilado; portanto, a *alcalose aumenta a excitabilidade neuronal*. Já a *acidose deprime a atividade neuronal*, então, quando há uma queda do pH de 7,4 para menos que 7, pode-se observar presença de estado comatoso. A acidose diabética ou a uremia grave, são exemplos que podem levar ao coma.

Efeito da hipóxia na transmissão sináptica: quando há interrupção do suprimento de oxigênio, pode haver inexcitabilidade completa dos neurônios.

Efeito de medicamentos e demais substâncias na transmissão sináptica: diferentes substâncias como a cafeína, teofilina (do cacau) e a teobromina (do chá) aumentam a atividade neuronal, reduzindo o limiar de excitação dos neurônios. Há, também, substâncias que aumentam a excitabilidade neural por meio da inibição da ação de transmissores inibitórios do neurônio, como por exemplo, a estricnina. Já o uso de medicamentos anestésicos causa diminuição da transmissão sináptica com aumento do limiar de membrana para excitação.

Conforme o axônio de um neurônio motor se aproxima de uma fibra muscular, perde sua bainha de mielina e se ramifica, fazendo contato com o sarcoplasma do músculo. Essa união é denominada **junção neuromuscular** ou *mioneural* ou ainda *placa motora terminal*. Uma fibra muscular recebe apenas uma fibra nervosa, porém as grandes fibras de um nervo aferente (motor) se dividem em numerosas fibras menores, que podem chegar a inervar até 200 fibras musculares. O conjunto formado por uma única fibra nervosa juntamente com todas as fibras musculares por ela inervadas funciona como uma *unidade motora*, já que um impulso no axônio ativará todas as fibras musculares quase que simultaneamente (Fig. 23.11).

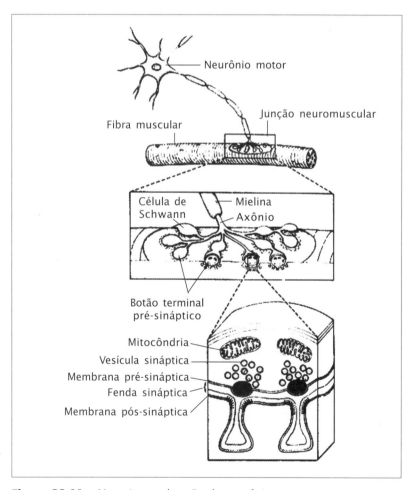

Figura 23.11 – Mecanismos de ação do neurônio motor.

A transmissão do estímulo nervoso através da fenda sináptica acontece devido à secreção de acetilcolina (ACh). Quando o estímulo alcança a fibra muscular, há secreção de uma enzima específica (acetilcolinesterase), que cliva a acetilcolina, desintegrando-a quimicamente. Isso impede que outra excitação da fibra muscular aconteça imediatamente após esta primeira excitação. Assim, a transmissão do estímulo nervoso para a fibra muscular é semelhante da sinapse nervo a nervo; a principal diferença é a inexistência de um mecanismo inibitório na junção neuromuscular.

Quando um impulso nervoso iniciado em um neurônio motor propaga-se no axônio e é transferido para a placa motora, onde ACh é liberada, cria-se um potencial na fibra muscular, ou seja, cria-se um potencial pós-sináptico excitatório (PPSE). A ACh altera a membrana muscular, originando um fluxo iônico que reverte o potencial de membrana de repouso. O que acontece é transdução de sinais elétricos (impulsos nervosos) em sinais químicos (ACh) e, a seguir, novamente em sinais elétricos (potenciais de ação musculares). O potencial de ação muscular propaga-se através da membrana e inicia-se o mecanismo mecânico químico que faz com que a miosina e a actina no sarcoplasma do músculo reajam, ocorrendo contração muscular. A tensão muscular desenvolvida dependerá do número de unidades motoras ativadas e da freqüência com a qual são estimuladas.

Na sinapse nervo a nervo, a soma dos impulsos excitatórios e inibitórios é que determina se um neurônio é excitado ou inibido. Na junção neuromuscular, no entanto, há apenas um neurotransmissor (acetilcolina), e seu efeito é excitatório; então, a única maneira de produzir relaxamento muscular é decrescendo ou parando com a descarga de impulsos nos neurônios motores.

Existem sinais que precisam ser transmitidos ao SNC com rapidez, como aqueles que informam ao cérebro quanto à posição momentânea dos membros a cada instante durante uma corrida, por exemplo. Por outro lado, informações sensoriais a respeito de uma dor profunda e prolongada, por exemplo, podem ser transmitidas por fibras lentas.

A **classificação das fibras nervosas** pode ser feita do modo, resumidamente, descrito a seguir:

1. **Classificação geral**: engloba tanto fibras motoras quanto sensoriais, incluindo as fibras nervosas autonômicas. As fibras são divididas em tipo A e C, sendo as fibras do tipo A subdivididas em fibras tipo α, β, γ e δ.
   Fibras tipo A são mielinizadas, características dos nervos espinhais. As tipo C são muito delgadas e amielínicas que conduzem impulsos com baixa velocidade, e constituem mais da metade das fibras sensoriais nos nervos periféricos, além de todas fibras autonômicas pós-ganglionares.

2. **Classificação das fibras sensoriais**: é uma classificação usada pelos neurofisiologistas sensoriais. As fibras são divididas em grupos Ia, Ib, II, III e IV. O grupo de fibras I é o maior de todos e o IV é o menor, composto por fibras amielínicas que são do mesmo tipo das fibras do tipo C da classificação geral.

Há basicamente cinco tipos diferentes de receptores sensitivos: 1. mecanorreceptores ou mecanoceptores, que detectam a deformação mecânica do próprio receptor ou de células adjacentes a ele; 2. termorreceptores ou termoceptores, que detectam alterações de temperatura (frio e calor); 3. nocioceptores, detectam dor provocada, geralmente por lesão física ou química do tecido; 4. receptores eletromagnéticos, detectam luz pela retina do olho; 5. quimiorreceptores ou quimioceptores, detectam o gosto na boca, a osmolalidade nos líquidos corporais, o odor no nariz, o nível de oxigênio no sangue arterial, concentração de dióxido de carbono e talvez, outros fatores que compõem a química do organismo.

Pode-se observar no quadro 23.2 a classificação da maioria dos receptores sensitivos do corpo. As funções de alguns deles serão descritas brevemente na seqüência.

Quadro 23.2 – Receptores sensoriais e suas funções.

RECEPTOR SENSORIAL	FUNÇÃO
Mecanoceptores	Sensibilidades táteis da pele (derme e epiderme)
	Terminações nervosas livres
	Terminações com extremidades expandidas
	Discos de Merkel
	Mais diversas variantes
	Terminações em buquê
	Terminações de Ruffini
	Terminações encapsuladas
	Corpúsculos de Meissner
	Corpúsculos de Krause
	Terminações dos pelos
	Sensibilidades dos tecidos profundos
	Terminações nervosas livres
	Corpúsculos de Pacini
	Terminações musculares
	Fusos musculares
	Órgãos tendinosos de Golgi
	Audição – receptores de som da cóclea
	Equilíbrio – receptores vestibulares
	Pressão arterial – baroceptores do seio carotídeo e da aorta
Termoceptores	Frio – receptores de frio
	Calor – possivelmente terminações nervosas livres
Nocioceptores	Dor – terminações nervosas livres
Receptores	Visão – bastonetes, cones
eletromagnéticos	
Quimioceptores	Paladar – receptores das papilas gustativas
	Olfato – receptores do epitélio olfativo
	Oxigênio arterial – receptores dos corpúsculos carotídeos e da aorta
	Osmolalidade – provavelmente, os neurônios dos núcleos supra-ópticos
	CO_2 sangüíneo – receptores no interior ou superfície do bulbo e nos corpúsculos carotídeos e aórticos
	Glicose, aminoácidos e ácidos graxos sangüíneos – receptores no hipotálamo

Os mecanoceptores periféricos são encontrados na pele ou nas estruturas mais profundas do organismo, e são caracterizados funcionalmente como tendo um baixo limiar para estimulação mecânica. Há diferentes tipos de mecanoceptores, dentre eles podem-se citar:

As **terminações nervosas livres** podem ser encontradas em todas as partes do organismo, e detectam dor, tato grosseiro ou protopático (não discriminativo), pressão, cócegas, prurido e possivelmente calor e frio.

Outros receptores mais complexos localizados na derme detectam a deformação tecidual, como os *corpúsculos de Meissner, discos de Merkel, corpúsculos de Pacini, corpúsculos de Krause, terminações de Ruffini, pêlos táteis*. Na pele, esses receptores detectam as sensações táteis de contato e pressão; nos tecidos mais profundos detectam o estiramento, a pressão profunda ou outro tipo de deformação tecidual – até mesmo a distensão de cápsulas articulares e ligamentos que determinam os movimentos articulares.

Os **receptores tendinosos de Golgi** detectam a tensão nos tendões e os *fusos musculares* detectam as alterações relativas ao comprimento muscular.

Os **termoceptores** provavelmente não são encapsulados, e os receptores de frio são terminações nervosas livres. Os **nocioceptores** parecem finas fibras que terminam livremente na pele e outros órgãos.

Há diferentes tipos de receptores que dão origem a tipos diferentes de sensações – dor, tato, visão, som, dentre outras – cada tipo de sensação é chamado de modalidade sensorial.

Apesar das fibras nervosas transmitirem apenas impulsos, o que determina a modalidade sensorial a ser percebida é a região específica do SNC para onde um feixe nervoso conduz o impulso. Além disso, via de regra, cada fibra nervosa sensitiva é ativada por determinados estímulos. Sendo assim, quando um estímulo adequado para determinado receptor o excita, a resposta imediata será sempre a de alterar o potencial transmembrana deste receptor, produzindo potenciais de ação na fibra nervosa que está em contato com o receptor. Tais potenciais de ação são chamados de *potencial do receptor*.

Há diferentes estímulos que podem produzir potenciais receptores: 1. deformação mecânica do receptor, que distende a membrana abrindo canais iônicos; 2. aplicação de substâncias químicas sobre a membrana, que também abre canais iônicos; 3. alteração da temperatura da membrana, que altera sua permeabilidade; 4. efeitos da radiação eletromagnética, que altera as características da membrana permitindo fluxo iônico através dos canais.

Os sentidos somáticos são mecanismos nervosos que coletam as informações sensoriais do corpo e podem ser classificados fisiologicamente em três tipos diferentes:

1. *Sentidos somáticos mecanoceptivos*, ativados pelo deslocamento mecânico de tecidos orgânicos. Incluem o tato, pressão e o sentido da posição.
2. *Sentidos termoceptivos* detectam frio e calor.
3. *Sentido da dor*, ativado por lesão dos tecidos.

Esses sentidos, ou sensações somáticas, também podem ser classificados de acordo com o local de origem do corpo que desencadeou um impulso somático sensorial:

- *Sensações viscerais*, cujos impulsos provêm dos órgãos internos (denominados *interoceptivos*). Não são percebidos conscientemente, mas são de grande importância na regulação do controle visceral. Serão estudados posteriormente.
- *Sensações somáticas especiais*, cujos impulsos provêm de alguns órgãos sensoriais, responsáveis por sentidos como visão, olfação, gustação, audição e equilíbrio.
- *Sensações somáticas gerais*, cujos impulsos provêm da pele, músculos, ligamentos, articulações e fáscias. Estas sensações podem ser *exteroceptivas ou proprioceptivas:*
  - *Sensações exteroceptivas*, originadas na superfície do corpo e responsáveis pelas informações de tato e pressão superficial, calor, frio, dor cutânea e algumas sensações mais complexas (*sensações profundas* provêm dos tecidos mais profundos como ossos e fáscias e incluem a pressão profunda, a dor e a vibração).
  - *Sensações proprioceptivas* têm origem nos músculos, ligamentos, articulações e fáscias, relacionadas com o estado físico do organismo como as sensações de posição e as sensações tendinosas e musculares, provenientes das bases dos pés e até mesmo a sensação de equilíbrio (que pode ser considerada como uma sensação especial).

Quase todas informações sensoriais somáticas chegam à medula espinhal através das raízes dorsais dos nervos espinhais. Daí, até o cérebro, os sinais sensoriais são conduzidos por uma das seguintes vias sensoriais: 1. *Sistema lemniscal dorsal*, que inclui as colunas dorsais e 2. os *feixes espinocervicais* situados nas colunas dorsolaterais (coluna dorsal-lemnisco) ou *sistema espinotalâmico ântero-lateral*. Estes sistemas unem-se no tálamo.

Há algumas diferenças importantes entre esses sistemas: o primeiro (lemniscal dorsal) é constituído por fibras mielínicas de grande calibre e conduz os sinais ao cérebro com velocidade de 30 a 110m/s; o segundo (espinotalâmico antero-lateral) é constituído por fibras de pequeno calibre e conduzem os sinais com velocidade mais lenta (10 a 60m/s). Além disso, o primeiro tem maior grau de orientação espacial das fibras nervosas quando comparado com o segundo.

São essas diferenças que caracterizam o tipo de informação sensorial que são conduzidas por cada um dos sistemas. As informações de gradações finas de intensidade ou as distintamente localizadas, que têm necessidade de serem transmitidas com rapidez e fidelidade temporal (sensações mecanoceptivas), são transmitidas pelo sistema lemniscal dorsal. Já o sistema espinotalâmico tem que transmitir grande variedade de modalidades sensoriais (dor, calor, frio, tato grosseiro ou protopático).

Sistema lemniscal dorsal

1. Sensações táteis que exijam alto grau de localização do estímulo (epicrítico).
2. Sensações táteis que exijam transmissão de gradações finas de intensidade (epicrítico).
3. Sensações fásicas / vibratórias.
4. Sensações que sinalizam movimento contra a pele.
5. Sensações posicionais.
6. Sensações de pressão com gradações finas da intensidade de pressão.

Sistema ântero-lateral

1. Dor.
2. Sensações térmicas.
3. Tato e pressão protopático (não discriminativos).
4. Prurido e coceira.
5. Sensações sexuais.

Os sinais sensoriais que são transmitidos ao cérebro através do sistema lemniscal dorsal podem percorrer duas vias: 1. via da coluna dorsal; ou 2. via espinocervical, cujos percursos são mostrados na figura 23.12.

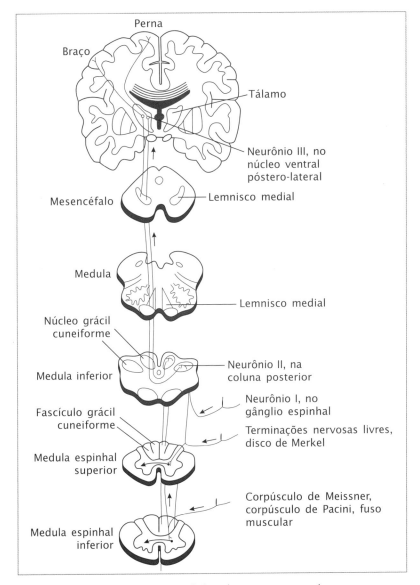

Figura 23.12 – Sistema lemniscal dorsal: temperatura e dor.

As *colunas dorsais* são constituídas por fibras nervosas que ascendem em direção ao bulbo. No bulbo fazem sinapse nos núcleos grácil e cuneiforme, com neurônios de segunda ordem que decussam imediatamente para o lado oposto da medula e ascendem por vias bilaterais: os lemniscos mediais. Cada um destes lemniscos termina no tálamo, onde fazem sinapse com neurônios de terceira ordem que emitem projeções para a área somestésica do córtex cerebral.

Os neurônios da coluna dorsal transmitem informações a respeito da sensibilidade dos músculos, tendões e articulações para o córtex somestésico e centros cerebrais superiores. Com exceção dos proprioceptores dos membros inferiores que têm trajetórias específicas até o tronco cerebral, onde se unem com a trajetória da coluna dorsal.

A *via espinocervical* corresponde às fibras sensoriais mais calibrosas, que chegam à medula pelas raízes dorsais e logo fazem sinapse, dando origem a fibras de segunda ordem que ascendem pelo feixe espinocervical da medula, até o bulbo. Daí fazem nova sinapse com neurônios de terceira ordem que decussam para o lado oposto e ascendem juntamente com as fibras da coluna dorsal até o tálamo.

As fibras ascendentes fazem sinapses em diferentes níveis do SN, como na medula, onde os neurônios de segunda ordem seguem a trajetória lemniscal medial e se cruzam até o tálamo, fazendo sinapses com neurônios de terceira ordem, que prosseguem até o córtex somestésico.

Cabe lembrar que, em cada nível da hierarquia pode haver modulação das informações, através de excitação ou inibição sináptica. Assim, os níveis superiores podem excluir ou valorizar as informações ascendentes, selecionando as informações transferidas pelos centros inferiores. Os impulsos que por aqui ascendem se tornarão conscientes apenas em nível cortical.

As informações provenientes de ambos ao tratos somestésicos ascendentes, e as informações de todos sistemas sensoriais passam através do tálamo. Este também recebe informações de várias outras áreas do cérebro, como dos gânglios da base e do cerebelo, sendo um importante centro de processamento cerebral.

O **córtex somestésico** ou **córtex somatossensitivo** é a região do córtex cerebral para onde os impulsos sensoriais são transmitidos, sendo importante no processamento de todas modalidades somestésicas, é onde inicia a consciência da sensibilidade somática. Localizado nas porções anteriores dos lobos parietais é formado por duas áreas que recebem as fibras nervosas aferentes provenientes do tálamo; áreas essas chamadas de área *sensorial somática I* ou *córtex somestésico primário* (SI, ou área de Brodmann 1, 2, 3a e 3b) e área *sensorial somática II*, ou *córtex somestésico secundário* (SII) (Fig. 23.13).

Localizada no giro pós-central do córtex cerebral, logo atrás do sulco central, a área somática sensorial I (SI ou área de Brodmann 1, 2, 3a e 3b) recebe impulsos de diferentes regiões do corpo. Sendo que cada lado do córtex recebe informações apenas do lado oposto do corpo (exceto algumas informações do mesmo lado da face). A figura 23.14 ilustra as diferentes partes do corpo "representadas" em territórios de tamanhos muito diferentes. Nota-se que a área da face, assim como a da mão são grandes, quando comparadas com as partes proximais dos membros. Isso denota que a quantidade de tecido dentro do córtex sensitivo, relacionado para determinada região do corpo, é determinada pela importância daquela região na sensação somática, e não por seu tamanho físico.

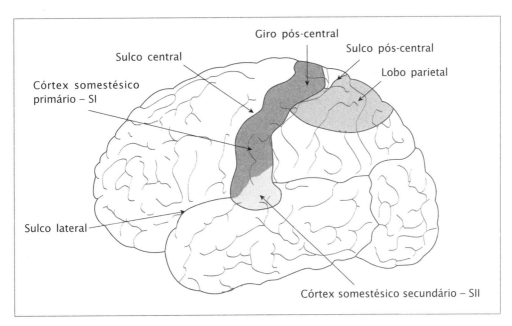

Figura 23.13 – Córtex somestésico.

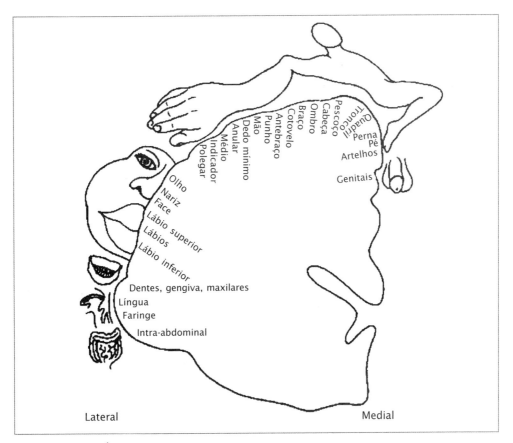

Figura 23.14 – Área somática sensorial.

Existe correspondência entre partes do corpo e partes da área somestésica, denominada de somatotopia. Para representar esta somatotopia, Penfield e Rasmussem imaginaram um homúnculo sensitivo (também conhecido como homúnculo de Penfield) de cabeça para baixo no giro pós-central, onde a extensão da representação cortical de uma parte do corpo dependeria da importância funcional desta parte para a biologia humana, não dependendo de seu tamanho físico.

Além da projeção espacial do corpo (homúnculo de Penfield) em SI, há também uma separação da modalidade dos diferentes tipos de impulsos mecanoceptivos, sendo que os estímulos táteis chegam à porção central e anterior do giro pós-central, e outros dois tipos de impulsos estimulam porções posterior e muito anterior de SI. As informações sensoriais provenientes dos receptores articulares a respeito da posição de todas as partes do corpo com relação uma à outra, vão para a porção posterior. Os impulsos dos fusos musculares são transmitidos para região mais anterior de SI, e provavelmente ajudam no controle muscular em nível subconsciente.

A **área sensorial somática II** é consideravelmente menor que SI, e localiza-se posterior e inferiormente à extremidade inferior do giro pós-central, como ilustrado na figura 23.13. Em SII encontra-se uma representação bilateral do corpo, e foram identificadas unidades isoladas que recebem impulsos, tanto do sistema dorsal como do espinorreticulotalâmico. Pouco se conhece da função desta área, mas parece ter relação com o controle sensorial das funções motoras.

As **áreas de associação** são aquelas que não se relacionam diretamente com a motricidade ou com a sensibilidade, mas que unem as informações provenientes dos diferentes órgãos dos sentidos e localizam-se dentro destes córtices (parietal, temporal e occipital), correspondendo às áreas 5 e 7 de Brodmann (Fig. 23.15) sendo responsáveis pelo processamento sensorial de nível superior e cognitivo abstrato de nível superior.

Nessas áreas ocorre a transição da percepção para a ação, além da integração entre o processamento cognitivo e perceptivo. Ou seja, a área de associação somática, mais especificamente a área 5, reúne a informação já processada proveniente de

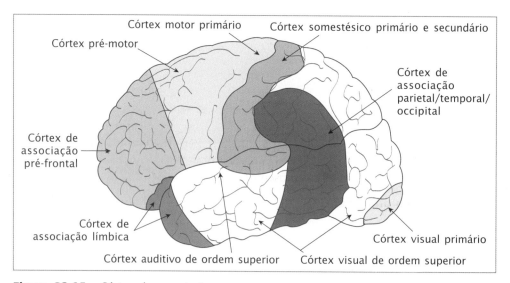

Figura 23.15 – Córtex de associação.

SI a fim de decifrar seu significado. A área 7 recebe informações visuais, combinando o processamento olho/membro.

Explicando: a identificação de um objeto se faz em duas etapas. 1ª) Sensação: é quando toma-se consciência das características sensoriais do objeto, como sua forma, tamanho, dureza etc. 2ª) Interpretação (ou gnosia): é quando as características sensoriais são comparadas com o conceito do objeto existente na memória do indivíduo, o que permite sua identificação. Estas duas etapas dependem de áreas corticais diferentes. A sensação ocorre na área sensitiva de projeção, que pode ser somestésica, visual ou auditiva. A interpretação (gnosia) envolve processos psíquicos mais complexos, que dependem da integridade de áreas de associação (gnósticas) próximas às áreas de projeção.

Qualquer lesão nas áreas 5 e 7 deve determinar distúrbios de aprendizagem de habilidades como a capacidade de reconhecer objetos e formas complexas; reduzindo a capacidade de perceber e/ou interpretar informações enviadas por uma das partes do corpo e suas interpretações. Ou seja: uma lesão desta área acarretará em agnosia, que é a perda da capacidade de perceber objetos (mesmo que haja integridade na via sensitiva e na área de projeção cortical). As agnosias podem ser: visuais e auditivas especiais (afasia), defeitos relativos à motricidade (apraxias).

Já foi salientado que o **sistema espinotalâmico ântero-lateral** transmite impulsos sensoriais que não exigem localização muito definida da origem do impulso e também não exigem discriminação de gradações finas de intensidade, incluindo sensações de dor, calor, frio, tato grosseiro ou protopático, cócega, prurido e sensações sexuais.

Este sistema (Fig. 23.16) consiste nos tratos espinotalâmicos, espinorreticulares e espinomesencefálicos, cujas fibras se cruzam quando entram na medula espinhal e depois ascendem até os centros do tronco encefálico. A dupla função desse sistema é de: 1. transmitir informações sobre o tato protopático e pressão, contribuindo muito pouco na sensação do tato e de propriocepção dos membros; 2. transmitir informações referentes à sensação de temperatura e a nocicepção para centros cerebrais superiores. Da mesma forma que no sistema lemniscal dorsal, aqui os centros superiores de processamento sensorial também agem de forma seletiva.

Uma peculiaridade deste sistema é que, já em nível talâmico, os impulsos que por aqui ascendem, tornam-se conscientes, porém pouco elaborados.

Até o momento, durante a descrição do SNC, a atenção foi voltada para a parte sensorial, mas a seguir serão apresentados os aspectos motores, desde sua origem até a contração muscular e demais eventos motores do organismo.

Para iniciar a discussão a respeito dos sistemas de ação, deve-se salientar que, além dos neurônios sensoriais há os motoneurônios anteriores e os interneurônios, que se localizam na substância cinzenta de cada segmento medular.

Os **motoneurônios anteriores** estão nas pontas anteriores da substância cinzenta de cada segmento medular, e dão origem a fibras nervosas que saem da medula pelas raízes anteriores e inervam as fibras dos músculos esqueléticos. As fibras são de dois tipos:

– **Motoneurônio alfa** originam fibras nervosas do tipo A alfa (Aa) grandes, e a estimulação de apenas uma dessas fibras excita aproximadamente duas a três mil fibras musculares esqueléticas.
– **Motoneurônio gama** originam fibras A gama (Ag) que têm quase metade do tamanho das fibras alfa. As fibras A gama transmitem impulsos para fibras musculares esqueléticas chamadas de fibras *intrafusais*, que fazem parte do *fuso muscular*.

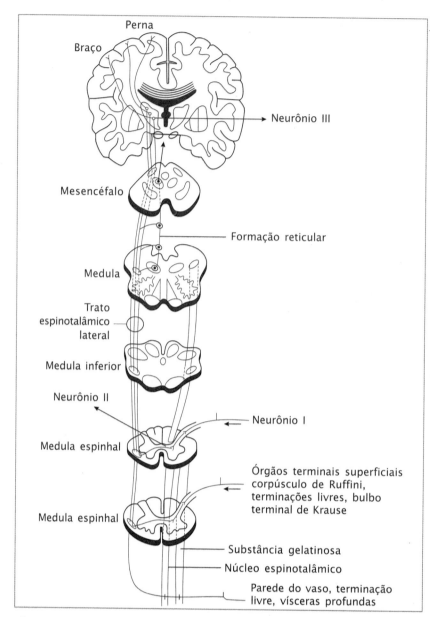

Figura 23.16 – Sistema talâmico ântero-lateral – pressão e tato protopático.

Além dos neurônios receptores e dos efetores, existem também os interneurônios, que permitem aumento significante na quantidade de "ligações" que podem ocorrer no SN, aumentando sua complexidade. São os interneurônios que também permitem a realização de padrões de comportamentos elaborados.

Os **interneurônios** encontram-se em toda substância cinzenta da medula, são pequenos e altamente excitáveis. Têm diversas intercomunicações entre si e com os motoneurônios anteriores, o que permite muitas das funções de integração da medula.

O controle adequado da função muscular depende, além da excitação dos músculos pelos neurônios motores anteriores, também de um *feedback* das informações provenientes dos músculos para o SNC, informando o estado dos músculos a todo instante. Para tanto, há dois tipos especiais de receptores sensoriais localizados nos músculos e tendões, são eles: 1. *fusos musculares* que detectam alterações no comprimento das fibras musculares e a velocidade com a qual essas mudanças acontecem; e 2. órgãos tendinosos de Golgi que detectam a tensão aplicada no tendão muscular durante a contração ou estiramento do músculo.

A organização fisiológica do **fuso muscular** pode ser visualizada na figura 23.17. A maioria dos fusos musculares está localizada no ventre do musculoesquelético, e fica em paralelo com as fibras extrafusais do músculo. Cada fuso é constituído por cerca de três a doze pequenas fibras musculares intrafusais, que são afiladas em suas extremidades e se ligam às fibras (extrafusais) musculares esqueléticas vizinhas. As fibras musculares intrafusais são menores que as extrafusais, e sua região central não contém filamentos de actina ou miosina, de modo que esta região central não se contrai quando suas extremidades o fazem, assim, tem função de *receptor sensorial*. As porções anteriores são excitadas por fibras nervosas motoras gama, também chamadas de *fibras eferentes gama*, enquanto as *fibras eferentes alfa* inervam o musculoesquelético extrafusal.

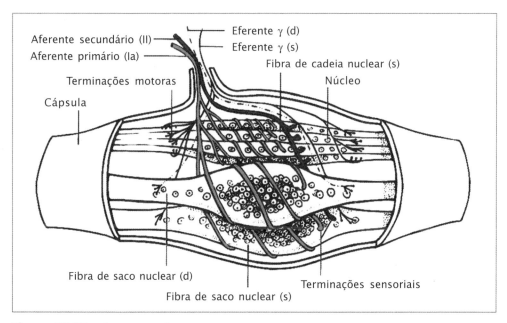

Figura 23.17 – Fuso muscular.

A região receptora do fuso é composta por dois tipos de terminações nervosas sensoriais: a terminação primária e a terminação secundária:

– **Terminação primária:** é estimulada quando a região receptora do fuso é estirada. É inervada por fibra tipo Ia calibrosa, que transmite sinais para medula espinhal com velocidade elevada.

– **Terminação secundária:** é estimulada quando a região receptora das fibras intrafusais é estirada. Inervada por fibra nervosa tipo II.

O fuso muscular pode ser estimulado de duas maneiras diferentes: 1. pelo estiramento do músculo como um todo, que aumenta o comprimento de todo o fuso, estirando o receptor do fuso; 2. pela contração das fibras musculares intrafusais, permanecendo as extrafusais com sua extensão normal.

O fuso compara o comprimento dos dois tipos de fibras musculares, de modo que quando as fibras extrafusais têm comprimento maior que as intrafusais, o fuso fica excitado; já se o comprimento das fibras extrafusais for menor do que as intrafusais, o fuso é inibido. Isso é de grande importância na regulação do movimento e na manutenção da postura.

A função do fuso muscular, na manutenção reflexa do tônus postural muscular, se manifesta sob a forma de reflexo do estiramento muscular ou reflexo miotático. Toda vez que um músculo é estirado, a excitação dos fusos determina a contração reflexa do músculo. O circuito neuronal básico do reflexo de estiramento pode ser visualizado na figura 23.18.

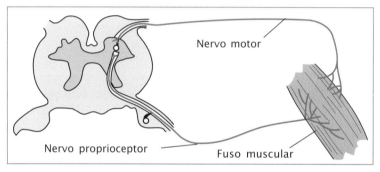

Figura 23.18 – Reflexo de estiramento.

Quando um músculo é alongado, ele alonga o feixe muscular, excitando as fibras nervosas aferentes Ia. A fibra Ia tem origem no fuso muscular e penetra pela raiz dorsal da medula, onde faz sinapse direta (monossinapse excitatória) com o motoneurônio alfa anterior, cuja fibra nervosa motora transmite impulso reflexo de volta ao mesmo músculo que contém o fuso muscular e seus sinergistas, de modo que estes se contraem. Além disso, há excitação dos interneurônios inibitórios, que inibem os motoneurônios gama do músculo antagonista, que relaxam.

Por exemplo, quando o músculo gastrocnêmio é alongado, o aferente Ia do fuso muscular é excitado e excita os motoneurônios gama do gastrocnêmio, de modo que ele se contraia. O eferente Ia também excita o interneurônio inibidor Ia, que inibe os motoneurônios do músculo antagonista (tibial anterior), que relaxa.

Outra maneira de desencadear este reflexo pode ser provocando-se o estiramento do músculo por percussão do seu tendão, como por exemplo, no reflexo patelar.

É assim que o reflexo de estiramento atua como mecanismo de *feedback* para controlar a extensão de um músculo e, conseqüentemente, para manutenção reflexa do tônus muscular.

O órgão tendinoso de golgi (OTG), ilustrado na figura 23.19, se encontra *dentro do tendão muscular*, na junção neuromuscular. Cerca de 15 a 20 fibras musculares podem estar ligadas em série com cada um dos OTG, que é estimulado pela mudança

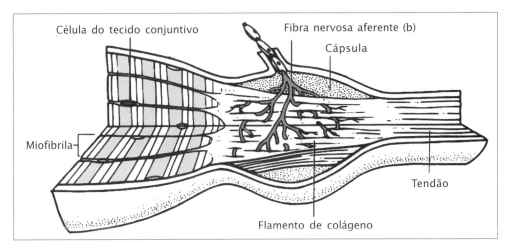

Figura 23.19 – Órgão tendinoso de Golgi.

de tensão do tendão. Então, enquanto o fuso muscular detecta a relação entre os comprimentos das fibras extrafusais do músculo, o OTG detecta a tensão muscular.

As informações aferentes que partem do OTG, quando é estirado, são transmitidas para o SNC (medula espinhal) pelas fibras aferentes Ib, tendo efeito reflexo no mesmo músculo, inibindo-o. O reflexo é dissináptico inibidor, que inibe o mesmo músculo e excita seu antagonista.

A função do OTG seria de proteger o músculo de lesões, além de modular o resultado muscular em resposta à fadiga. Assim, quando a tensão muscular (e, portanto, do tendão) é muita elevada, o efeito inibidor do OTG pode ser intenso o suficiente para causar relaxamento súbito de todo o músculo. Esse efeito é conhecido como reação de alongamento ou reflexo tendinoso, e constitui num mecanismo protetor que evita ruptura muscular ou avulsão do tendão.

É assim que o reflexo tendinoso atua como mecanismo de *feedback* para controlar a tensão do músculo.

Além do controle involuntário da função motora, realizado pelos centros inferiores através dos reflexos, também tem-se o controle voluntário da função motora feito pelo córtex cerebral, pelos gânglios da base e pelo cerebelo.

O córtex motor situa-se à frente do sulco central, no lobo frontal, e consiste em diversas áreas de processamento que inclui o córtex motor primário (MI, área piramidal ou área IV de Brodmann), a área motora suplementar (MII) e o córtex prémotor (ou área de associação motora, ou área VI de Brodmann) (Fig. 23.20).

O córtex motor primário contém grande número de células gigantes de Betz, ou células piramidais, que enviam fibras nervosas diretamente para a medula espinhal, para controle muscular.

As três áreas do córtex motor possuem seus mapas somatotópicos do corpo. O córtex motor primário (área 4 de Brodmann) contém um mapa complexo do corpo, sendo que os diferentes grupos musculares do corpo não são igualmente representados aqui. O mapa motor, ou homúnculo motor é semelhante ao mapa sensorial, já que também distorce as representações do corpo. Assim, áreas que exigem controle mais detalhado a fim de permitir movimentos mais graduados têm representação mais significativa (Fig. 23.21).

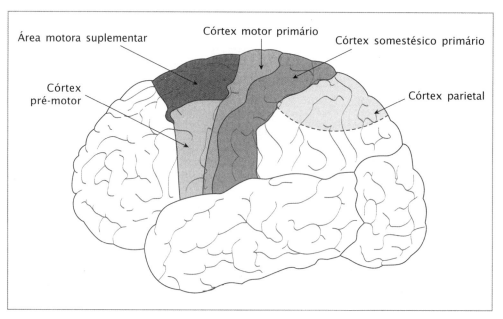

Figura 23.20 – Córtex motor.

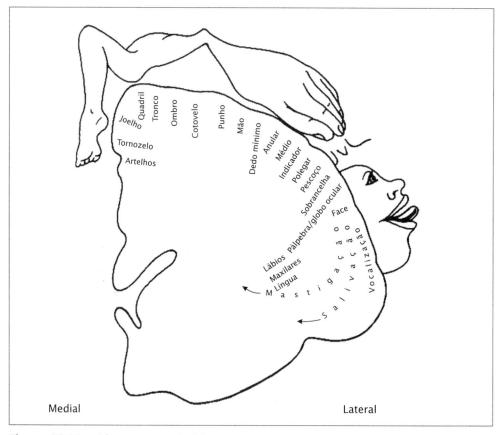

Figura 23.21 – Córtex motor primário.

As áreas que enviam informações para o córtex motor são gânglios da base, cerebelo, áreas sensoriais, tálamo, SI e áreas de associação sensorial. Além dessas áreas, os neurônios de MI também recebem informações sensoriais de músculos e da pele.

As vias pelas quais os sinais motores são transmitidos do córtex motor para os motoneurônios anteriores da medula espinhal são: feixe piramidal (ou corticoespinhal) e feixe extrapiramidal (que correspondem às vias eferentes somáticas).

O feixe piramidal tem origem em todas as áreas motoras e também em áreas somestésicas. Provavelmente a função das fibras do córtex somestésico não é motora, mas sim de controle motor por *feedback* e aferência sensorial do sistema nervoso.

Após sua origem córtex cerebral, os feixes passam para a porção inferior atrás do tronco encefálico, e então cada um dos lados cruza para o lado oposto, para formar as *pirâmides do bulbo*. Em seguida, grande parte das fibras piramidais desce pelos *tratos corticoespinhais laterais* da medula e terminam, em sua maioria, em interneurônios nas bases dos cornos dorsais da substância cinzenta medular.

Os impulsos piramidais têm origem na área 4 do córtex motor, cujo trajeto até o neurônio motor é direto por meio de fibras corticoespinhais ou corticonucleares. A função do sistema piramidal relaciona-se com os movimentos voluntários. Sendo assim, uma lesão deste sistema, ou de suas vias eferentes, determinam uma paralisisa.

Os feixes extrapiramidais são todos aqueles somáticos, além dos piramidais, que transmitem sinais motores do córtex para regiões subcorticais.

Com origem nas áreas extrapiramidais do córtex cerebral e cerebelar, as vias finais para transmissão dos sinais extrapiramidais para a medula são os feixes reticuloespinhais, rubroespinhais e tectoespinhais.

Os impulsos extrapiramidais têm origem na área 6 do córtex motor, cujo trajeto até o neurônio motor se dá por meio de relés intermediários ou corticonucleares. A função do sistema extrapiramidal relaciona-se com os movimentos automáticos e na regulação do tônus e postura. Sendo assim, uma lesão deste sistema, ou de suas vias eferentes, determinam movimentos involuntários espontâneos e alteração do tônus e manutenção da postura.

A porção lateral do córtex motor primário relaciona-se com o controle do movimento dos músculos da deglutição, mastigação e movimentos faciais; já a porção medial tem relação com a movimentação das pernas, pés e artelhos.

Como já citado anteriormente, os diferentes grupos musculares do corpo têm representação no córtex motor proporcional à riqueza de movimentos necessários para a região respectiva. Assim, os dedos têm grande representação, enquanto o punho, por exemplo, tem pequena representação.

Antigamente, o conceito de sistema nervoso autônomo (SNA) ou vegetativo compreendia somente estruturas localizadas fora do SNC, mais tarde foram descobertos ramos comunicantes e foi verificado que células do tronco encefálico e da medula espinhal estabeleciam conexões com o sistema nervoso autônomo, de modo que para se designar mais adequadamente este sistema, deve-se preferir definições amplas e genéricas, como a dada por Greving, em 1928: "Designa-se como SNA à massa total de células e fibras nervosas envolvidas na inervação dos órgãos internos, na medida em que estes são constituídos de músculos lisos ou pertencentes a órgãos glandulares. Elas servem à regulação de processos que comumente não estão sob influência voluntária". Hoje se sabe que o SNA é ativado por centros localizados na medula espinhal, tronco encefálico e no hipotálamo. O sistema límbico também pode influenciar no controle autonômico, através de sinais que emite para os centros cerebrais mais inferiores.

Do ponto de vista morfológico, deve-se enfatizar a característica do SNA, que é de suas vias eferentes de condução do SNC aos órgãos inervados serem sempre constituídas por dois neurônios sucessivos, um pré-ganglionar (com corpo celular dentro do SNC) e outro pós-ganglionar (com corpo celular fora do SNC).

A parte eferente do sistema nervoso autônomo é dividida em sistema simpático e sistema parassimpático, e estes se distinguem segundo critérios anatômicos, farmacológicos e fisiológicos.

Sistema simpático (toracolombar): os nervos simpáticos originam-se na medula espinhal, entre os segmentos T1 e L2. Eles diferem dos nervos motores esqueléticos uma vez que estes últimos são compostos por uma única fibra que tem origem na medula, enquanto cada via simpática é composta de duas fibras sucessivas: uma pré-ganglionar e uma pós-ganglionar. Os corpos celulares das fibras pré-ganglionares estão localizados na medula espinhal, mais precisamente na ponta intermédio-lateral de todos segmentos torácicos e nos segmentos lombares superiores, seus axônios deixam a medula pela raiz anterior e vão para um nervo espinhal. Depois deixam o nervo e passam para um gânglio da *cadeia simpática*, onde fazem sinapse diretamente com um neurônio pós-ganglionar (às vezes, atravessam a cadeia para um dos nervos dos quais irradiam fazendo sinapse com neurônios pós-ganglionares em gânglio simpático fora da cadeia). O neurônio pós-ganglionar dá origem a uma fibra nervosa que segue até um dos órgãos terminais (Fig. 23.22).

Algumas fibras pós-ganglionares na cadeia simpática retornam para os nervos espinhais em todos os níveis da medula, e se estendem para todas as partes do corpo pelos nervos espinhais, controlando vasos sangüíneos, glândulas sudoríparas e músculos piloeretores.

As fibras simpáticas originárias em T1 passam para a cadeia simpática, de onde se dirigem para a cabeça. As originárias em T2 seguem para o pescoço e, de T3 a T6 para o tórax; de T7 a T11 para o abdome; de T12 a L2 para os membros inferiores.

A distribuição dos nervos simpáticos para os órgãos é determinada pela origem embrionária territorial deste órgão, por exemplo, os órgãos abdominais têm inervação simpática dos segmentos torácicos inferiores já que o intestino primitivo se origina da área torácica inferior.

As fibras nervosas simpáticas pré-ganglionares seguem o caminho desde a medula até a medula supra-renal, passando pelas cadeias simpáticas e pelos nervos esplênicos, sem fazer sinapses. Acabam por terminar diretamente nas células especiais (de origem embriológica do tecido nervoso, sendo análogas aos neurônios pós-ganglionares), que secretam *epinefrina* e *norepinefrina*.

Sistema parassimpático (craniossacral): as fibras pré-ganglionares deste sistema se originam nos vários núcleos do tronco encefálico e medula espinhal, e deixam o SNC através de nervos encefálicos, pelo segundo e terceiro nervos espinhais sacrais e, pelos primeiro e quarto nervos sacrais. Aproximadamente 75% das fibras nervosas parassimpáticas fazem parte do *nervo vago* (ou, décimo nervo craniano), que atravessa as regiões abdominais e torácicas do corpo e contém nervos parassimpáticos que

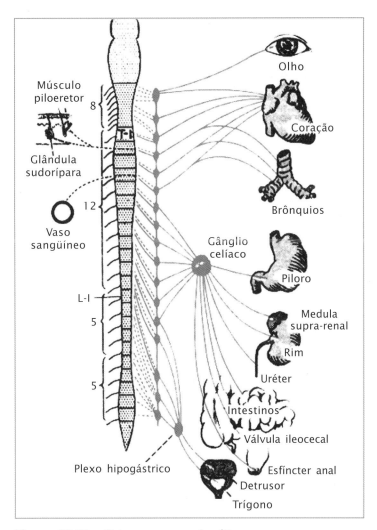

Figura 23.22 – Sistema nervoso simpático.

destinam-se para o coração, pulmões, esôfago, estômago, intestino delgado, parte proximal do cólon, fígado, vesícula biliar, pâncreas e porção superior dos ureteres.

As fibras do terceiro par craniano se dirigem para os esfíncteres pupilares e músculos ciliares do olho; fibras do sétimo par craniano vão para glândulas lacrimais, nasais e submandibulares; fibras do nono nervo craniano vão para glândula parótida.

Já as fibras sacrais parassimpáticas combinam-se para formar os nervos efetores, que deixam o plexo sacral em cada um dos lados da medula, e distribuem suas fibras periféricas para o cólon descendente, reto, bexiga e porção inferior dos ureteres; além de também inervarem a genitália externa.

As fibras pré-ganglionares deste sistema seguem para o órgão que deve ser excitado pelos sinais parassimpáticos. Na parede desses órgãos encontram-se os neurônios pós-ganglionares parassimpáticos. As fibras pré-ganglionares fazem sinapse com esses neurônios e então, as fibras pós-ganglionares curtas, deixam os corpos celulares neuronais para se espalharem pelos órgãos (Fig. 23.23).

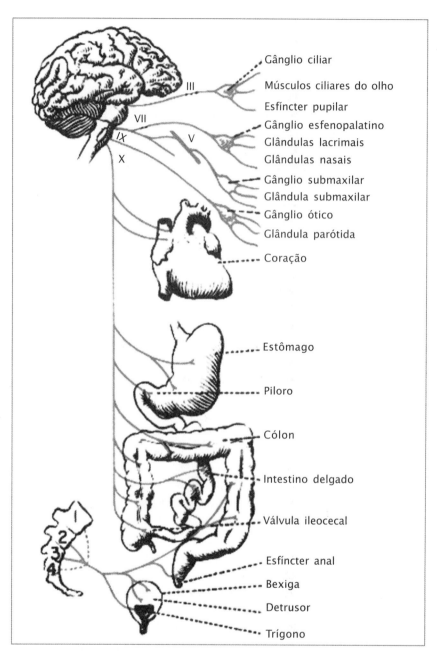

Figura 23.23 – Sistema nervoso parassimpático.

Características das funções simpática e parassimpática: as fibras pré-ganglionares simpáticas e parassimpáticas, assim como as fibras pós-ganglionares parassimpáticas são *colinérgicas*, porque secretam acetilcolina em suas terminações nervosas. Algumas poucas terminações pós-ganglionares simpáticas também são colinérgicas, mas a grande maioria das terminações pós-ganglionares simpáticas secretam *norepinefrina*, e, portanto, são chamadas de *adrenérgicas* (termo derivado de noradrenalina, usado na Inglaterra para a norepinefrina).

A ACh e a norepinefrina secretadas pelas fibras pós-ganglionares provocam efeitos, respectivamente, simpáticos e parassimpáticos, nos órgãos, sendo chamados de mediadores simpáticos e parassimpáticos (ou, colinérgicos e adrenérgicos).

A ação da ACh dura frações de segundos, pois, logo após ser secretada, é clivada pela acetilcolinesterase, de modo que grande parte da colina da ACh é transportada para a terminação nervosa para ser reutilizada na formação de ACh.

Já a norepinefrina, depois de secretada pelas terminações adrenérgicas, é removida, em sua maior parte, do sítio secretório de duas formas diferentes: ou sendo recapturada para as terminações nervosas adrenérgicas, através de transporte ativo, que é responsável pela remoção de 50 a 80% da norepinefrina secretada; ou pela difusão para fora das terminações adrenérgicas pelos líquidos circunvizinhos e, daí, para a circulação.

A norepinefrina, quando secretada diretamente no tecido por terminações nervosas permanece ativa por poucos segundos. Mas, a norepinefrina e a epinefrina secretadas para o sangue pela medula supra-renal permanecem ativas até que sejam difundidas para algum tecido onde serão destruídas.

O **receptor do órgão efetor**, em geral, está na membrana celular e é uma molécula glicoprotéica, que sofre uma alteração estrutural quando o transmissor se liga ao receptor. Alteração esta que abre ou fecha canais iônicos modificando a permeabilidade da membrana celular a diversos íons, e alterando a função do órgão ou até mesmo promovendo contração do músculo liso.

Além da alteração na permeabilidade da membrana, o receptor também pode ser ativado, quando há ativação de uma enzima da membrana, que promove reações químicas dentro da célula.

O efeito que ocorre em cada um dos casos é determinado pela natureza dos receptores de cada órgão.

Receptores para ACh – receptores muscarínicos e nicotínicos: a ACh ativa tanto os receptores muscarínicos quanto os receptores nicotínicos. Os muscarínicos são encontrados em todas as células efetoras estimuladas pelos neurônios pós-ganglionares dos nervos simpáticos, como as estimuladas por neurônios colinérgicos pós-ganglionares do sistema simpático. Os receptores nicotínicos são encontrados nas sinapses entre os neurônios pré e pós-ganglionares dos nervos parassimpáticos, e nas membranas das fibras musculares esqueléticas da junção neuromuscular.

Receptores adrenérgicos – receptores alfa e beta: há dois tipos principais de receptores adrenérgicos, os receptores alfa, e os receptores beta, e estes, por sua vez podem ser subdivididos em beta-1 e beta-2.

Os neurotransmissores secretados pela supra-renal (norepinefrina e epinefrina), têm efeitos diferentes na excitação dos receptores alfa e beta. A norepinefrina excita alguns casos que ambos os sistemas não agem em oposição um ao outro (Quadro 23.3), principalmente os receptores alfa, e excita menos os receptores beta que a epinefrina. Já a epinefrina excita ambos os tipos de receptores com quase a mesma intensidade. Sendo assim, os efeitos relativos da norepinefrina e da epinefrina sobre os órgãos dependerão do tipo de receptor destes órgãos.

Quadro 23.3 – Efeitos da estimulação nos órgãos.

ÓRGÃO	EFEITO DA ESTIMULAÇÃO SIMPÁTICA	EFEITO DA ESTIMULAÇÃO PARASSIMPÁTICA
Olhos: pupila músculo ciliar	Dilatada Relaxamento moderado	Constrição Constrição
Glândulas: nasal lacrimal parótida Submandibular gástrica pancreática	Vasoconstrição e secreção moderada	Estimulação de secreção copiosa (exceto pancreática) (contendo muitas enzimas para as glândulas secretoras da enzima)
Glândulas sudoríparas	Transpiração copiosa (colinérgica)	Nenhum
Glândulas apócrinas	Secreção odorípara e espessa	Nenhum
Coração: músculo coronárias	Freqüência aumentada Força de contração aumentada β2 dilatada e α contraída	Freqüência diminuída Força de contração diminuída Dilatadas
Pulmões: brônquios vasos sangüíneos	Dilatados Constrição moderada	Constrição Dilatados?
Intestinos: lúmen esfíncter	Diminuição do peristaltismo e tônus Tônus aumentado (maioria das vezes)	Tônus e peristaltismo aumentados Relaxamento na maioria das vezes
Fígado	Liberação de glicose	Síntese moderada de glicogênio
Vesícula biliar e vias biliares	Relaxados	Contração
Rim	Diminuição do fluxo e secreção de renina	Nenhum
Bexiga: detrusor trígono	Relaxada (moderada) Excitado	Excitados Relaxado
Pênis	Ejaculação	Ereção
Arteríolas sistêmicas: abdominais musculares cutâneas	Constrição Constrição (α-adrenérgica) Dilatada (β2-adrenérgica) Dilatada (colinérgica) Constrição	Nenhum Nenhum Nenhum
Sangue: coagulação glicose	Aumentada Aumentada	Nenhum Nenhum
Metabolismo basal	Aumentada em até 100%	Nenhum
Secreção supra-renal	Aumentada	Nenhum
Atividade mental	Aumentada	Nenhum
Músculos piloeretores	Excitados	Nenhum
Musculoesqueléticos	Glicogenólise aumentada Força aumentada	Nenhum

Ações excitatórias e inibitórias da estimulação simpática e parassimpática

O quadro a seguir mostra os efeitos autonômicos sobre diferentes órgãos do corpo. Nesse quadro, pode-se observar que a estimulação simpática, assim como a estimulação parassimpática, têm efeitos excitatórios em alguns órgãos e inibitórios em outros. Quando o sistema simpático excita um órgão em particular, geralmente o sistema parassimpático o inibe, de modo que os sistemas, ocasionalmente, agem reciprocamente. Mas, a grande parte dos órgãos geralmente é controlada por um ou outro dos dois sistemas.

BIBLIOGRAFIA

Annunciato N. *Curso de Neuroanatomia Funcional aplicada à Reabilitação*. São Paulo; 2003.
Brodal A. *Anatomia Neurológica com Relações Clínicas*. São Paulo: Rocca; 1984. 1 ed.
Cook AS, Woollacott MH. *Controle Motor*. Barueri, SP: Manole; 2003. 1 ed.
Fox EL, Mathews DK. *Bases Fisiológicas da Educação Física e dos Desportos*. Rio de Janeiro: Guanabara Koogan; 1986. 3 ed.
Guyton AC. *Tratado de Fisiologia Médica*. Rio de Janeiro: Interamericana; 1984. 2 ed.
Guyton AC. *Fisiologia Humana e Mecanismos das Doenças*. Rio de Janeiro: Guanabara Koogan; 1998. 4 ed.
Kandel E, Schwartz JH, Jessell TM et al. *Principles of Neuroscience*. New York: Elsevier; 1991. 3 ed.
Machado ABM. *Neuroanatomia Funcional*. São Paulo: Atheneu; 1993.
Mc Ardle WD, Katch FI, Katch VL. *Fisiologia do Exercício: energia, nutrição e desempenho humano*. Rio de Janeiro: Guanabara; 1986. 2 ed.
Rodahl K, Astrand Per-dof. *Tratado de Fisiologia do Exercício*. Rio de Janeiro: Guanabara Koogan; 1987. 2 ed.
Sanvito WL. *Propedêutica Neurológica Básica*. São Paulo: Atheneu; 1998.

24 Nutrição no Sistema Nervoso

Alessandra Carolina Munhoz do Amaral
Tatiana Alvarez
Celso Cukier
Daniel Magnoni

INTRODUÇÃO

A alimentação é fator essencial para promoção, manutenção ou recuperação da saúde. Tanto a qualidade quanto a quantidade dos alimentos ingeridos devem ser avaliadas, pois esta combinação pode trazer benefícios específicos. Alguns fatores influenciam direta ou indiretamente na elaboração da orientação nutricional do paciente como características físicas, antropométricas, prática de atividade física, estado nutricional, existência de patologias associadas, dificuldades físicas ou mentais entre outros. Uma alimentação variada deve fornecer todos os nutrientes em proporções.

Para aproveitar os benefícios do ato de se alimentar, ou seja, desde a sensação de fome, a escolha dos alimentos até a absorção dos nutrientes ao longo do trato gastrointestinal, enfim, todas as etapas da alimentação são um complexo sistema controlado pelo sistema nervoso.

Dos sistemas neurológicos relacionados à alimentação, a disfagia é o mais freqüente, podendo ocorrer em até 50% dos pacientes neurológicos.

A disfagia é a dificuldade e/ou deficiência na deglutição, em alguma ou todas as suas fases, como está descrito em capítulo específico.

A deglutição é um mecanismo complexo envolvendo músculos e nervos cranianos que, aos poucos, altera a consistência e o volume do bolo alimentar levando-o da boca à faringe e à laringe para ser deglutido (engolido). A deglutição é dividida em quatro fases: preparatória, oral, faríngea e esofágica. As musculaturas envolvidas na deglutição (esquelética nas primeiras fases e lisas nas etapas finais) são afetadas nas doenças neurológicas crônico-degenerativas, por isso a disfagia acontece em muitos casos.

A importância da disfagia, bem como sua intensidade, dependem da duração e gravidade da doença que a causou. Portanto, é correto dizer que uma alimentação adequada é dependente da integridade de vários segmentos do sistema nervoso central.

ALZHEIMER

Mal de Alzheimer ou doença de Alzheimer como são popularmente conhecidos, é considerada uma patologia degenerativa que acomete o cérebro. As áreas afetadas por estas alterações são: memória, concentração e cognição, linguagem, raciocínio e julgamento crítico.

A causa desta patologia ainda é desconhecida, acredita-se que esteja relacionada a aspectos genéticos e pessoais e que tenha causa multifatorial. É considerada como uma das causas mais freqüentes de demência.

Estudos clínicos demonstram que o gene relacionado à apolipoproteína E (apoE) é considerado um fator de risco para o desenvolvimento desta patologia.

NUTRIÇÃO

A nutrição do paciente com Alzheimer deve ser baseada nas recomendações nutricionais para idosos, sendo importante verificar algumas alterações comuns na terceira idade e no Alzheimer que irão influenciar a nutrição do indivíduo:

- Odontológicas: ausência de dentes, próteses antigas e mal-ajustadas, patologias da cavidade oral e gengivas;
- Deglutição: dificuldade para deglutir alimentos mais sólidos, devido a patologias da garganta e do esôfago.
- Perda ou redução do paladar e do olfato.
- Uso de medicamentos: podem trazer efeitos colaterais e perda de apetite, bem como problemas gástricos, como a azia e a gastrite.
- Patologias associadas.
- Baixo poder aquisitivo, diga-se aposentadoria, onde há poucos recursos financeiros para propiciar uma boa e variada alimentação.
- Ausência de uma pessoa que possa preparar suas refeições, dessa forma consumindo alimentos de fácil preparo e consumo, na maioria ricos em calorias, sal e açúcar, pobres em vitaminas e proteínas.

A orientação dietética do paciente com Alzheimer deve ser baseada numa alimentação de consistência pastosa ou cremosa, de acordo com a fase que o paciente se encontra. Deve ser verificado se o paciente apresenta sinais de disfagia, caso apresente, deve-se seguir alimentação específica já citado em outro capítulo.

A alimentação deve ser fracionada em pequenos volumes e com alimentos de fácil deglutição.

Existem diversos estudos para verificar se a suplementação de micronutrientes como alfa-tocoferol, vitamina C, vitamina B_{12}, folato, zinco, cobre, manganês, proteína e arginina em pacientes com Alzheimer auxiliam a retardar a evolução da patologia, porém, nestes estudos, houve aumento destes micronutrientes séricos porém este aumento não é significativamente grande.

Antioxidantes: alguns estudos demonstram que indivíduos que consumiam maior quantidade de vitamina E apresentavam menor risco de Alzheimer, porém foi realizado outro estudo onde não foi encontrada nenhuma associação entre estes fatores. Devem ser realizados mais estudos para comprovação deste benefício, especialmente em relação à dose utilizada e ao tempo de uso dessa vitamina.

Lipídios: a associação entre pacientes com Alzheimer e alterações da apoproteína Apo-E4, principal transportador de colesterol no cérebro, tem sido referida.

Estudos relataram níveis plasmáticos e nos tecidos cerebrais muito baixos de ômega-3 em pacientes com Alzheimer. Observou-se redução de 60% no risco de desenvolver Alzheimer em indivíduos que consumiam peixe uma vez por semana. De acordo com estudo realizado por Morris (2004), a ingestão maior de ômega-3, principalmente docosahexanóico (presentes na gordura de peixes como sardinha, bonito, atum) mostrou redução de desenvolvimento desta patologia.

Homocisteína: a relação entre o aumento da homocisteína e níveis baixos de folato, B_{12} e B_6 não está muito bem esclarecida nessa patologia. Esta deficiência afeta o metabolismo dos componentes da bainha de mielina e de neurotransmissores. A elevação da homocisteína pode explicar porque estes indivíduos apresentam desordens neurológicas. Os níveis de B_{12} (< 150pmol/l) e folato (< 10nmol/l) estão associados ao aumento do risco de desenvolver Alzheimer.

Tiamina: a deficiência de tiamina pode causar demência. A suplementação de tiamina poderá melhorar os sintomas de Alzheimer. Em doses de três a oito gramas por dia, promovem melhora dos sintomas, porém sem diferença estatisticamente significante, havendo necessidade de mais estudos nesta área.

Carnitina: estudos clínicos demonstraram que com o uso de três gramas de L-carnitina/dia ocorre melhora da função cognitiva destes pacientes.

Perda de peso: a perda de peso é freqüente em pacientes com Alzheimer, sendo considerada um dos sintomas para definição do diagnóstico. A perda de peso nos pacientes com Alzheimer é um preditor de mortalidade.

PARKINSON

A doença de Parkinson ocorre devido à degeneração celular da substância negra. Essas células produzem dopamina, que conduz as correntes nervosas (neurotransmissores) ao corpo. A ausência ou diminuição da dopamina afeta os movimentos do paciente, provocando os sintomas desta patologia. Os sintomas de Parkinson consistem num aumento gradual dos tremores, maior lentidão de movimentos, dificuldade de locomoção e alteração postural.

A doença de Parkinson pode afetar qualquer indivíduo, independentemente da faixa etária, sexo ou raça. Esta patologia é mais comum em pessoas idosas. Na maioria dos indivíduos, os primeiros sintomas iniciam-se geralmente a partir dos 50 anos de idade. Pode também ocorrer nas pessoas mais jovens, embora os casos sejam mais raros.

O tratamento com drogas dopaminérgicas costuma melhorar a capacidade de ingestão alimentar do paciente.

Nutrição

A nutrição na doença de Parkinson irá depender da fase em que o indivíduo se encontra, da dose do medicamento ou da etapa do tratamento, podem ser observados alguns sintomas que dificultam uma alimentação adequada. Alterações nutricionais, interações dos medicamentos com os nutrientes, problemas com o apetite, deglutição, mastigação, entre outros, podem ocorrer e podemos melhorar estas condições.

Alguns fatores, geralmente presentes em pacientes com doença de Parkinson, podem apresentar-se como risco para falta de apetite, perda de peso e conseqüentemente má nutrição. Entre eles se destacam:

- Alterações na dentição e dificuldades de mastigação e deglutição.
- Ausência ou dificuldade de realizar atividade física, dificuldade de locomoção.
- Medicamentos usados na fase inicial da doença (anticolinérgicos), interferem na absorção intestinal, dificultando seu funcionamento, provocando náuseas, vômitos, constipação, boca seca (dificultando a formação normal do "bolo alimentar"), redução da sensibilidade do paladar e olfato.
- Aumento do metabolismo e conseqüentemente das necessidades energéticas, facilitando a perda de peso.
- Falta de equilíbrio para preparar a própria alimentação ou inexistência de outra pessoa que possa fazê-lo.
- Alterações posturais, dificultando a possibilidade do indivíduo ficar ereto à mesa.
- Dificuldades motoras para manusear os talheres, devido tremores e/ou rigidez de membros superiores.
- Dificuldade de realizar movimentos do esôfago que auxiliam na deglutição, podendo provocar engasgos e aspiração de alimentos.

As drogas antiparkinsonianas devem ser ingeridas junto com alimentos para evitar náuseas e irritações no trato gastrointestinal (TGI). Podem provocar alterações no peso, xerostomia ou sialorréia, alteração da palatabilidade, constipação ou diarréia, fadigabilidade entre outros sintomas.

Bioquimicamente, provoca diminuição de hemoglobina, hematócrito, leucócitos e potássio; aumento da TGO, TGP, fosfatase alcalina, bilirrubina e uréia; no exame de urina pode aparecer falsa hipo ou hiper-glicosúria, aumento do ácido úrico e retenção.

É contra-indicada a ingestão da levodopa com proteínas, pois as mesmas diminuem a absorção da droga e afetam a absorção de aminoácidos da dieta. Deve-se tomar cuidado para evitar a ingestão de alimentos ricos em L-metionina junto com a levodopa, pois isso provoca alterações no andar, bradicinesia, tremor, rigidez, além de diminuir o efeito da droga.

A levodopa aumenta a excreção urinária de potássio e sódio e a necessidade de vitamina C, diminui a absorção de triptofano e outros aminoácidos.

É preciso dar atenção especial também para a piridoxina, pois ela aumenta o metabolismo da levodopa diminuindo sua concentração no encéfalo.

A orientação dietética do paciente com Parkinson deve ser baseada nas recomendações nutricionais específicas para sua faixa etária, bem como minimizar as alterações no TGI, prevenir alterações hepáticas, renais e/ou cardiovasculares, devido aos medicamentos utilizados, e, principalmente, manter equilibrado seu estado nutricional.

ACIDENTE VASCULAR CEREBRAL

Acidente vascular cerebral (AVC), também conhecido como derrame, é uma doença cerebrovascular.

Os principais fatores de risco para desenvolvimento de AVC são: hipertensão, diabetes, arteriosclerose, obesidade, hiperlipidemias, herança genética, sedentarismo, fumo e insuficiência cardíaca.

O AVC pode ser *isquêmico* (quando há obstrução de uma artéria que irriga o cérebro) ou *hemorrágico* (quando há ruptura de uma artéria). As obstruções podem ocorrer por êmbolo ou placa aterosclerótica, bem como infartos pequenos decorrentes do envelhecimento, diabetes e hipertensão.

Um grande número de sobreviventes, chegando a 80% destes, apresentam incapacidade neurológica importante. As manifestações existem de várias formas, pois dependem da gravidade, intensidade e local da lesão, mas as mais comuns são a hemiparesia, alterações na fala e disfagia.

Nutrição

A nutrição como prevenção para acidente vascular cerebral (AVC) ainda é muito estudada. Atualmente já podemos afirmar que a ingestão de gordura excessiva é considerada um fator de risco, além de outros fatores incluindo estilo de vida, sedentarismo e fatores nutricionais.

Há algum tempo tem sido observado que pacientes com hiper-homocisteinemia apresentavam alto risco de acidente vascular cerebral e doenças vasculares. A homocisteína tem ação pró-aterogênica e pró-trombótica, por isso o risco de ocorrer lesão cerebral e transtornos neuropsiquiátricos. As concentrações séricas de vitamina B_{12}, folato e piridoxina, assim como idade e consumo de álcool desempenham um papel na determinação dos níveis de homocisteína e conseqüente risco de AVC prematuro. Inúmeros estudos estão em execução para determinar se a suplementação de ácido fólico poderia reduzir o risco de acidente vascular cerebral isquêmico.

A terapia nutricional em pacientes com AVC vai depender da área afetada no cérebro e suas conseqüências. O principal objetivo é recuperar e/ou manter o estado nutricional saudável. Para isso, são necessários a verificação das causas do AVC e a presença de patologias associadas, como, por exemplo, diabetes, hipertensão ou outras.

É necessário fazer uma avaliação do paciente antes de iniciar a tratamento dietoterápico. É preciso saber as condições que o paciente tem de se alimentar por via oral, se existe disfagia, em que grau está, se será necessário alimentação enteral por sonda ou ostomia.

Normalmente, o AVC compromete a neurofisiologia da deglutição. No período imediatamente ao evento, o risco de aspiração é muito alto, exigindo atenção especial nesta fase.

A varfarina é um medicamento anticoagulante muito usado em pacientes com AVC. O mecanismo de ação dessa droga é inversamente proporcional à ingestão de vitamina K, portanto, deve-se controlar a ingestão desse nutriente durante o tratamento com esse fármaco (Tabela 24.1).

Tabela 24.1 – Relação de alimentos ricos em vitamina K.

ALIMENTOS	µg DE VITAMINA K POR 100g
Espinafre	**380**
Óleo de soja	193
Brócolis	180
Couve de bruxelas	177
Repolho	145
Óleo de canola	127
Alface	122
Aspargo	60
Óleo de algodão	60
Óleo de oliva	55
Margarina	42
Maionese industrializada	41
Café	38
Feijão verde	33
Couve-flor	20
Cenoura	10
Morango	10
Manteiga	7
Tomate	6
Fígado	5
Óleo de milho	3
Pão francês	3
Ovo de galinha	2
Banana	2
Laranja	1
Batata	1
Carne bovina fresca	< 1
Peixe fresco	< 1
Leite integral	< 1

Penteado MVC. *Vitamina K*. In: Pinto EA, Penteado MVC. Vitaminas: aspectos nutricionais, bioquímicos, clínicos e analíticos. São Paulo: Manole; 2003:184.

Atentar para a suplementação das vitaminas A e E, que não deve ultrapassar 400UI/dia, pois alteram o tempo de coagulação.

A heparina também é freqüentemente usada. É um anticoagulante com função de evitar doenças tromboembólicas venosas agudas. É administrada por via parenteral causando alterações no trato gastrointestinal, como sangramento, constipação, fezes escuras. Quando o tratamento ultrapassa três meses, pode-se observar osteoporose, dor óssea e muscular. Promove diminuição sérica de plaquetas, colesterol, triglicerídeos e T_4; aumento de TGO, TGP e tempo de protrombina. Quando o paciente estiver em tratamento com esse fármaco, a dietoterapia deve aumentar o consumo de alimentos ricos em vitamina K, minimizar os efeitos da droga, controlar as funções hepáticas, renais e coronarianas.

ESCLEROSE LATERAL AMIOTRÓFICA

A esclerose lateral amiotrófica (ELA) é uma doença rara e ainda pouco conhecida, onde os avanços sobre seu tratamento e cura ainda caminham pelos estágios iniciais. Sua causa é multifatorial, onde estariam envolvidos um componente genético, hereditário, a idade e algumas substâncias do meio ambiente. Os últimos experimentos realizados com camundongos, alguns deles com quadro clínico semelhante ao de ELA nos humanos, têm permitido entender melhor o porquê da lesão da célula nervosa. Parece que a falta de uma proteína denominada parvalbumina é a chave essencial para este processo de morte celular.

Nos outros pacientes com esclerose lateral amiotrófica (90 a 95%), não há nenhum fator hereditário evidente e, por essa razão, as crianças não têm risco de herdar a doença. Na ELA familiar, a doença é fortemente dominante e habitualmente existe uma história de um antecessor direto com a doença.

É uma doença progressiva, onde ocorre a degeneração dos nervos motores e quase todos os músculos voluntários do esqueleto estão sujeitos a atrofiar e perder suas funções. O primeiro sintoma da doença é o enfraquecimento muscular. A medula cervical e o bulbo são as estruturas mais lesadas.

Nutrição

Para a conduta dietoterápica, deve-se levar em consideração o estágio da doença, as condições do paciente e a avaliação nutricional do mesmo. Também é necessária a averiguação da existência ou não de outras patologias, bem como a presença ou não de disfagia e o grau em que se encontra. É muito importante estabelecer um programa de terapia nutricional para evitar e monitorar deficiências nesta doença que é progressiva.

Devido à atrofia muscular, é comum o aumento da excreção urinária de creatinina, assim como de aminoácidos, potássio, zinco, magnésio, fósforo e enxofre. Também ocorre um balanço nitrogenado negativo que é proporcional à perda muscular, exigindo do nutricionista muita atenção para prevenir e controlar a desnutrição.

Na região bulbar os músculos inervados por nervos cranianos são afetados progressivamente (músculos que controlam a fala, a mastigação e a deglutição). A língua é a primeira a ser atingida, em seguida o véu do paladar, laringe, faringe, músculos peribucais e mastigadores, "formando", assim, a paralisia glossofaríngea. São percebidas alterações na fonação e deglutição, dificuldade respiratória por paresia dos dilatadores da glote.

Nessa fase, há dificuldade de controlar o trânsito alimentar. Alimentos secos são difíceis de engolir porque o maxilar "se cansa" muito rápido e o paciente passa a rejeitar alimentos sólidos, como carnes e verduras cruas, por exemplo.

Com a evolução da disfagia, a consistência dos alimentos merece atenção especial a fim de evitar a aspiração. O fracionamento e o volume das refeições devem ser controlados. Portanto, os pacientes com ELA devem ser avaliados por fonoaudiólogo para aprenderem novas técnicas de deglutição (já que é uma doença progressiva). O paciente também precisa ser orientado quanto ao seu comportamento na hora das refeições, como se sentar adequadamente, ficar com o corpo ereto e deixar a cabeça em posição normal, pois são atitudes simples, mas de suma importância.

Devido à evolução da doença, a disfagia e a fadiga, normalmente associadas à dispnéia e enfraquecimento geral, faz com que as refeições sejam mais rápidas (devido ao cansaço). Com isso, o paciente fica mais propenso à perda de peso e à desidratação, tornando-se muito difícil manter a saúde nutricional. Nessa fase, a alimentação enteral por sonda nasoentérica ou gastrostomia é uma boa opção, podendo ser mantida até os estágios mais avançados da doença. Essa estratégia deve ser adotada antes do paciente ficar desnutrido e/ou desidratado. É melhor evitar a perda de peso e as complicações que isso oferece, porque recuperar as perdas é muito mais difícil.

EPILEPSIA

A crise epilética é uma manifestação em decorrência de descargas elétricas anormais no cérebro. Quando isso ocorre, surge um comportamento diferente, acompanhado ou não de perda da consciência.

Os tipos de crise epilética dependem do local, no cérebro, onde começam essas descargas anormais. Durante a crise podem ocorrer movimentos anormais (automatismos), enrijecimento dos membros ou do corpo todo, aumento da salivação, quedas. A epilepsia se caracteriza pelas repetições, ou seja, ocorrência crônica, de crises epiléticas.

As causas da epilepsia são muito variadas: doenças do metabolismo, seqüelas de AVC, seqüelas de traumatismos cranianos, malformações cerebrais, anoxia neonatal, alcoolismo, causas genéticas, entre outras.

O tratamento é preferencialmente medicamentoso, com uso de anticonvulsivos. Na grande maioria dos casos obtém-se sucesso apenas com os medicamentos, mas algumas pessoas não respondem satisfatoriamente aos mesmos, sendo necessário a cirurgia. Em crianças com difícil controle das crises, mesmo com o uso de medicamentos (epilepsia refratária), tem-se obtido melhora e/ou diminuição das crises com a dieta cetogênica. Essa dieta deve ser muito bem elaborada e necessita de acompanhamento rigoroso, pois as alterações metabólicas podem aumentar o limiar convulsivo em alguns indivíduos. Pessoas adultas não têm boa resposta ao tratamento com a dieta.

Em conjunto com o tratamento médico, levar uma vida saudável é benéfico para a epilepsia, ou seja, adotar alimentação balanceada, praticar esportes regularmente, descansar, reduzir o estresse (evitar situações que o causem) e a não utilização de álcool e drogas.

Nutrição

As lesões podem interferir na maturação do sistema nervoso central. Alguns estudos sugerem que as crianças desnutridas possam estar mais propensas a crises convulsivas do que as bem nutridas. A relação entre a desnutrição e as crises convulsivas não tem sido adequadamente explorada, necessitando de mais estudos.

Os medicamentos anticonvulsivantes usados no tratamento da epilepsia interferem na absorção de alguns nutrientes e causam alterações hepáticas e no trato gastrointestinal. Alguns, dos mais usados, são: carbamazepina, ácido valpróico, fenitoína.

Esses medicamentos devem ser ingeridos com as refeições para minimizar a irritação (desconforto) no TGI e melhorar a absorção e biodisponibilidade da droga. A bebida alcoólica é proibida, pois se ingerida com o medicamento, pode inativar o princípio ativo da droga.

Os anticonvulsivantes podem causar anorexia, xerostomia, estomatite, glossite, constipação, dor abdominal, tonturas (vertigem), sonolência, edema, entre outros sintomas. Também podem alterar alguns exames bioquímicos como aumento de TGO, TGP, fosfatase alcalina, hipercolesterolemia, triglicerídeos, HDL, hiperuremia, redução do tempo de coagulação, diminuição de sódio, cálcio, T_3, T_4, plaquetas e leucócitos.

Os anticonvulsivantes têm capacidade de ligação protéica de 80 a 90%, devendo ser evitada sua administração quando houver hipoalbuminemia (albumina menor que 3g/dl), pois aumentará o efeito da droga podendo causar intoxicação.

Na presença de doença hepática não se deve utilizar alguns anticonvulsivantes, como por exemplo, o ácido valpróico.

A fenitoína tem sua ação diminuída na presença de ácido fólico, vitamina D, cálcio, magnésio e antiácidos. É necessário que a administração deste fármaco seja 2 horas após ingestão de alimentos ricos em ácido fólico. Os alimentos ricos em vitamina B_6 diminuem sua eficácia e concentração, pois a piridoxina participa no sistema enzimático que faz a biotransformação da fenitoína (Tabela 24.2).

A conduta nutricional indicada para pacientes em uso de anticonvulsivantes é de uma dieta para regularizar as funções gastrointestinais e hepáticas, e equilibrar o estado nutricional. Dar atenção especial para os requerimentos das vitaminas do complexo B, ácido fólico, vitamina D e minerais, em especial para cálcio, sódio, potássio, magnésio e ferro. A dieta deve evitar e/ou minimizar a hiperglicemia, a hipocalemia, a hiperuricemia e a anemia.

Tabela 24.2 – Relação de alimentos ricos em vitamina B$_6$.

ALIMENTOS	MG DE VITAMINA B$_6$ POR 100g	REFERÊNCIA
Levedura	2,78	Ndaw et al (2000)
Escalope	0,722	Ndaw et al (2000)
Lombo canadense cru	0,505	Driskell et al (1998)
Farinha de trigo	0,136	Ndaw et al (2000)
Banana	0,57	Schoonhoven (1994)
Couve de bruxelas	0,43	Schoonhoven (1994)
Batata	0,31	Schoonhoven (1994)
Farinha de milho	0,29	Schoonhoven (1994)
Couve-flor	0,18	Schoonhoven (1994)
Espinafre	0,10	Schoonhoven (1994)
Couve	0,10	Schoonhoven (1994)
Maçã	0,06	Schoonhoven (1994)

Bianchini-Pontuschka R, Penteado MVC. *Vitamina K*. In: Penteado MVC. Vitaminas: aspectos nutricionais, bioquímicos, clínicos e analíticos. São Paulo: Manole; 2003:384.

Dieta cetogênica

A dieta cetogênica foi desenvolvida por Wilder, um diabetologista da *Mayo Clinic*. Não desnutre a criança porque é calculada de acordo com as necessidades protéico calóricas de cada faixa etária.

A dieta cetogênica é rica em lipídios e objetiva manter um estado de cetose. O estado de cetose garante um efeito antiepilético (anticonvulsivo), cujo mecanismo de ação não é completamente esclarecido. Faz o cérebro usar corpos cetônicos como fonte de energia em vez de glicose.

A dieta é iniciada no hospital após jejum de 24 a 48 horas. No período de internação, devem ser realizados os exames laboratoriais como a dosagem das drogas, glicemia e cetonúria de 6 em 6 horas. O peso e os sinais vitais devem ser monitorados.

A dieta cetogênica clássica ou típica apresenta a relação de 2 a 5:1, ou seja, dois a cinco gramas de lipídios para um grama de carboidrato mais a quantidade adequada de proteínas.

A necessidade calórica é calculada de acordo com o peso ideal para a idade. Do total das calorias necessárias, cerca de 80 a 90% provêm das gorduras. É importante atender as recomendações nutricionais de proteína para a criança, que varia de 1 a 1,4g/kg de peso, dependendo da idade.

A base dietética sugerida inicialmente era manteiga, creme de leite, frutas, maionese, carne, ovos e queijos. Deve-se evitar que as gorduras sejam saturadas. É bastante interessante utilizar o triglicerídeo de cadeia média (TCM), pois sua absorção é rápida, podendo diminuir a quantidade de gordura da dieta e melhorar a adaptação ao cardápio da criança.

Atualmente, recomenda-se a substituição das gorduras saturadas pelas mono e poliinsaturadas.

As características da dieta são muito diferentes dos hábitos da família e da própria criança, portanto, ela é de difícil aceitação no começo, assim como qualquer outro tipo de dieta restrita que altera o cotidiano familiar. Mas com o passar do tempo e com os bons resultados obtidos (controle das crises epiléticas/convulsivas), a dieta é melhor compreendida e passa a ser algo diferente, não é mais "estranho", e é incorporada na rotina familiar.

A dieta deve ser seguida por um período, em média, de dois a três anos, tempo para verificar os seus benefícios.

Efeitos colaterais

É necessário monitorar a glicemia da criança regularmente porque a hipoglicemia é o efeito colateral mais temido. Quando a glicemia encontra-se entre 30-40mg/dl sem apresentar sintomas (náuseas, fraqueza, sudorese, tonturas), ela deve ser medida a cada 2 horas. Caso a glicemia estiver abaixo de 30 mg/dl e a criança apresentar sintomas, pode ser administrado de 15 a 30ml de suco de laranja.

Algumas alterações como irritabilidade e perda de peso são comuns, devendo-se ficar atento.

Existem estudos que verificam alterações no perfil lipídico de crianças em uso da dieta cetogênica, mas nada muito significante em relação aos benefícios (controle das crises), que é o esperado. É importante que seja controlado/monitorado, através de exames, o perfil lipídico dessas crianças. Sugere-se que mais trabalhos sejam realizados para verificar se a dieta cetogênica afeta e/ou provoca processos inflamatórios e formação de lesões ateroscleróticas.

ESCLEROSE MÚLTIPLA

A esclerose múltipla (EM) é uma doença neurológica progressiva, onde ocorre a destruição da mielina (que recobre as fibras nervosas). É muito comum em adultos jovens. Sua causa exata ainda é desconhecida, mas tem-se observado a hereditariedade em alguns casos.

A mielina tem função de acelerar a transmissão dos impulsos nervosos. Na EM ela é substituída por um tecido de cicatrização, que bloqueia a condução dos impulsos nervosos para outras partes do corpo.

Devido à multiplicidade das lesões (pois as placas de desmielinização são disseminadas ao acaso), os sintomas são variados, mas os mais comuns são neurite óptica bulbar, alterações afetivas, cognitivas e de comportamento, fraqueza, parestesias, neuralgias, paraplegia flácida, oftalmoplegia internuclear, disartria e disfagia.

Nutrição

As recomendações nutricionais de energia, macro e micronutrientes devem basear-se nas DRI (*Dietary Reference Intake*), ou seja, ingestão diária de referência para pessoas saudáveis e serem ajustadas conforme a presença de patologias associadas, deficiências ou carências e medicamentos utilizados (interação).

Com a evolução da doença, as complicações das lesões permanentes podem causar infecções, escaras e desnutrição.

A terapia nutricional deve ser intensificada no estágio inicial da doença e tem que se preocupar em manter o estado nutricional adequado, boa hidratação e educação, no que se refere à postura adequada na hora das refeições e evitar a distração no momento da alimentação. Deve-se evitar a perda de peso e cuidar para que não haja ganho de peso (comum nesses pacientes devido às poucas atividades e depressão), pois dificulta os movimentos do portador de EM. Nos estágios finais da doença pode ser necessário o uso de nutrição enteral por sonda ou gastrostomia, a fim de manter oferta calórica adequada.

É necessário ter conhecimento sobre outras medicações que o paciente eventualmente possa estar fazendo uso. Vários estudos têm mostrado que a utilização de drogas na EM melhora os surtos da doença, mas não impede sua progressão. Os imunomoduladores podem ser utilizados, mas só devem ser prescritos para pacientes com EM definida.

Alguns imunossupressores são usados, portanto, é importante ficar atento aos exames bioquímicos dos pacientes em tratamento com essas drogas, pois elas podem causar aumento da creatinina, fosfatase alcalina, bilirrubina, GGT, uréia, TGO, TGP, amilase, além da hipercalemia, hiperlipidemia, hiperglicemia, hipomagnesemia, bem como depleção de ferro, ácido fólico e vitamina B_{12}, provocando anemia. Os imunossupressores são hepatotóxicos e nefrotóxicos, devendo, então, haver monitoração das funções hepáticas e renais. Podem causar náuseas e vômitos, diarréia, anorexia, hipertensão, dentre outros sintomas. Eles têm capacidade de ligação protéica de 90%, sendo necessário atenção aos níveis de albumina e proteínas da dieta. Nesses casos, a dieta tem por objetivo recuperar o estado nutricional, corrigir a anemia, regularizar as alterações bioquímicas e do trato gastrointestinal (TGI).

Quando o tratamento medicamentoso utiliza os corticoesteróides (glicocorticóides), eles devem ser ingeridos com alimentos para minimizar irritações no TGI. Podem aumentar a perda urinária de potássio, zinco, cálcio, fósforo, ácido úrico, nitrogênio, vitaminas A, B_6 e C. Bloqueia a ação (metabolismo) renal da vitamina D. A nível sérico, observa-se aumento de sódio, glicose, colesterol, triglicerídeos e diminuição de T_3, T_4, TSH, potássio, magnésio, cálcio, zinco e fósforo. A hipoalbuminemia potencializa a ação do medicamento. A dieta deve corrigir essas deficiências, atender as recomendações para macro e micronutrientes, bem como as necessidades específicas individuais.

PARALISIA CEREBRAL

A paralisia cerebral, conhecida também por encefalopatia crônica não progressiva na infância, é conseqüência de lesão que afeta o sistema nervoso central na fase de maturação funcional e estrutural, e que ocorre no período pré, peri ou pós-natal. Essa enfermidade apresenta conseqüências variadas, mas, principalmente, envolve distúrbios do tônus muscular, postura e movimentos.

Trabalhos revelam que de 39 a 56% das crianças com paralisia cerebral, apresentam ou desenvolverão distúrbios na deglutição, porque dentre os principais problemas, estão a deficiência no controle oral-motor (hipotonia, fraco reflexo de sugar, lábios freqüentemente entreabertos e puxar a língua com freqüência); a maturação neurológica anormal (mecanismo de engolir não coordenado, morder tônico, reflexo hiperativo); má postura durante a refeição por não conseguir sustentar o corpo.

As conseqüências deste distúrbio (alterações crônicas na deglutição) acarretam problemas de saúde como desnutrição, desidratação, aspiração e pneumonia.

Ainda não existem métodos de avaliação nutricional específicos e validados para indivíduos com paralisia cerebral, o que dificulta o manejo clínico, porém, manobras dietéticas e não-dietéticas são necessárias para otimizar a alimentação e saúde desses pacientes.

O objetivo principal da dieta é garantir que as necessidades nutricionais do paciente sejam atendidas através de alimentação segura e eficaz.

CONSIDERAÇÕES FINAIS

A doença neurológica central e periférica pode interferir negativamente no estado nutricional. O diagnóstico precoce da desnutrição, bem como o acompanhamento por equipe multiprofissional proporcionará melhor qualidade de vida ao paciente.

BIBLIOGRAFIA

Al Mudallal AS, Lamana JC, Lust WD, Hárik SI. Diet-induced ketosis does not cause cerebral acidosis. *Epilepsia*. 1996; 37(3):258-261.

Asbeck C. Cuidado nutricional nas doenças do Sistema Nervoso. In: Mahan LK, Arlin MT. *Krause: Alimentos, Nutrição e Dietoterapia*. São Paulo: Rocca; 1995. 8 ed.

Associação Brasileira de Alzheimer. Disponível em http://www.alzheimer.med.br

Associação Brasil Parkinson. http://www.parkinson.org.br

Associação de Esclerose Lateral Amiotrófica. http://www.tudosobreela.com.br

Aurélio SR, Genaro KF, Macedo Filho ED. Análise comparativa dos padrões de deglutição de crianças com paralisia cerebral e crianças normais. *Rev Bras Otorrinolaringol*. 2002; 68(2):167-173.

Avila R. Resultados da reabilitação neuropsicológica em paciente com doença de Alzheimer leve. *Rev Psiquiatr Clin*. 2003; 30(4):139-146.

Ayoub ME, Juzwiak CR. Mal de Alzheimer. *Nutrição: saúde e performance*. Anuário Nutrição Clínica. 2004; 24:5:8-12.

Betting LE, Kobayashi E, Montenegro MA et al. Tratamento de epilepsia: consenso dos especialistas brasileiros. *Arq Neuro-Psiquiatr*. 2003; 61:(4):1045-1070.

Borges VC, Silva MLT, Waitzberg, DL. Desnutrição e terapia nutricional na doença de Alzheimer. *Revista Brasileira de Alzheimer*. 1997; 1:9-13.

Borges PP, Mello ED. Alimentação em crianças com paralisia cerebral. *Nutr Pauta*. 2004; 12(66):50-54.

De Vivo DC, Pagliara AS, Presnky AL. Ketotic hypoglycemia and the ketogenic diet. *Neurology*. 1973; 23:640-649.

Douglas CRR. Fisiologia da Deglutição. In: Douglas CR. *Tratado de Fisiologia Aplicada à Nutrição*. Robe Editorial; 2002.

Engelhart MJ, Geerlings MI, Rutenberg A et al. Dietary intake of antioxidants and risk of Alzheimer disease. *JAMA*. 2002; 287(24):3232-9.

Ffieeman JM, Kelly MT, Freeman JB. *The epilepsy diet treatment. An introduction to the ketogenic diet*. New York: Demos Vermand; 1996.

Frazer A, Molinoff P, Winokur A. *Biological bases of brain function and diasease. Neurodegenerative disorders*. New York: Raven; 1994.

Fridman C, Gregorio SP, Dias Neto E et al. Alterações genéticas na doença de Alzheimer. *Rev. Psiquiatr Clin*. 2004; 31(1):19-25.

Fung EB, Fung LS, Stallings VA et al. Realtionship of nutritional status and heath and societal participation in children wuith cerebral palsy. *J. Pediatr*. 2002; 141:637-643.

Galanopoulou AS, Moshe SL. Desnutrição e epilepsia. *J. Pediatr*. Rio de Janeiro, 2002; 78(1):7-8.

Gillete-Guyonnet S, Nourhasshémi F, Andrieu S et al. Weight loss in Alzheimer disease. *Am J Clin Nutr*. 2000; 71(suppl):637-42S.

Higgins JP, Flicker L. Lecithin for dementia and cognitive impairment. *Cochrane Database of Systematic Reviews*. 2000; 2:1015.

Hyman BT. Neuronal loss in Alzheimer's disease. *Aging Clin Exp Res*. 1998; 10(2):156.

Jeffery DR. Nutrição e doenças do sistema nervoso. In: Shils ME, Olson JA, Shike M, Ross AC. *Tratado de nutrição moderna na saúde moderna*. São Paulo: Manole. Vol 2; 2003. 9 ed.

Kim YI, Baik HW, Fawaz K et al. Effects of folate supplementation on two provisional molecular markers of colon cancer: a prospective, randomized trial. *Am J Gastroenterol*. 2001; 96(1):184-195.

Kisman SL, Vining EPG, Quaskey AS, Mellits D, Freeman JM. Efficacy of the ketogenic diet for intractable seizure disorders: review of 58 cases. *Epilepsia*. 1992; 36(6),1132-1136.

Khalsa DS. *Longevidade do cérebro*. Rio de Janeiro: Objetiva; 1997.

Lana-Peixoto MA, Callegaro D, Moreira MA et al. Consenso expandido do BCTRIMS para o tratamento da esclerose múltipla: III. Diretrizes baseadas em evidências e recomendações. *Arq Neuro-Psiquiatr*. 2002; 60(3B):881-886.

Lennox WG. Ketogenic diet in the treatment of epilepsy. *N Engl J Med*. 1999; 74-75.

Lessa I. Epidemiologia das doenças cerebrovasculares no Brasil. *Rev Soc Cardiol São Paulo*. 1999; 4:509-518.

Luchsinger JA, Min-Xing T, Shea S, Mayeux R. Caloric intake and the risk of Alzheimer diasease. *Arch Neurol*. 2002; 59:1258-1263.

Lussier-Cacau S, Xhiguesse M, Piloto A et al. *Am J Clin Nutr*. 1996; 64:587-93.

Neurath HJ, Joosten E, Riezler R et al. *Lancet*. 1995; 346:85-9.

Mancini MC, Fiuza PM, Rebelo JM et al. Comparação do desempenho de atividades funcionais em crianças com desenvolvimento normal e crianças com paralisia cerebral. *Arq Neuro-Psiquiatr*. 2002; 60(2B):446-452.

Moreira MA, Lana-Peixoto MA, Callegaro D et al. Consenso expandido do BCTRIMS para o tratamento da esclerose múltipla: II. As evidências para o uso de glicocorticóides e imunomoduladores. *Arq Neuro-Psiquiatr*. 2002; 60(3B):875-880.

Morris MC. Diet and Alzheimer disease: what the evidence shows. *Med Gen Medicine*; 2004:6(1).

Morris MC, Evan DA, Bienias JL et al. Dietary intake of antioxidant nutrients and the risk of incident Alzheimer's diasease in a biracial community study. *JAMA*. 2002; 287:3230-7.

Morris MC. Diet and Alzheimer disease: what the evidence shows. *Med Gen Medicine*; 2004:6(1).

Ojopi EPB, Bertoncini AB, Dias Neto E. Apolipoproteína E e a doença de Alzheimer. *Rev Psiquiatr Clin*. 2004; 31(1):26-33.

Oliveira JM, Amaral JR. *Princípios de neurociência*. São Paulo: Tecnopress; 1997.

Penteado MVC. *Vitaminas: aspectos nutricionais, bioquímicos, clínicos e analíticos*. São Paulo: Manole; 2003:184.

Potter B, Orfali S. Brain Boosters. *Food and drugs that make you smarter*. Berkeley: Ronin; 1993.

Planas M, Conde M, Audivert S, Perez-Portabella C, Burgos R, Chacon P et al. Micronutrient supplementation in mild Alzheimer disease patients. *Clin Nutr*. 2004; 23(2):265-72.

Ramos AMF. O uso da dieta cetogênica em crianças com epilepsia de difícil controle. *Nutr Pauta*. 2001; 9(47):44-48.

Reis NT. *Nutrição Clínica – Interações*. Rio de Janeiro: Rúbio; 2004.

Rizzutti S, Ramos AMF. *Dieta Cetogênica – uma alternativa para a epilepsia refratária*. São Paulo: Lemos; 2004.

Robbins SLMD, Cotran EIS, Kumar V. *Patologia estrutural e funcional*. Rio de Janeiro: Guanabara Koogan; 1996. 5 ed.

Sachder P. Homocysteine and neuropsychiatic disorders. *Rev Bras Psiquiatr*. 2004; 26(1):49-55.

Santos CHS, Almeida ILB, Gomes MDC et al. Calcificação intracraniana occipital bilateral, epilepsia e doença celíaca: relato de caso. *Arq Neuro-Psiquiatr*. 2002; 60(3):840-843.

Selhub J, Jaques PF, Bostom AG et al. *N Engl J Med*. 1995; 332:286-91.

Silva MKS, Félix DS, Tanure CM. Teixeira FN. *Nutr Clin*. Rio de Janeiro: Guanabara Koogan; 2003.

Sociedade Brasileira de Doenças Cerebrovasculares. Primeiro consenso brasileiro do tratamento da fase aguda do acidente vascular cerebral. *Arq. Neuro-Psiquiatr*. 2001; 59(4):972-980.

Tome A, Amorim STSP, Mendonça DRB. Dieta cetogênica no tratamento das epilepsias graves da infância: percepção das mães. *Rev Nutr*. 2003; 16(2):203-210.

Tilbery CP, Moreira MA, Mendes MF et al. Recomendações quanto ao uso de drogas imunomoduladoras na esclerose múltipla: o consenso do BCTRIMS. *Arq Neuro-Psiquiatr*. 2000; 58(3[A]):769-776.

Ubbink JB, Vermack WJH, Van der Merwe A et al. *J Nutr*. 1994; 124:1927-33.

Voutilainen S, Rissanen TH, Virtanen J et al. Low dietary folte intake is associated with an excess incidence of acute coronary events: The Kuopio Ischemic Hearth Disease Risk Factor Study. *Circulation*. 2001; 103(22):2674-2680.

Wilder RM. The effects of ketonemia on the course of epilepsy. *May Clin Proc*. 1921; 2:307-8.

25 Fisiologia do Sistema Respiratório

Sônia Cendon

INTRODUÇÃO

A respiração nada mais é do que uma maneira de transformação de energia. Para a sobrevivência humana temos de ser capazes de extrair o oxigênio da atmosfera e transportá-lo até as nossas células, onde será utilizado para os processos metabólicos essenciais.

A principal função do sistema respiratório é captar oxigênio (O_2) do ar atmosférico para o organismo e dele remover o produto gasoso do metabolismo celular, isto é, o gás carbônico (CO_2). Os cinco processos fundamentais envolvidos na manutenção da homeostase são: ventilação e distribuição dos volumes gasosos, troca e transporte de gases, circulação do sangue e pulmões, interação mecânica das forças respiratórias que iniciam a respiração (músculos respiratórios) e aquelas que resistem ao fluxo de ar (complacência pulmonar e resistência das vias aéreas) e, por fim, controle e organização dos movimentos respiratórios.

Este capítulo abordará cada um destes processos, a fim de propiciar o entendimento integrado dos princípios básicos da fisiologia respiratória.

VENTILAÇÃO

O ar ambiente (atmosférico) é levado e trocado pelo ar presente nos pulmões através do processo da ventilação pulmonar. Os gases movem-se de uma área de alta concentração (alta pressão) para áreas de baixa concentração (baixa pressão). A ventilação ocorre em resposta aos gradientes pressóricos criados pela expansão e contração da caixa torácica.

O ar que penetra pelo nariz e pela boca flui para dentro da porção condutora do sistema ventilatório, onde é ajustado à temperatura corporal, filtrado e umedecido. Este processo continua através da traquéia e brônquios passando para os bronquíolos, ductos alveolares e, finalmente, alvéolos, que constituem a porção mais numerosa e terminal do trato respiratório e onde ocorrem as trocas gasosas (Fig. 25.1).

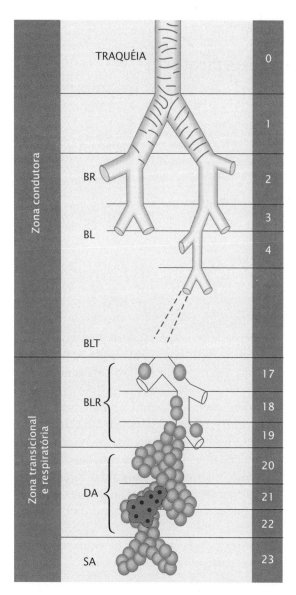

Figura 25.1 – Idealização das vias aéreas humanas. Note que as 16 primeiras gerações constituem as vias aéreas de condução e as 7 últimas a zona trancisional e respiratória. BR = brônquio; BL = bronquíolo; BLT = bronquíolo terminal; BLR = bronquíolo respiratório; DA = ducto alveolar; SA = saco alveolar.

A ventilação é um processo cíclico de inspiração e expiração (ciclo respiratório), no qual o pulmão recebe alternadamente um volume de ar renovado e elimina um volume de gás. Denomina-se "volume corrente" a quantidade de ar mobilizada a cada ciclo respiratório. No repouso, o volume corrente humano é cerca de 500ml.

Parte do ar inspirado não penetra nos alvéolos e, portanto, não participa das trocas gasosas com o sangue. Este volume de ar é denominado "ventilação do espaço morto", sendo este uma estimativa da ventilação desperdiçada.

A porção da ventilação, que a cada minuto, alcança a zona respiratória, onde, continuamente, o O_2 está sendo removido e o CO_2 acrescentado ao gás alveolar pelo sangue da circulação pulmonar é denominado "ventilação alveolar" (Fig. 25.2).

Três fatores determinam a magnitude da ventilação alveolar: a freqüência respiratória, o volume corrente e o espaço morto.

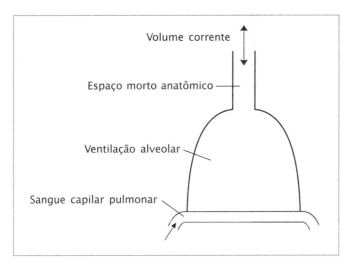

Figura 25.2 – Diagrama de um pulmão mostrando os volumes pulmonares típicos.

DIFUSÃO

Para os gases se transferirem do alvéolo para o sangue e vice-versa, precisam atravessar a barreira alveolocapilar (hematogasosa), e isso se faz pela difusão simples. Esta barreira hematogasosa inclui a membrana alveolar, o endotélio capilar, o plasma sangüíneo, a parede das hemácias e o fluído intracelular que separa as moléculas de hemoglobina (Fig. 25.3). Por isso, para que os gases passem através da barreira hematogasosa, os gradientes de pressão devem ser suficientes para superar essas barreiras contra a difusão.

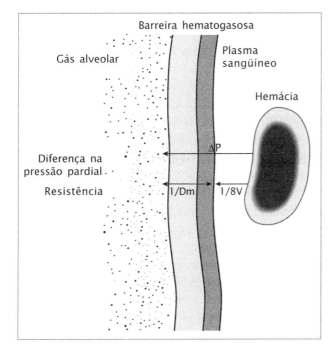

Figura 25.3 – Esquematização da capacidade de difusão pulmonar através da barreira hematogasosa.

Este movimento maçico de um gás através de uma membrana biológica é descrito pela lei de Fick. Quanto maiores a área, a constante de difusão e o gradiente de pressão, maior será a difusão. Por outro lado, quanto maior a distância através da membrana, menor será a difusão.

Na presença de algum fator que limite a difusão, a oxigenação estará comprometida. Situações como o espessamento da barreira alveolocapilar na fibrose pulmonar, a perda de tecido pulmonar na pneumectomia, alterações sangüíneas como na anemia, onde ocorre redução significativa do número de hemácias, ou edema pulmonar, com redução da área de superfície para a troca gasosa alteram significantemente a capacidade de difusão.

CIRCULAÇÃO PULMONAR

A artéria pulmonar que transporta o sangue pobre em oxigênio aos pulmões, divide-se em ramos que acompanham os brônquios segmentares e subsegmentares e terminam numa densa rede capilar nas paredes dos alvéolos, a qual se dispõe de modo altamente eficiente para as trocas gasosas. O sangue oxigenado é coletado do leito capilar pelas pequenas veias, que em seguida se unem para formar as quatro grandes veias pulmonares que drenam para o átrio esquerdo. Daí o sangue rico em oxigênio é bombeado para o ventrículo esquerdo sendo distribuído a todas as partes do corpo.

À primeira vista, esta circulação parece ser uma versão reduzida da circulação sistêmica. Freqüentemente chamada de pequena circulação ela apresenta uma série de características que a distinguem da circulação sistêmica: a) a quantidade de sangue que é enviada aos pulmões é igual à da circulação sistêmica; b) com um débito igual em ambos os ventrículos, isto é, o leito vascular pulmonar, ao contrário da circulação sistêmica é de baixa pressão devido à grande capacidade de distensão e recrutamento dos vasos pulmonares; c) a distribuição de sangue nos pulmões depende de condições mecânicas locais. O sangue procura áreas de menor resistência desviando-se daquelas de maior resistência ao seu trânsito; d) o fluxo sangüíneo pulmonar que aumenta com o exercício não altera a pressão na artéria pulmonar; e) as artérias sofrem influência de substâncias químicas; anóxia e diminuição do pH arterial causam hipertensão arterial pulmonar.

Como descrito acima, as pressões na circulação pulmonar são consideravelmente baixas (Fig. 25.4). A pressão média na artéria pulmonar principal é de aproximadamente 15mmHg, a pressão sistólica e diastólica são cerca de 25 e 8mmHg, respectivamente, enquanto a pressão média na a aorta é cerca de 100mmHg. As razões para tais diferenças tornam-se claras quando se comparam as funções das duas circulações. A circulação sistêmica regula a irrigação sangüínea para vários órgãos, por outro lado, requer-se que o pulmão aceite a totalidade do débito cardíaco, constantemente. Além disso, a circulação pulmonar não tem que distribuir sangue para outros órgãos.

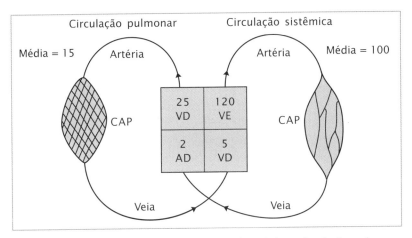

Figura 25.4 – Caracterização das pressões (mmHg) na circulação pulmonar e sistêmica. Note que as pressões na circulação pulmonar são consideravelmente baixas em comparação à circulação sistêmica.

TRANSPORTE DE OXIGÊNIO E DIÓXIDO DE CARBONO NO SANGUE

O sangue é formado por hemácias (eritrócitos, glóbulos vermelhos), leucócitos (glóbulos brancos) e plaquetas suspensas no plasma. O percentual do volume sangüíneo constituído por hemácias é denominado hematócrito. Normalmente, esse valor é de 37 a 42% nas mulheres e ligeiramente maior nos homens. As hemácias contêm quantidades determinadas de hemoglobina, sendo esta uma molécula especializada para o transporte do oxigênio e do dióxido de carbono. O oxigênio é carreado de duas formas pelo sangue. A maior parte ligado à hemoglobina, enquanto uma porção menor dissolvido no plasma.

A hemoglobina é uma molécula constituída por quatro cadeias polipeptídicas (globina), que se entrelaçam intimamente entre si e de maneira reversível com o oxigênio, e também por um composto de porfirina férrica (heme). Um máximo de quatro moléculas de oxigênio pode-se ligar de maneira reversível com uma única molécula de hemoglobina.

No homem existem aproximadamente 15 a 16g de hemoglobina em cada 100ml de sangue. E cada grama de hemoglobina pode combinar-se com 1,34ml de oxigênio.

Alterações genéticas que resultam em uma substituição de aminoácido em uma das cadeias polipeptídicas podem produzir uma mudança drástica na afinidade de fixação de hemoglobina pelo oxigênio. Por exemplo, na anemia falciforme, há uma substituição de aminoácidos que permitem que a hemoglobina forme um gel, e as hemácias são distorcidas de seu formato normal, adquirindo uma forma crescente, comprometendo a capacidade de carrear oxigênio, e se tornam passíveis de formar trombo.

Por outro lado, uma redução significativa no conteúdo de ferro da hemácia, como ocorre na anemia ferropriva (por deficiência de ferro), também reduz a capacidade do sangue em carrear oxigênio.

Quase todo o oxigênio que se difunde dos alvéolos para o sangue vai penetrar nas hemácias e se combinar à hemoglobina. Somente uma pequena porção permanece no plasma e é transportada na forma de oxigênio dissolvido. A solubilidade do oxigênio no plasma é muito pequena, cada 100ml de sangue dissolvem 0,3ml de oxigênio na pressão de 100mmHg. Como o volume sangüíneo de uma pessoa de estatura mediana é de aproximadamente 5 litros, são carreados 15ml de oxigênio dissolvidos na porção líquida do sangue (3ml por litro x 5). Esta forma de transporte de oxigênio dissolvida é suficiente apenas para manter a vida por cerca de 4 segundos.

A saturação da hemoglobina (expressa o nível de oxigenação de uma amostra sangüínea, independente da taxa de hemoglobina) varia com a alteração da PO_2. No repouso, mais de 95% do oxigênio fornecido aos tecidos são transportados em associação com a hemoglobina.

Uma vez que o organismo humano produz em média cerca de 200ml de dióxido de carbono (CO_2) por minuto, esse gás precisa ser eliminado das células produtoras para o exterior do corpo. A captação do CO_2 produzido pelas células e o seu transporte até o pulmão – onde é liberado pelo gás alveolar e daí para o meio ambiente – são feitos pelo sangue.

O CO_2 é transportado no sangue de três maneiras: a) dissolvido; b) como bicarbonato; c) em combinação com proteínas, como os compostos carbamínicos.

O CO_2 dissolvido corresponde cerca de 10% do transporte, já que o CO_2 é cerca de 20 vezes mais solúvel que o oxigênio.

O maior volume de transporte do CO_2, 60%, é transportado como bicarbonato em uma reação catalisada pela anidrase carbônica existente nas hemácias.

Cerca de 30% do CO_2 é transportado em combinação com radicais amônia de hemoglobina, carboxi-hemoglobina e outras proteínas do sangue.

VOLUMES E CAPACIDADES PULMONARES

O sistema respiratório é composto pelos pulmões e bomba ventilatória. A bomba ventilatória é constituída pelo sistema nervoso central, responsável pelo estímulo neuromuscular inspiratório, que, através dos músculos respiratórios, modifica alternadamente a configuração da parede torácica no sentido inspiratório e expiratório. Aqui cabe lembrar que se entende por parede torácica tanto o tórax quanto o abdômen, estruturas que se deslocam durante o ciclo respiratório. Este é composto pelas fases inspiratória e expiratória, as quais sofrem alterações de volumes pulmonares conforme modificações do padrão respiratório em condições normais (suspiro e exercício) ou patológicas.

O entendimento da mecânica ventilatória está diretamente relacionado aos volumes e às capacidades pulmonares, uma vez que tanto os fluxos quanto as pressões geradas no sistema respiratório dependem do volume pulmonar em que estão ocorrendo.

Primeiramente, o *volume corrente* corresponde ao volume de gás que é inspirado e expirado durante cada ciclo respiratório, correspondendo à ventilação. Quando multiplicamos o volume deslocado em cada ciclo respiratório durante um minuto, obtemos a ventilação minuto (VE) ou volume minuto. O ventilômetro é o aparelho utilizado para mensurar a VE. Habitualmente, o volume corrente, em condições de repouso varia de 350 a 500ml, a uma freqüência respiratória de 12 a 18 ciclos por minuto. Portanto, a VE pode variar de 4,2 a 9,0l. Mais importante que o valor absoluto da VE, deve-se considerar a que freqüência respiratória e volume corrente está sendo obtida a VE mensurada. Isso porque podemos ter um valor de VE dentro dos valores de referência, porém às custas de um baixo volume corrente e elevada freqüência respiratória.

O volume de gás que pode ser inspirado, maximamente, após o final da fase inspiratória do ciclo respiratório normal, chama-se *volume de reserva inspiratório (VRI)*. O *volume de reserva expiratório (VRE)* corresponde ao volume máximo de ar que é expirado após o final da fase expiratória do ciclo respiratório normal. Ao final da expiração máxima, a quantidade de gás que permanece nos pulmões é chamada de *volume residual (VR)*.

A soma de dois ou mais volumes compreende as capacidades pulmonares. A *capacidade pulmonar total (CPT)* é a quantidade de gás contida nos pulmões ao final de uma inspiração máxima. Portanto, nela estão contidos os quatro volumes anteriormente descritos. Quando somamos a porção inspiratória do ciclo respiratório normal ao volume de reserva inspiratório, obtemos a *capacidade inspiratória (CI)*. A *capacidade vital (CV)* é o máximo volume de gás expirado após uma inspiração máxima e corresponde à soma do volume de reserva inspiratório, volume corrente e volume de reserva expiratório. A *capacidade residual funcional (CRF)* é determinada pelo volume de reserva expiratório e volume residual. A representação esquemática dos volumes e capacidades pulmonares está disposta na figura 25.5.

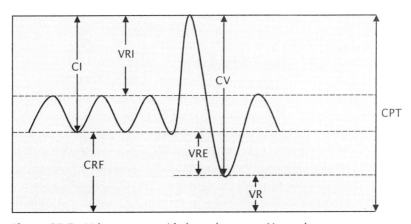

Figura 25.5 – Volumes e capacidades pulmonares: Vc = volume corrente; VR = volume residual; VRI = volume de reserva inspiratório; VRE = volume de reserva expiratório; CV = capacidade vital; CI = capacidade inspiratória; CRF = capacidade residual funcional; CPT = capacidade pulmonar total.

A capacidade vital, capacidade inspiratória e o volume de reserva expiratório são relativamente fáceis de serem obtidos pelo uso de espirômetros simples. Uma vez que o volume residual não pode ser expirado ao final de uma expiração máxima, este volume (assim como a CRF e CPT, as quais incluem o VR) deve ser medido indiretamente (métodos de diluição gasosa e pletismografia de corpo inteiro).

MÚSCULOS RESPIRATÓRIOS

As mudanças nos volumes pulmonares ocorrem como resultado de variações do fluxo aéreo, que são causadas por mudanças da pressão no sistema respiratório. Em condições normais, os músculos respiratórios são os responsáveis pelo gradiente de pressão que ocorre durante o ciclo respiratório.

A inspiração é um processo ativo, ou seja, a expansão da parede torácica e dos pulmões ocorre pela contração dos músculos inspiratórios. O diafragma é o principal músculo da inspiração. Ele é composto por três porções: vertebral e costal, que são musculares e pelo centro tendinoso. Quando o diafragma vertebral contrai, move o tendão central em sentido caudal, aumentando a pressão abdominal e deslocando a parede abdominal para fora. A contração da porção costal do diafragma tem a mesma ação descrita anteriormente, mas desenvolve uma força caudal sobre o tendão central ao mesmo tempo que desenvolve uma força cefálica sobre a margem costal. Assim, ele tem ação sobre as expansões da parede torácica e pulmões enquanto a porção vertebral não tem ação direta sobre a caixa torácica.

Outros músculos que atuam conjuntamente com o diafragma são os intercostais (externos e porção intercartilaginosa dos internos). Resumidamente, eles e os escalenos agem elevando as costelas durante a inspiração. O esternocleidomastóideo torna-se ativo somente em altos níveis de ventilação.

Ao contrário da inspiração, a expiração é um processo que ocorre passivamente como resultado do recolhimento elástico dos pulmões. Entretanto, a expiração torna-se ativa em altos níveis de ventilação e os músculos envolvidos nesta condição são: os intercostais internos, os quais deprimem as costelas, e os abdominais (reto e transverso) que comprimem a parede abdominal.

MECÂNICA RESPIRATÓRIA

Para que as dimensões da parede torácica se modifiquem durante o ciclo respiratório é necessário que se produza uma diferença de pressão entre a via aérea e a atmosfera. Para entender a interação das fases do ciclo respiratório com a ação muscular respiratória e mecânica toracopulmonar, dividiremos a respiração tranqüila em três fases: repouso (ponto de equilíbrio do sistema respiratório), inspiração e expiração.

No final da expiração normal, os músculos respiratórios estão em repouso. O recolhimento elástico o qual é direcionado centripetamente, é contrabalançado pela ação, em direção centrífuga, do recolhimento elástico do tórax. Essas forças contrárias geram uma pressão subatmosférica no espaço pleural (–5cmH$_2$O). Entretanto, não há diferença de pressão entre a boca e o alvéolo, o que leva a não haver fluxo aéreo no sistema respiratório. Com a contração dos músculos respiratórios, a caixa torácica expande, levando à queda na pressão pleural, que se transmite ao alvéolo, gerando fluxo inspiratório. Este cessa no momento que a pressão alveolar novamente alcança o nível atmosférico, não havendo diferença de pressão entre estes compartimentos e, conseqüentemente, não havendo fluxo aéreo. No final da inspiração, os músculos respiratórios relaxam, o recolhimento dos pulmões faz com que a pressão alveolar exceda à pressão de abertura da via aérea, gerando fluxo expiratório.

Como descrito anteriormente, os músculos respiratórios devem realizar trabalho para superar as forças contrárias à expansão toracopulmonar durante a ventilação. Isso requer energia, ou seja, suprimento de oxigênio. Em ventilações abaixo de 60l/minuto, o consumo de oxigênio (VO_2) do sistema respiratório em indivíduos saudáveis é de, aproximadamente, 1ml por litro de ventilação. O gasto metabólico basal ou de repouso é facilmente determinado por calorimetria indireta e vem como opcional dos sistemas metabólicos utilizados em teste de exercício cardiopulmonar. Ele possibilita a avaliação do gasto enérgico durante o repouso, refletindo, na verdade, o trabalho respiratório.

Normalmente existem dois tipos de força que se opõem à expansão dos pulmões: forças elásticas do tórax e pulmões, anteriormente descritas, e forças friccionais ou não-elásticas. Estas são devido a dois fatores: primeiro, resistência dos tecidos e órgãos quando eles se movem e são deslocados durante a respiração; segundo, resistência do gás através das vias aéreas.

A complacência (C) de qualquer estrutura é relativa à facilidade com que a estrutura se distende. Por exemplo, um balão que é fácil de inflar é muito complacente; um que é difícil de inflar não é complacente. Conceitualmente, complacência é o oposto ou o inverso da propriedade chamada elastância (e), ou seja,

C = 1/e ou e = 1/C.

Então, elastância é a tendência de uma estrutura retornar à sua forma original depois de ter sido estirada.

A fisiologia pulmonar usa o termo complacência para descrever e medir as forças elásticas que se opõem à insuflação pulmonar. É definida como a variação do volume correspondente à variação de pressão: C = $\Delta V/\Delta P$. Normalmente, o volume é medido em litros ou mililitros e a pressão, em centímetros de água. A complacência normal dos pulmões é, na verdade, a soma da complacência do tecido pulmonar e estruturas torácicas adjacentes. Na respiração espontânea, o valor da complacência varia de acordo com a postura, posição e nível de consciência do indivíduo. Em média, considera-se uma complacência de 0,02l/cmH_2O a 0,17l/cmH_2O como normal.

As propriedades não elásticas do sistema respiratório caracterizam sua resistência ao movimento durante a ventilação. Ela envolve o atrito ao fluxo aéreo, a resistência tecidual e as forças de inércia, correspondendo a 80%, 19% e 1%, respectivamente, da resistência pulmonar total. Por definição, a resistência ao fluxo de ar (R) é igual à diferença entre as pressões alveolar e atmosférica (ΔP), dividida pelo fluxo de ar (V), portanto: R = $\Delta P/V$. A resistência das vias aéreas varia inversamente ao volume pulmonar e fluxo aéreo.

O padrão de fluxo aéreo pode ser classificado em laminar, turbulento e transicional. O fluxo laminar ocorre principalmente em vias aéreas periféricas, onde a taxa de fluxo é baixa. Neste caso, a pressão motriz para gerá-lo é proporcional à viscosidade do gás. Este tipo de fluxo acontece nas vias aéreas periféricas, em virtude de seus milhares de divisões. O fluxo turbulento ocorre em altas taxas de fluxo aéreo na traquéia e vias aéreas de grande calibre, sendo que a pressão motriz para gerá-lo é proporcional ao quadrado do fluxo e é dependente da densidade do gás. Por fim, o fluxo transicional ocorre também nas vias aéreas de grande calibre, especificamente em regiões sujeitas a estreitamento ou segmentação.

Podemos resumir que as vias aéreas centrais têm uma área seccional transversa total pequena e contribuem para, aproximadamente, 90% da resistência da via aérea. As vias aéreas periféricas, as quais possuem diâmetro inferior a dois milímetros, contribuem somente para 10% da resistência total pulmonar, pois sua área seccional transversa total é muito extensa.

REGULAÇÃO DA VENTILAÇÃO

Diferentemente do músculo cardíaco, os músculos respiratórios não apresentam um "marcapasso" localizado em suas estruturas, mas sim respondem ao ritmo respiratório basal proveniente do sistema nervoso central (SNC).

Existem dois sistemas neurogênicos, ou seja, que estabelecem o ritmo respiratório, localizados no SNC: involuntário (automático), que envolve a medula, sistema límbico (resposta emocional), hipotálamo (regulação térmica) e outras estruturas subcorticais; e voluntário, iniciado pelo córtex cerebral. São sistemas independentes e necessitam da inervação intacta dos músculos respiratórios.

O centro respiratório localizado na medula contém dois grupos de células: o dorsal, que produz a respiração cíclica, pois envolve neurônios inspiratórios e o ventral (neurônios tanto inspiratório quanto expiratório), que é acionado a partir do grupo de neurônios localizados na região dorsal. Ambas estruturas, se totalmente lesadas, levam à imediata e permanente cessação da respiração automática, embora a atividade respiratória voluntária ainda seja possível.

O ritmo respiratório também é modificado pelos quimiorreceptores centrais e periféricos e pelos reflexos de estiramento pulmonares e periféricos.

Os quimiorreceptores modificam a ventilação alveolar para garantir que os gases sangüíneos permaneçam dentro dos limites de referência. Os quimiorreceptores centrais localizam-se abaixo da superfície da face ventrolateral da medula e monitorizam os níveis de dióxido de carbono no sangue arterial e do líquido cefalorraquidiano. Os quimiorreceptores periféricos, encontrados na parede externa do seio carotídeo e do arco aórtico, são estimulados pelas baixas tensões de oxigênio. A estimulação periférica atinge o tronco cerebral via nervo aferente (IX par craniano), causando alteração do ritmo respiratório.

Os mecanismos reflexos pulmonares e periféricos usualmente não estão ativos na respiração normal, mas podem dominar o controle químico da ventilação. O reflexo de Hering-Breuer tem como resposta reflexa inibir a inspiração. Ele dificilmente age durante a respiração normal, apenas naquelas com inspiração muito profunda. Para proteger os pulmões contra materiais nocivos, existe o reflexo desencadeado pela estimulação dos receptores irritantes, localizados no revestimento epitelial das vias aéreas. Quando o estímulo ocorre nas vias aéreas superiores, a resposta é o espirro; se o estímulo for nas vias aéreas inferiores, acontece a tosse. Por fim, existe o reflexo pulmonar produzido pelos receptores J, que se localizam no parênquima pulmonar e são acionados em caso de edema intersticial e por alguns gases. A resposta a este reflexo é a respiração rápida e superficial.

BIBLIOGRAFIA

Caruana-Montaldo B, Gleeson K, Zwillich CW. The control of breathing in clinical practice. *Chest.* 2000; 117:205-225.
Celli BR. Respiratory muscle function. *Clin Chest Med.* 1986; 7(4):567-584.
Cherniack RM. *Testes de Função Pulmonar.* Rio de Janeiro: Revinter; 1995. 2 ed.
Luce J. *Intensive respiratory care.* Philadelfia: Harcourt Brace & Company; 1993. 2 ed.
Netter FH. Respiratory System. In: The Ciba Collection of Medical Illustrations. *Ciba-Geigy Corporation;* 1996. 5 ed.
Rochester DF, Esau AS. Malnutrition and the respiratory system. *Chest.* 1984; 85(3):411-415.
Schumacker PT, Leff AR. *Fisiologia Respiratória. Fundamentos e Aplicações.* Rio de Janeiro: Interlivros; 1996.
West JB. *Fisiologia Respiratória Moderna.* São Paulo: Manole; 1990. 3 ed.
Wouters EFM. Nutrition and metabolism in COPD. *Chest.* 2000; 117:274S-280S.

26 Nutrição no Sistema Respiratório

Paulo César Ribeiro

INTRODUÇÃO

Os efeitos da desnutrição sobre a função respiratória são reconhecidos já há muito tempo. Arora e Rochester, através de autópsia e estudos funcionais, encontraram uma correlação linear entre alterações na massa muscular diafragmática e peso corpóreo, e mostraram que indivíduos desnutridos apresentavam redução de força muscular – representada por pressão inspiratória e expiratória máximas – desproporcional à perda de massa muscular, sugerindo certo grau de miopatia induzida pela desnutrição.

RELAÇÃO DESNUTRIÇÃO / DOENÇA PULMONAR

Todo o grupamento muscular envolvido no trabalho respiratório como os músculos do pescoço, intercostais, abdominais é afetado pela desnutrição.

Os musculoesqueléticos contêm histologicamente dois tipos principais de fibras:

- Fibras de contração rápida (tipo IIA e B), responsáveis pela força muscular e atividade de grande intensidade, por exemplo, músculos que se contraem intensa e rapidamente, mas com baixa freqüência, como os responsáveis pela tosse. Dependem basicamente de carboidratos como substrato energético.
- Fibras de contração lenta (tipo I) responsáveis pelo trabalho respiratório a longo prazo (*endurance*), fundamentais na prevenção da fadiga respiratória. Têm a gordura como principal substrato energético. Portanto, a desnutrição altera tanto a força contrátil quanto a resistência à fadiga muscular respiratória. Há ainda diminuição do *drive* respiratório e da resposta respiratória à hipóxia e acidose nos gravemente desnutridos.

A desnutrição grave impõe uma série de interferências no parênquima pulmonar como a redução da superfície interna e do número de alvéolos, diminuição do surfactante pulmonar, menor teor lipídico do parênquima e maior perda protéica por redução da síntese e desequilíbrio no metabolismo de hidroxiprolina e elastina. Os movimentos ciliares são menos efetivos e a falta de nutrientes como cobre, zinco, piridoxina, ácido ascórbico e vitamina A afetam sobremaneira o tecido pulmonar.

Do ponto de vista imunológico, profundos empecilhos estão presentes como: redução do número de linfócitos (T_4 *helper* e T_8), menor produção de IgA e fagocitose e morte intracelular de microorganismos menos efetivas. É interessante salientar que grande parte destes defeitos são reversíveis com a normalização do estado nutricional do indivíduo.

RELAÇÃO DOENÇA PULMONAR / DESNUTRIÇÃO

Como na maioria das doenças crônicas, a desnutrição é uma característica proeminente da doença pulmonar obstrutiva crônica (DPOC), incidindo em 30 a 50% desses pacientes. Laaban demonstrou que 60% dos doentes com DPOC admitidos por insuficiência respiratória aguda estavam desnutridos e que 74% destes, que requereram suporte ventilatório, tinham índices nutricionais comprometidos, o que sugere pior prognóstico para doentes pulmonares crônicos desnutridos. A desnutrição é causada, em parte por aumento na demanda calórica, devida ao maior gasto energético pelo aumento do trabalho em atividades físicas e respiratórias e por resposta inflamatória sistêmica mantida, caracterizada por elevação das proteínas de fase aguda, TNF-alfa e moléculas de adesão. Em parte, a redução da ingestão dificultada pela a contribui para a desnutrição, que é predominantemente marasmática na DPOC compensada passando a calórico-protéica quando um processo agudo como pneumonia se impõe.

A perda de massa tecidual metabolicamente ativa (magra) não se relaciona, entretanto, obrigatoriamente com a perda de peso, mas, contribui significativamente para a perda de força muscular e redução da capacidade muscular ao exercício. As alterações estruturais das fibras musculares, induzidas provavelmente pela hipóxia crônica, e, as modificações metabólicas energéticas explicam a menor capacidade do músculo para exercícios físicos e maior susceptibilidade para a fadiga, com recuperação mais lenta.

Além das alterações no teor de massa magra, vem adquirindo importância gradual a estimativa de massa gordurosa, responsável pela homeostase energética do organismo por meio da leptina.

A leptina – hormônio relacionado ao adipócito – está intimamente ligada ao equilíbrio energético orgânico, à homeostase da glicose, à termogênese e aos efeitos sobre a imunidade mediada por células T.

O desequilíbrio nutricional explica, apenas parcialmente, as alterações anatômicas e funcionais da musculatura na DPOC, uma vez que a interferência nutricional nesses pacientes auxilia a revertê-las apenas parcialmente. Acredita-se que parte das alterações musculares se deva à proteólise muscular, freqüentemente presente em outras doenças crônicas, e que não se relaciona unicamente com a desnutrição.

Embora alguns pacientes se beneficiem de uma repleção nutricional ambulatorial, melhorando a função da musculatura respiratória e dos membros, isto nem sempre ocorre.

As metanálises enfrentam muitas dificuldades em compilar estudos bem desenhados que identifiquem, com clareza, os benefícios da interferência nutricional em pacientes com DPOC. Alguns autores como Schol, afirmam que grande parte do ganho de peso nessa população se dá por meio da gordura e não de músculo. Ainda assim, é provável que nutrir o paciente com DPOC seja benéfico, valendo a pena os esforços para vencer obstáculos freqüentes como empachamento, saciedade precoce, dessaturação de O_2 relacionada às refeições e dispnéia pós-prandial. Fica claro, no entanto, que a necessidade de se conhecer melhor as alterações estruturais e funcionais da musculatura esquelética do paciente com DPOC é urgente para permitir atitudes terapêuticas mais eficazes. Na situação de uma insuficiência respiratória aguda grave, como causa determinante ou co-participante de SIRS ou SEPSE, ou, ainda, quando uma infecção pulmonar se sobrepõe a um quadro pulmonar crônico, a resposta metabólica à agressão, representada pela cascata hormonal e pelos mediadores das células inflamatórias, determina alterações profundas na utilização de substratos energéticos, hipermetabolismo, catabolismo protéico importante, que culminam com desnutrição aguda, de conseqüências desastrosas para a função respiratória e para o organismo como um todo.

Dados mais recentes sugerem um perfil neuroendócrino diferente à medida que o quadro de SIRS ou sepse se mantém (pacientes em tratamento intensivo por mais de 10 dias). Há redução da estimulação neuroendócrina, com diminuição do ACTH, manutenção dos níveis de corticóides, com redução dos níveis de GH. Da mesma forma, o quadro de mediadores inflamatórios é distinto. Mantém-se a perda protéica apesar da interferência nutricional, mas há uma tendência à reesterificação de ácidos graxos em detrimento da oxidação dos mesmos, levando a aumento da massa de gordura, com perda de massa tecidual magra.

Em função das inúmeras variáveis que incidem sobre o paciente grave de UTI e desconhecimento das diferentes fases da SIRS e dos mediadores envolvidos, torna-se muito difícil chegar a conclusões sólidas. Ainda pairam muitas dúvidas a respeito de quais fórmulas seriam as mais adequadas para beneficiar o paciente em SIRS e sepse recente e tardia.

É consensual que o suporte nutricional seja importante para atenuar as conseqüências desta desnutrição aguda e devastadora, mas, somente agora, começam a surgir os primeiros estudos relevantes onde a interferência nutricional modifica a resposta inflamatória e a evolução deste grupo de pacientes, representando, terapia nutricional propriamente dita.

AVALIAÇÃO NUTRICIONAL

A avaliação nutricional no doente pulmonar crônico, principalmente num estágio pré-hospitalar, segue as normas gerais. Índices antropométricos e laboratoriais usuais permitem identificar os diferentes graus de desnutrição envolvidos. A grande dificuldade está na avaliação dos doentes agudamente graves, nas Unidades de Terapia Intensiva, sejam previamente desnutridos ou não. Nestas circunstâncias, alterações próprias do processo mórbido agudo como leucocitose, alteração compartimental das proteínas viscerais e da própria terapêutica como a ressuscitação volêmica, por exemplo, interferem substancialmente nos diferentes métodos de avaliação nutricional disponíveis em geral na prática diária. O julgamento clínico é freqüentemente a melhor ferramenta.

NECESSIDADES NUTRICIONAIS

Necessidade energética

A calorimetria indireta é o método mais fidedigno, principalmente para os doentes entubados sob suporte ventilatório mecânico. Várias fórmulas têm sido descritas para estimar-se o gasto energético, sendo a mais antiga e amplamente utilizada a de Harris-Benedict, levando em conta uma série de fatores de agressão e estresse. Outras fórmulas como a de Long e a de Ireton-Jones tem a pretensão de serem mais fidedignas para o paciente sob suporte ventilatório, no entanto, seus resultados não tem sido adequadamente validados por outros pesquisadores.

Harris-Benedict:
GEB homem = 66,5 + 13,8 × Peso (kg) +5 × Altura (cm) − 6,8 × Idade (anos)
GEB mulher = 655,1 + 9,6 × Peso (kg) + 1,8 × Altura (cm) − 6,8 × Idade (anos)
Long et al:
GEB homem = 66,47 + 13,75 × Peso (kg) + 5 × Altura (cm) − 6,76 × Idade (anos)
GEB mulher = 655,1 + 9,56 × Peso (kg) + 4,85 × Altura (cm) − 4,68 × Idade (anos)
Ireton-Jones et al:
1925 − 10 × Idade (anos) + 5 × Peso (kg) + 281 × Sexo (homem =1; mulher = 0) + 292 × Trauma (presente = 1; ausente = 0) + 851 × Queimadura (presente =1; ausente = 0)

O maior problema destas fórmulas é que os fatores de agressão e estresse, que devem ser acrescidos, tornam o cálculo do gasto energético do doente grave de UTI pouco acurado, dadas as inúmeras variáveis envolvidas, e, não raramente, supervalorizam as necessidades energéticas levando ao risco da hiperalimentação, o que sabemos hoje ser extremamente prejudicial ao doente grave.

Vários estudos, baseados em calorimetria indireta, mostram que o aumento no gasto energético desses pacientes em relação ao basal não é expressivo, atingindo no máximo 40 a 50kcal/kg/dia nos casos mais graves. Surpreendentemente, apenas 60% dos doentes agudamente graves apresentam gasto energético total (GET) acima da linha basal e 15% deles apresentam-se hipometabólicos, principalmente aqueles sob suporte ventilatório, com bloqueio muscular medicamentoso. Em termos práticos, considera-se que a imensa maioria dos doentes apresentam gasto energético em torno de 22 a 30kcal/kg/dia, e ao usar-se fórmulas pré-determinadas, que se tenha cuidado na somatória de fatores de estresse para não incorrer no erro da hiperestimativa.

Carga calórica

A quantidade de calorias fornecidas sob a forma de carboidratos é muito importante para o paciente com insuficiência respiratória, seja ela crônica ou aguda sob suporte ventilatório. O excesso de calorias sob a forma de carboidratos gera grandes quantidades de CO_2, exigindo maior trabalho respiratório para sua eliminação. Isto atrapalha o doente crônico ambulatorial, mas, sobretudo o paciente grave, entubado na UTI, seja vítima de um processo mórbido agudo ou um doente com DPOC agudizada. O excesso de trabalho muscular superposto favorece a fadiga muscular e dificulta o desmame do ventilador. Tem-se demonstrado que em infusões acima de 5mg/kg/min, a glicose não consegue ser completamente oxidada pelo doente grave de UTI, não redundando em melhor síntese protéica. Pelo contrário, o excesso de glicose nessa população, estimula o ciclo de Cori, reconvertendo a glicose em glicose no fígado, a partir do piruvato, e prejudicando o balanço energético como um todo. O excesso de glicose ainda gera hiperglicemia e todos os seus efeitos indesejáveis no tocante a distúrbios hidroeletrolíticos, maiores índices de infecção etc. Portanto a carga calórica deve ser distribuída entre carboidratos e lipídios, evitando-se quantidades maiores do que 300 a 400g de glicose ao dia para o doente adulto de médias proporções. Há indícios de que mais importante do que evitar o excesso de carboidratos, seja evitar o excesso de calorias como um todo no manuseio do doente pulmonar.

Em termos gerais, recomenda-se que pelo menos 30 a 40% das calorias não protéicas sejam dadas sob a forma de gordura, para reduzir os carboidratos e evitar a hiperglicemia. No entanto, há preocupações quanto à administração de lipídios, principalmente por via endovenosa, no doente grave de UTI e especialmente no doente com insuficiência respiratória aguda.

Alguns trabalhos mostram alteração nas trocas gasosas quando da infusão endovenosa de lipídios relacionada à velocidade de infusão; outros estudos mostram alterações pulmonares como hipertensão pulmonar, aumento da pressão microvascular e hipóxia arterial; outros ainda demonstram a ocorrência de lesão pulmonar em animais submetidos à infusão venosa de lipídios.

A infusão intravenosa de lipídios, em doentes graves, tem sido ainda relacionada à redução da imunidade e bloqueio do sistema reticuloendotelial, em parte, por dificuldade de clareamento plasmático causado por uma limitação na ação da carnitina.

Ao longo do tempo, uma série de questões tem se aclarado. O doente em SIRS, tipicamente o doente de UTI, apresenta, ao mesmo tempo, uma abundância de substratos energéticos circulantes (ácidos graxos, glicose e aminoácidos), utiliza todos eles simultaneamente para obtenção de energia, mas tem uma limitação na utilização indiscriminada de cada um. Assim, analogamente ao que acontece com a glicose, o excesso de lipídios passa a ser deletério. Doses acima de 1 a 1,5g/kg/dia relacionam-se com a alteração do perfil sérico de lipídios, esteatose hepática etc.

A velocidade de infusão também é importante. Infusões em velocidade inferior de 8 a 12 horas, associam-se a complicações como alteração da função pulmonar.

A qualidade do lipídios infundido também conta. Os triglicérides de cadeia longa necessitam da carnitina para entrar na mitocôndria e ser oxidados. Os triglicérides de cadeia média não dependem da carnitina e são clarificados do plasma com muito mais facilidade. Portanto, a utilização de emulsões que combinem triglicérides de cadeia média e longa (necessários para reposição de ácidos graxos essenciais) aumenta a tolerância aos lipídios e reduz as complicações descritas.

Implicações na utilização dos lipídios na insuficiência respiratória

Há claras evidências de que, durante a resposta inflamatória generalizada do doente grave, os ácidos graxos que contenham em sua molécula número par de ligações duplas de carbono, como o ácido linoléico (que é um ácido graxo do tipo ômega-6) são metabolizados pela cascata do ácido araquidônico, gerando, através da cicloxigenase e lipoxigenase, mediadores inflamatórios como a prostaglandina E_2, o tromboxano A_2 e o leucotrieno B_4, que são, ao mesmo tempo, imunossupressores e altamente inflamatórios, causando broncoconstrição, agregação plaquetária, vasodilatação e recrutamento de leucócitos.

Os ácidos graxos que contêm número ímpar de duplas ligações de carbono em sua molécula, como o EPA (ácido eicosapentanóico) e o ácido alfa-linolênico (que é um ácido do tipo ômega-3), competem pela cicloxigenase e lipoxigenase, reduzindo a cascata do ácido araquidônico e dando origem a mediadores inflamatórios menos imunossupressores e menos agressivos do ponto de vista inflamatório, como a prostaglandina E_1, prostaglandina I_3, tromboxano A_3 e leucotrieno B_5.

Tudo leva a crer que uma emulsão lipídica enriquecida com ácidos graxos com número ímpar de duplas ligações de carbono module a resposta inflamatória, favorecendo a contra-inflamação.

INTERVENÇÃO NUTRICIONAL

Objetivos

Os principais objetivos são:

- Reduzir a perda de massa tecidual metabolicamente ativa.
- Fornecer a quantidade de calorias apenas necessária.
- Evitar excesso de oferta calórica.
- Conseguir um balanço nitrogenado positivo.
- Repor adequadamente vitaminas, eletrólitos e elementos-traço.

Novas formulações têm ampliado os objetivos, no sentido de se modular efetivamente a resposta inflamatória, interferindo na evolução dessa população.

Oferta calórica

Devemos fornecer 25 a 30cal/kg/dia. A carga calórica não protéica deve ser dada 30 a 50% sob a forma de lipídios e o restante sob a forma de glicose. O produto lipídico utilizado deve conter 50% de triglicérides de cadeia média.

É essencial checarmos a tolerância do paciente ao suporte dado, através de glicemia ou glicosimetria, na freqüência necessária, e, de dosagem de triglicérides plasmáticos uma a duas vezes por semana.

O estudo publicado por VandenBerghe sugere que a terapia insulínica agressiva, mantendo os níveis de glicemia entre 80 e 110mg/dl proporciona sensível redução na morbidade e mortalidade de 1.584 pacientes de UTI. Níveis tão baixos de glicemia exigem um controle estrito e submetem os pacientes a um risco considerável de hipoglicemia. Os efeitos benéficos podem advir, não diretamente do controle glicêmico, mas, da administração de insulina. No entanto, se esses resultados promissores forem reprodutíveis, as metas para controle de glicemia dos pacientes em UTI certamente devem se modificar. Recomenda-se uma glicemia não superior a 180 ou 200mg/dl e trigliceridemia no máximo de 300mg/dl.

Oferta protéica

A proteína é um nutriente fundamental para a sobrevida desses pacientes. O balanço nitrogenado é um dos poucos índices prognósticos aceitos consensualmente. A oferta protéica associa-se a uma melhor resposta ventilatória ao CO_2 e ao aumento do volume minuto. A carga protéica recomendada deve ser orientada pelo balanço nitrogenado e gira em torno de 1,2 a 2g/kg/dia, desde que a tolerância metabólica do paciente suporte. Preconiza-se que a uréia sérica não seja superior a 150mg/dl.

Micronutrientes

Além da administração das doses recomendadas diariamente de eletrólitos e oligoelementos, deve-se ter especial atenção à hipofosfatemia, hipomagnesemia, hipocalcemia, e hipocalemia, que podem trazer sérias disfunções musculares aos pacientes com dificuldades respiratórias.

A utilização de megadoses de vitaminas com o intuito antioxidante deve ser vista com cautela até que novos conhecimentos, passando pelo crivo do tempo, solidifiquem tal conduta.

Via de administração

Como praticamente em todas as situações, a dieta sólida é a ideal. Não havendo possibilidade de se nutrir completamente o doente por via oral, a via enteral é preferível à parenteral, uma vez que mantém a integridade do trato gastrointestinal e todos os benefícios que daí advêm, como melhor imunidade local e sistêmica e menor translocação bacteriana. A via parenteral deve ser usada sempre que a via enteral não conseguir cumprir a meta nutricional mínima estabelecida

PRINCIPAIS OBSTÁCULOS À NUTRIÇÃO ENTERAL

Há uma grande preocupação quanto à aspiração da dieta quando se trata, principalmente, de um doente já com o pulmão comprometido. Mesmo nos doentes sob entubação orotraqueal, com o balonete da cânula traqueal insuflado, não há proteção efetiva contra a aspiração. Nestes últimos há, ainda, o agravante da paresia gástrica, freqüentemente causada pela sedação com opiáceos.

A primeira tentativa deve ser sempre administrar a dieta por via gástrica, com controle estreito do refluxo. Na presença deste, embora medidas como o uso de pró-cinéticos como a cisaprida e a metoclopramida, mudanças na maneira de administrar a dieta, de intermitente para contínua, possam minorar o problema, geralmente a solução é a localização da sonda além do piloro.

Muitos trabalhos não conseguem mostrar redução dos índices de aspiração com o uso da sonda pós-pilórica, porém, não há trabalhos que estudem a freqüência de broncoaspiração após a sonda pós-pilórica quando localizada no duodeno proximal ou mais distalmente, próxima ao ângulo de Treitz. É possível que as sondas pós-pilóricas, mais distalmente locadas, reduzam os índices de aspiração.

É excepcional a necessidade de que o estômago se mantenha drenado nessas circunstâncias; quando assim for necessário, recomenda-se o uso de uma sonda nasogastroenteral, que simultaneamente drena o estômago e libera dieta no jejuno.

Sempre que se optar por administração pós-pilórica, esta deve ser de maneira contínua, respeitando-se ou não uma pausa noturna, com o auxílio de uma bomba de infusão. Não é obrigatório que a fórmula administrada por via pós-pilórica seja elementar ou semi-elementar, desde que bem tolerada.

A diarréia pode ocorrer comumente, principalmente quando usamos uma fórmula enteral enriquecida com gordura. Afastadas as outras causas de diarréia no doente grave, geralmente a redução da velocidade de administração da dieta, ou a mudança de administração de intermitente para contínua, ou finalmente a mudança para uma fórmula melhor tolerada resolve o problema. Lembrar que mais importante do que evitar o excesso de carboidratos é evitar o excesso de calorias. Portanto, mesmo uma fórmula não desenhada especificamente para insuficiência respiratória pode ser útil, desde que bem empregada.

Podem ser úteis os antidiarréicos, desde que se afaste a possibilidade de uma diarréia infecciosa.

CUIDADOS COM O VOLUME DE DIETA

O doente com insuficiência respiratória geralmente se beneficia de um "regime seco," ou seja, deve-se evitar, sob qualquer pretexto, o excesso de volume. Temos que considerar todo o volume extra-dieta recebido em soros, drogas vasoativas, diluição de medicamentos endovenosos. Uma série de ajustes podem ser feitos, concentrando-se medicamentos, utilizando-se dietas mais concentradas, desde que toleradas, mas, o volume final limite deve ser respeitado, mesmo que isso implique em redução da oferta de nutrientes.

PERSPECTIVAS DA INTERVENÇÃO NUTRICIONAL

O mecanismo de lesão pulmonar aguda leva a recrutamento de neutrófilos (marcador de inflamação pulmonar), que, por sua vez, estimula a cascata do ácido araquidônico, dando origem a mediadores inflamatórios como a PGE_2, TXA_2, LTB_4 e liberação de radicais livres. Isto leva a mais inflamação pulmonar, agregação plaquetária, edema, vasoconstrição pulmonar e um ciclo lesivo que culmina com piora importante da função pulmonar e a persistência da lesão, evoluindo para SARA (síndrome da angústia respiratória do adulto).

A estratégia nutricional de oferecer uma dieta enriquecida com óleo de peixe (ômega-3), ácido gama-linolênico (óleo de Borage) e anti-oxidantes (vitamina E, C e betacaroteno) parece reduzir a produção dos mediadores altamente inflamatórios PGE_2, TXA_2, LTB_4 em prol de mediadores menos inflamatórios e menos imunossupressores como a PGE_1, PGI_3, LTB_5, TXA_3, minimizar a produção de radicais livres e modular a resposta inflamatória generalizada.

Embora não se saiba o valor individual de cada nutriente ou qual a combinação efetiva de nutrientes, o fato é que os primeiros trabalhos estudando tal estratégia alimentar, por via enteral, em doentes com SARA, têm mostrado melhor evolução no sentido de reduzir a inflamação pulmonar (medida pela quantidade de células inflamatórias recolhidas no lavado broncoalveolar), reduzir a incidência de insuficiências orgânicas nessa população, reduzir os dias de ventilador e de UTI, sugerindo melhor prognóstico. Abre-se assim um campo extremamente promissor de interferência nutricional efetiva.

Metanálises recentes, no entanto, sugerem que o uso de dietas imunológicas de primeira geração, compostas por vários nutrientes imunoestimulantes, pioram a evolução de pacientes sépticos em UTI, principalmente com APACHE menor do que 15. Seu uso está melhor fundamentado e indicado em pacientes não sépticos, em situação de trauma ou em pacientes cirúrgicos, principalmente desnutrido.

Não é claro ainda o papel de dietas mais recentes, cuja composição de nutrientes visa aumentar a resposta contra-inflamatória, modulando, assim, a resposta inflamatória sistêmica, nem o melhor momento de utilizá-las, uma vez que os mediadores inflamatórios mais envolvidos se modificam, dependendo da duração do quadro.

Há uma tendência a se recomendar fórmulas enterais basais (sem nutrientes especiais) para nutrir esses pacientes, pelo menos nas fases iniciais da sepse.

Um melhor entendimento da resposta inflamatória sistêmica e de sua modificação ao longo do tempo, assim como o surgimento de novas evidências científicas certamente orientarão a terapia nutricional desta população de manuseio tão delicado.

ESTRATÉGIAS ADJUVANTES PARA A TERAPIA NUTRICIONAL

Em indivíduos sadios, a combinação de anabólicos esteróides e treinamento físico aumenta a massa e a força muscular.

O fato de que os pacientes com DPOC apresentam baixos níveis de IGF-1 e testosterona (em homens), abre campo para uma interessante alternativa terapêutica – drogas anabolizantes – com o intuito de preservar ou aumentar a função da massa muscular.

Os estudos usando GH recombinante mostraram insistentemente melhor incorporação protéica, melhor balanço nitrogenado e melhor síntese protéica. Em que pesem os efeitos colaterais de retenção hídrica e de Na, com conseqüente descompensação cardíaca, em doentes predispostos, o objetivo era mostrar que a maior retenção nitrogenada significava melhora da massa muscular e da função muscular e, conseqüentemente, melhor evolução dos doentes que se tornariam mais precocemente independentes dos ventiladores e deambulariam mais cedo. Os resultados com GH em doentes com DPOC em UTI são conflitantes.

Estudos posteriores mostraram que o uso de GH em doentes graves de UTI levou à mortalidade inaceitável de 40% contra 18% do grupo-controle. Portanto, até que esse fato fique esclarecido, pelo menos nessa população específica, o uso de GH está proscrito.

Outros adjuvantes têm sido estudados como a oxandrolona, derivado da testosterona, que tem a função de otimizar a retenção nitrogenada e melhorar força e função musculares. São necessários mais trabalhos para solidificar seu papel na terapia do doente pulmonar crônico e, principalmente, no pulmonar agudo, já que sua ação é lenta e não isenta de complicações. É androgênico, favorece o câncer de próstata e de mama.

BIBLIOGRAFIA

Arora NS, Rochester DF. Respiratory muscle strenght and maximal voluntary ventilation in undernourished patients. *Am Rev Resp Dis.* 1982; 126:5-8.

Berghe GV, Wouters P, Weekers F. Intensive insulin therapy in critically ill patients. *Nengl J Med.* 2001; 345(19):1359-67.

Christmas JW, McCain RW. A sensible approach to the nutritional support of mechanically ventilated critically ill patients. *Int Care Med.* 1993; 19:129-36.

Felbinger TW. Recombinant human growth hormone for reconditioning of respiratory muscle after lung volume reduction surgery. *Crit Care Med.* 1999; 27(8):1634-8.

Ferreira IM, Brooks D, Laçasse Y. Nutritional intervention in COPD. *Chest.* 2001; 119(2):1-20.

Gadek JE, Demichele SJ, Karlstad MD et al. Effect of enteral feeding with eicosapentaenoic acid, gammalinolenic acid and antioxidants in patients with acute repiratory distress syndrome. *Crit Care Med.* 1999; 27:1409-20.

Grimble RF. Nutritional atioxidants and the modulation of inflamation: *Theory and Practice.* New Horizon. 1994; 2:1785-85.

Guerst JM, Nelson LD. Predictors of total parenteral nutrition induced lipogenesis. *Chest.* 1994; 105:553-59.

Harris-Benedict RA. *A biometrics study of basal metabolism in Man.* Carnegie Institute of Washington. 1919; 279.

Henneman EA. The art and science of weaning from mechanical ventilation. *Focus Crit Care.* 1991; 18:490-501.

Heyland DK, Novak F, Drower JW, Suchner U. Should immunonutrition become routine in critically ill patients? A systematic review of literature. *JAMA.* 2001; 286(8):944-53.

Jensen GL, Mascioli EA, Seidner DL. Parenteral infusion of long and medium chain tryglicerides and reticuloendothelial system function in man. *JPEN.* 1990; 14:467-71.

Kearn PJ, Curato K, Jensen B et al. Randomized trial of aspiration complications and caloric delivery with gastric versus intestinal feeding. *Gastroenterology.* 1994; 106-612.

Labban JP, Kouchakji B, Dore MF et al. Nutritional status of patients with chronic obstructive pulmonary disease and respiratory failure. *Chest.* 1993; 103:1362-68.

Long CS, Schaffel N, Geiger IW et al. Metabolic response to injury and illness: estimation of energy and protein needs from indirect calorimetry and nitrogen balance. *JPEN.* 1979; 3:452-6.

Maltais F, Leblanc P, Jobin J. Peripheral muscle dysfunction in COPD. *Clin Chest Med.* 2000; 21(4):1-19.

McMahon MM, Benotti PN, Bristian BR. A clinical application of exercise physiology and nutritional support for the mechanically ventilated patient. *JPEN.* 1990; 14:538-42.

Montecalvo MA, Steger KA, Farber HW et al. Nutrition outcome on pneumonia in critical care patients randomized to gastric versus jejunal tube feeding. *Crit Care Med.* 1992; 20:1377-87.

Pichard C. Lack of effects of recombinant growth hormone on muscle function in patients requiring prolonged mechanical ventilation: a prospective, randomized, controlled study. *Crit Care Med.* 1996; 24(3):403-13.

Rochester DF. Nutritional depletion. *Semin Resp Med.* 1992; 13:44-52.

Schols AMWJ, Slangen J, Volovics L. Weight loss is a reversible factor in the prognosis of COPD. *Am J Resp Crit Care Med.* 1998; 157:1791-97.

Susan KP. Prolonged critical ilness management of long term acute care. Nutrition in chronic critical illness. *Clin Chest Med.* 2001; 22(1):1-22.

Takabatake N, Nakamura H, Abe S. Circulating leptin in patients with COPD. *Am J Resp Crit Care Med.* 1999; 159:1215-19.

27 Fisiologia do Sistema Reprodutor e Gestação

Lúcia de Fátima C.C. Hime
Gilbert Arantes Hime
Fábio D´Angelo Boveri
Maisa Guadalupi Ribeiro Champi

INTRODUÇÃO

Na era atual da globalização, a conquista das mulheres por uma posição de destaque levou a uma mudança no seu estilo de vida, contribuindo para uma mudança na média etária das gestações. Embora adolescentes ainda sejam surpreendidas por gestações muitas vezes indesejadas, o direito a uma programação mais segura fez com que a maior freqüência de gravidezes ocorra por volta dos 30 anos de idade.

FISIOLOGIA DA GESTAÇÃO

Porém, essa nova concepção da vida não mudou o desejo da maternidade. Este continua tão importante que consegue adaptar o profissionalismo com o feminismo e a vaidade das modificações que ocorrem no corpo feminino. Por mais que modifique o visual, sempre aquele corpo gravídico será mencionado como algo de extrema beleza, confirmando a grandiosidade do fenômeno da maternidade.

Logo após a fecundação, o organismo materno começa a sofrer modificações anatômicas, fisiológicas e bioquímicas para garantir o bom desenvolvimento fetal, exigindo uma adaptação orgânica imediata que vai variar de mulher para mulher. Quando as condições da gravidez são favoráveis essa adaptação torna-se mais simples, porém nem sempre tudo transcorre tão facilmente.

A mulher começa a sentir em seu ventre modificações que vão refletir em sua vida diária. Para garantir um bom desenvolvimento fetal, torna-se necessário que este binômio feto-materno esteja em perfeita harmonia, tanto do ponto de vista psicológico como fisiológico.

Ocorrendo a fecundação, o útero começa a se preparar para receber o blastocisto (óvulo fecundado), apresentando mudanças em sua camada interna (endométrio) que passa a se chamar decídua, por apresentar-se repleto de artérias espirais prontas para fornecer um bom suprimento para o desenvolvimento embrionário. Segundo Cunningham et al (2000), desenvolvimento endometrial de tal magnitude, é restrito apenas aos primatas, isto é, os seres humanos, os grandes macacos, e os macacos do

Mundo Antigo. Esta decídua será importante para garantir uma boa evolução da gestação participando da nutrição embrião-feto, além de produzir substâncias como somatostatina, inibina, ocitocina, de grande importância no trabalho de parto.

Após esta primeira etapa de desenvolvimento uterino, ocorre, progressivamente, o desenvolvimento embrionário concomitante com o funcionamento da placenta que garantirá um bom suprimento materno-fetal. Para que tudo isso funcione sem intercorrências, o organismo materno vai passando por um processo de adaptação alterando sua fisiologia.

Como o útero é o órgão que abrigará o feto até o final da gestação, este passa por grandes modificações durante todo o período gestacional. Sua parede muscular se altera (mais espessa no início e mais delgada no final) para acomodar o feto, a placenta e o líquido amniótico. O volume total do conteúdo do útero a termo é, em média, de aproximadamente 5 litros, mas pode ser de 20 litros ou mais, de forma que ao fim da gravidez atinge uma capacidade 500 a 1.000 vezes maior que fora da gravidez.

Para manutenção desde desenvolvimento uterino e fetal o fluxo sangüíneo útero-placentário deve ser considerado. A oferta da maioria das substâncias essenciais para o crescimento e o metabolismo do feto e da placenta, assim como a remoção da maioria das escórias metabólicas, dependem de perfusão adequada do espaço interviloso placentário. A perfusão placentária pelo sangue materno depende, por sua vez, do fluxo sangüíneo para o útero através das artérias uterinas e ovarianas. Há um aumento progressivo do fluxo sangüíneo útero-placentário com o desenvolver da gestação, cujos valores variam de 450 a 650ml/min na gravidez avançada.

Concomitantemente, o volume sangüíneo materno também aumenta. Pritchard, 1965, afirma que este volume, próximo do final da gestação, encontra-se 40 a 45% acima dos níveis encontrados fora da gravidez. A freqüência cardíaca também se eleva de 70 para 80 batimentos/minuto atingindo 85 batimentos/minuto no último trimestre. Ocorre também uma elevação do débito cardíaco (volume sistólico x FC) e, como fator compensatório, redução da resistência vascular periférica determinada por ação da progesterona, do estrogênio e da prolactina. Ao final do período gestacional, ocorre redução no retorno venoso, determinado pelo volume uterino que comprime a veia cava inferior, diminuindo o débito cardíaco.

A distribuição desse aumento de débito cardíaco parece estar direcionada ao fluxo sangüíneo uterino (útero), renal (rins) e periférico (membros), merecendo atenção o funcionamento desses órgãos que muitas vezes encontram-se comprometidos com algumas doenças.

A pressão arterial da gestante oscila, apresentando tendência a diminuição até o 2º trimestre e aumento a partir de então. O fluxo sangüíneo nas pernas é retardado durante a gestação, exceto quando se assume a posição de decúbito lateral. Essa tendência à estagnação do sangue nos membros inferiores no último trimestre da gestação é atribuível à oclusão das veias pélvicas e da veia cava inferior por pressão do útero aumentado.

As vias aéreas superiores sofrem também alterações determinadas pelo nível hormonal, tornando-se hiperplásicas, hipersecretórias e congestas. Segundo Milne et al, 1978, pode ocorrer um maior desejo de espirrar durante a gestação. As modificações que ocorrem na caixa torácica com a elevação do diafragma fazem com que haja uma capacidade residual funcional e um volume residual de ar diminuído leve a uma maior dificuldade respiratória, predispondo ao aparecimento de doenças pulmonares. A freqüência respiratória é pouco modificada, mas o volume corrente, o volume ventilatório-minuto e a captação de oxigênio-minuto aumentam significativamente com o avanço da gravidez.

Quanto ao sistema urinário, algumas alterações são observadas. Autores como Bailey e Rolleston, 1971, observaram que durante a gravidez e puerpério ocorre um aumento do rim que retorna ao normal após este período. A taxa de filtração glomerular aumenta progressivamente com a gravidez, e o fluxo plasmático renal, embora aumente no início, vai diminuindo até o termo. Muito se discute sobre as alterações em excreção renal, principalmente de sódio, relacionadas ao decúbito dorsal. Alguns autores como Pritchard (1955), Chesley e Sloan (1964) descrevem uma diminuição significativa na excreção de sódio no decúbito dorsal em relação ao decúbito lateral. Também aminoácidos e vitaminas hidrossolúveis são perdidos na urina de gestantes em quantidades muito maiores que em mulheres não gestantes.

Alterações endócrinas também ocorrem durante a gestação, principalmente relacionadas com a produção de insulina, triiodotironina (T3), tiroxina (T4), prolactina e mineralocorticóides.

Spellay et al, 1965, observaram elevação progressiva dos níveis de insulina no decorrer da gravidez, sendo responsável pela manutenção da homeostase do metabolismo dos hidratos de carbono. Porém, com o passar da gestação, ocorre uma resistência periférica à ação dessa insulina, talvez pela ação do hormônio somatomamotrófico placentário e outros hormônios diabetogênicos, que estão aumentados principalmente na segunda metade da gestação; efeito diabetogênico na gestação.

Em relação aos hormônios tireoidianos, ocorre um aumento dos níveis circulantes da proteína de transporte da tiroxina, levando a um aumento significativo desse hormônio entre seis e nove semanas, mantendo-se lentamente e atingindo um platô por volta de dezoito semanas. Os níveis de triiodotironina também se elevam, porém em menor intensidade. A taxa de prolactina encontra-se aumentada tanto no sangue materno, como no fetal e no líquido amniótico e tem como finalidade garantir a amamentação.

Quanto às supra-renais, a partir de 15 semanas a secreção de aldosterona é bem maior, estando relacionado ao aumento da renina e angiotensina II.

Todas essas modificações fisiológicas que vão se processando durante o período gestacional, provocando muitas vezes alterações no binômio materno-fetal, podem ser minimizadas ou até evitadas com um bom controle nutricional.

BIBLIOGRAFIA

Bailey RR, Rolleston GL. Kidney lenght and ureteric dilatation in the puerperium. *J Obstet Gynecol Br Commonw.* 1971; 78:55.

Benzecry R, Oliveira HC, Lemgruber I. *Tratado de Obstetrícia da Febrasgo.* Revinter; 2000.

Chesley LC, Sloan DM. The effect of posture on renal function in late pregnancy. *Am J Obstet Gynecol.* 1965; 91:837.

Cunningham FG, MacDonald PC, Gant NF, Leveno KJ et al. O Endométrio e a Decídua. In: Cunninghan et al. *Williams Obstetrícia*. Rio de Janeiro: Guanabara Koogan. 2000; 59-79. 20 ed.

DeSwiet M. The respiratory system. In: Hytten FE, Chamberlain G. *Clinical Physiology in Obstetrics*. Oxford. Blackwell; 1991:83. 2 ed.

Dunlop W. Serial changes in renal haemodynamics during normal human pregnancy. *Br J Obstet Gynaecol*. 1981; 88:1.

Edman CD, Toofanian A, MacDonald PC, Gant NF. Placental clerance rate of maternal plasma androstenedione through placental estradiol formation: An indirect method of assessing uteroplacental blood flow. *Am J Obstet Gynecol*. 1981; 141:1029.

Geelhoed GW, Vander AJ. Plasma renin activities during pregnancy and parturition. *J Clin Endocrinol*. 1968; 28:412.

Glinoer D, Denayer P, Bourdoux P, Lemone M et al. Regulation of maternal thyroid during pregnancy. *J Clin Endocrinol Metab*. 1990; 71:276.

Hytten FE, Leitch I. *The Physiology of Humam Pregnancy.*. Philadelphia: Davis; 1971. 2 ed.

Ikard RW, Ueland K, Folse R. Lower limb venous dynamics in pregnant women. *Surg Gynecol Obstet*. 1971; 132: 483.

Milne JS, Howie AD, Pack AI. Dyspnea during normal pregnancy. *Br J Obstet Gynecol*. 1978; 85:260.

Pritchard JA. Changes in the blood volume during pregnancy and delivery. *Anesthesiology*. 1965; 26:393.

Pritchard JA. Plasma Cholinesterase activity in normal pregnancy and in eclamptogenic toxemias. *Am J Obstet Gynecol*. 1955; 70:1083.

Russel DH, Giles HR, Christian CD, Campbell JL. Polyamines in amniotic fluid, plasma, and urine during normal pregnancy. *Am J Obstet Gynecol*. 1978; 132:649.

Spellay WN, Goetz FC, Greenberg BZ, Ells J. Plasma insulin in normal "mid" – pregnancy. *Am J Obstet Gynecol*. 1965; 92:11-15.

Walters WAW, Lim YL. Blood volume and haemodynamics in pregnancy. *Clin Obstet Gynecol*. 1975; 2:301-20.

Winters AJ, Colston C, MacDonald PC, Porter JC. Fetal plasma prolactin levels. *J Clin Endocrinol Metab*. 1975; 41:626.

28 Nutrição no Sistema Reprodutor e Gestação

Silvia Cristina Ramos Gonsales
Celso Cukier
Daniel Magnoni

INTRODUÇÃO

A gestação relaciona-se diretamente com nutrição, já que predominam forças metabólicas que favorecem o crescimento.

Modificações metabólicas interferem em todo o organismo feminino. Alguns dos aspectos relacionados são alterações do trabalho cardíaco, aumento da volemia, elevação do consumo de nitrogênio, variações nas proteínas séricas, lipemia gravídica e cetonúria.

Mudanças nas características no corpo materno são comuns, em razão do crescimento e desenvolvimento adequados ao feto. Alterações nutricionais como diminuição na reserva orgânica de alguns nutrientes podem gerar graves conseqüências, tanto para a mãe quanto para o feto em desenvolvimento.

A quantidade de energia, proteínas e demais nutrientes são elevadas, a fim de atender as necessidades requeridas para o desenvolvimento do feto e a formação de estruturas maternas durante a gestação.

O tratamento integrado da mulher durante a idade fértil e ciclo gravídico puerperal é fundamental para redução de complicações obstétricas e morbimortalidade materna e fetal. Dentre os aspectos terapêuticos a nutrição assume grande destaque.

Condutas nutricionais adequadas facilitam o seguimento normal da gestação, reduzindo a possibilidade de complicações durante o período gestacional e puerpério.

Os diferentes aspectos que envolvem o período gestacional, quando abordados de forma integral, possibilitam adequação nutricional ao estado fisiológico específico da mulher. Esta revisão busca possibilitar e otimizar o encontro de informações técnicas.

MODIFICAÇÕES FISIOLÓGICAS

Durante a gestação ocorrem mudanças significativas na circulação sangüínea materna decorrentes das modificações anatômicas, hormonais e metabólicas que acompanham o desenvolvimento fetal.

O volume sangüíneo e o débito cardíaco aumentam e há uma redução em menor proporção da resistência vascular periférica. O aumento do volume sangüíneo pode chegar até 50% e 20% no conteúdo de hemoglobina. Entretanto, como o aumento do volume plasmático é maior do que de seus componentes, resulta em diminuição da hemoglobina (20%) e hematócrito (15%).

O impacto destas modificações atua sobre os níveis de albumina e vitaminas hidrossolúveis. A redução dos níveis séricos de albumina contribui para o acúmulo de água extracelular, devido à pressão oncótica que esta exerce. A redução das vitaminas hidrossolúveis implica na determinação de uma ingestão adequada ou estados de deficiência. Em contrapartida, vitaminas lipossolúveis e frações lipídicas (colesterol, triglicérides e ácidos graxos) aumentam.

As alterações fisiológicas exercem grande influência sobre os resultados dos exames laboratoriais. A avaliação de parâmetros adequados para grávidas e não grávidas deve ser empregada como rotina na determinação do diagnóstico clínico e nutricional (Tabela 28.1).

O metabolismo basal, ao final da gestação, está cerca de 15 a 20% maior devido ao aumento de peso, demanda de oxigênio e da maior produção hormonal. Existe necessidade extra de energia para poder suportar o adequado ganho de peso e aumento da taxa metabólica basal (TMB), mesmo com redução da atividade física em relação ao período pré-gravidez.

Estudo realizado por Butte NF et al (2004), com 63 gestantes com diferentes índices de massa corporal, objetivou determinação da taxa metabólica basal. Foi calculada a taxa metabólica basal (TMB), medida pela calorimetria, o gasto energético total (GET), medido pela água duplamente marcada e a energia gasta pela atividade física, por meio da subtração da TMB pelo GET de 63 mulheres. Os resultados encontrados indicaram aumento gradual da TMB em 8,8 ± 4,5kcal/semana para as gestantes de baixo peso, 9,5 ± 4,6kcal/semana para aquelas com peso normal, 16,3 ± 5,4kcal para aquelas acima do peso, numa média de 2, 9 e 24%, no primeiro, segundo e terceiro trimestres, respectivamente.

Em relação às modificações hormonais, os hormônios reprodutivos mais alterados são a gonadotropina coriônica humana, lactogênio placentário, progesterona, estradiol, estrógeno, estriol, prolactina e cortisol.

O aumento da produção hormonal, especialmente estrógeno e progesterona está relacionado também à alterações no olfato e paladar da gestante (Quadro 28.1).

Outras situações comuns, observadas durante o período gestacional referem-se ao aparecimento de náuseas e vômitos, pirose e constipação intestinal.

Vômitos e náuseas: 70% das gestantes relatam náuseas e 50% vômitos. Estas situações são freqüentes principalmente durante o primeiro trimestre de gestação.

A hiperêmese gravídica (HG), também conhecida como vômito incoercível ou vômito pernicioso, é um quadro grave de vômitos, proveniente da complicação da êmese gravídica habitual. A hiperêmese é um quadro grave que interfere na vida normal da gestante, podendo levar a distúrbios hidroeletrolíticos, alterações nutricionais e metabólicas, trazendo risco para a vida materna e fetal.

Ocorre desidratação e alterações eletrolíticas (perda acentuada de K) importantes, assim como perda de peso, astenia e fraqueza. A carência nutricional leva rapidamente a comprometimento hepático com elevação sérica de bilirrubinas e enzimas. A falta de vitamina B (tiamina) compromete o sistema nervoso central e periférico, levando à dor e sinais de hiporreflexia em músculos, bem como aumento dos níveis de amônia no cérebro (por alteração na permeabilidade neuronal). O tratamento clínico e nutricional neste caso deve objetivar hidratação e reposição hidroeletrolítica preferencialmente. A alimentação deve ser inserida gradualmente conforme estabilização do quadro.

Tabela 28.1 – Valores laboratoriais normais para mulheres adultas e gestantes.

	Mulheres adultas	Gestantes
ACTH	20 a 100pg/ml	Sem alteração
Albumina	3,5 a 5,5g/dl	2,5 a 4,5g/dl
Aldosterona (plasma)	< 8ng/dl	< 20ng/dl
Aldosterona (urinária)	8 a 20µg/24h	15 a 40µg/24h
Bilirrubina total	0,3 a 1mg/dl	Sem alteração
Cálcio total	9,0 a 10,5mg/dl	8,1 a 9,5mg/dl
Capacidade de ligação férrica	250 a 460µg/dl	300 a 600µg/dl
Colesterol	120 a 180mg/dl	180 a 280mg/dl
Cortisol (plasma)	5 a 25µg/dl	15 a 35µg/dl
Creatinina	< 1,5mg/dl	< 1mg/dl
Desidrogenase lática	200 a 450U/ml	60 a 200U/ml
Ferritina	15 a 200ng/ml	5 a 150ng/ml
Ferro	135µg/dl	90mg/dl
Fosfatase alcalina	30 a 95mU/ml	60 a 200mU/ml
Glicose de jejum	75 a 115mg/dl	60 a 100mg/dl
Hematócrito	37 a 47%	33 a 44%
Hemoglobina	12 a 16g/dl	10,5 a 14g/dl
IgA	90 a 325mg/dl	Sem alteração
IgG	800 a 1.500mg/dl	700 a 1.400mg/dl
IgM	45 a 150mg/dl	Sem alterações
Insulina (jejum)	6 a 26µU/ml	8 a 30µU/ml
Nitrogênio uréico sangüíneo	10 a 20mg/dl	5 a 12mg/dl
Proteína plasmática total	5,5 a 8,0g/dl	4,5 a 7g/dl
Proteínas urinárias	< 150mg/dia	250 a 300mg/dia
Sódio	136 a 145mEq/l	130 a 140mEq/l
TGO	0 a 35U/l	Sem alteração
TGP	0,35U/l	Sem alteração
Tiroxina total (T_4)	5 a 12µg/dl	10 a 17µg/dl
Triglicerídeos	<160mg/dl	< 260mg/dl
Triiodotironina (T_3)	70 a 190ng/dl	100 a 220ng/dl
TSH	4 a 5µU/ml	Sem alteração

Burrow GN, Ferris TF. *Complicações Clínicas durante a gravidez*. São Paulo: Roca, 1996.

Quadro 28.1 – Principais alterações nutricionais e endócrinas durante a gravidez.

↑ Células sangüíneas da série branca	↑ T_3 e T_4
↑ Caroteno sérico	↑ Insulina plasmática
↑ Tocoferol sérico	↑ Teste de tolerância à glicose anormal
↑ N-metilnicotinamida urinária	↑ Absorção de cálcio
↑ Riboflavina urinária	↑ Absorção de ferro
↑ Excreção urinária de ácido xantúrico	↑ Retenção de nitrogênio
↓ Estado hematológico	↑ Triglicérides e de colesterol
↓↓ Albumina sérica	↑ Fatores de coagulação
↓ Vitamina C, ácido fólico e B_{12} séricos	↑ Fibrinogênio

McGanity WJ, Dawson EB, Van Hook JW. *Nutrição materna*. 869-898.

Pirose: comumente chamada de azia, ocorre pela pressão que o útero exerce sobre o estômago. O conteúdo alimentar misturado ao ácido clorídrico retorna ao esôfago causando sensação de dor, desconforto e queimação.

Estratégias nutricionais: refeições em pequenos volumes e freqüentes (8 vezes ao dia), evitar líquidos com as refeições, uso de alimentos gelados (gelo, sorvete, gelatinas, pudins etc.) e consumo de biscoitos tipo *cream cracker* pela manhã antes de levantar-se. Estas são recomendações amplamente utilizadas e úteis na amenização das náuseas e vômitos. As recomendações para amenizar a pirose incluem mastigação lenta, várias refeições diárias e diminuição dos fatores de estresse durante a refeição.

Constipação intestinal: as mudanças hormonais na gestação, especialmente o aumento da progesterona, relaxam a musculatura intestinal, diminuindo o peristaltismo.

Estratégias nutricionais: o uso de laxantes não é recomendado. O aumento no consumo de água, fibras insolúveis e solúveis na proporção de (75:25%) e caminhadas regulares podem auxiliar esta condição. Suplementos de fibras e probióticos podem ser utilizados; sua prescrição deve ser criteriosa e seu uso acompanhado.

AVALIAÇÃO NUTRICIONAL

A avaliação nutricional objetiva evidenciar deficiências isoladas ou globais de nutrientes, possibilitando a classificação dos indivíduos.

A avaliação nutricional da gestante inclui avaliação antropométrica, alimentar, bioquímica e clínica. Durante a anamnese da gestante devem ser observados aspectos relacionados a dieta, ao crescimento e estado nutricional e possíveis sinais de carências nutricionais (Quadro 28.2). O diagnóstico nutricional abrange a análise conjunta destes dados, e a interpretação adequada depende do profissional, devendo-se utilizar as diretrizes existentes como instrumento de apoio.

O estado nutricional pré-gestacional é um determinante do ganho de peso insuficiente ou excessivo. Este dado é sugestivo de intervenção precoce no monitoramento da gestação (Tabela 28.2).

Quadro 28.2 – Parâmetros a serem observados durante a anamnese nutricional da gestante.

Dieta	Crescimento e estado nutricional	Sinais de problemas nutricionais
Presença de fontes protéicas	Idade ginecológica	Baixo peso ou sobrepeso
Fonte de vitamina C	Proporção entre peso e altura	Seletividade alimentar
Presença de frutas ou vegetais	Ganho semanal de peso	Hábito alimentar atípico
Presença de fibras	Sinais de desnutrição	Condições psicológicas alteradas
Fontes de cálcio e ferro	Parâmetros hematológicos/bioquímicos	Condição socioeconômica
Presença de alimentos ricos em gordura e açúcar	Atividade física	Tabagismo
Ingestão hídrica (água, chás, sucos, refrigerantes)	Presença de doença crônica ou infecção	Etilismo

Vitolo MR. *Nutrição: da gestação à adolescência*. Rio de Janeiro: Reichmann & Affonso Editores, 2003.

Tabela 28.2 – Classificação do estado nutricional de acordo com peso/estatura pré-gestacional.

< 90%	Desnutrição ou baixo peso
90-110%	Eutrofia
110-120%	Sobrepeso
≥ 120%	Obesidade

Indicadores antropométricos

O Ministério da Saúde preconiza que todas as gestantes devem ter seu estado nutricional avaliado, como rotina pré-natal. Os objetivos do monitoramento nutricional na gestação são:

- Identificar as gestantes com deficiência nutricional ou sobrepeso, no início da gestação.
- Detectar gestantes com ganho de peso menor ou excessivo para a idade gestacional, em função do estado nutricional prévio.
- Permitir, através da identificação oportuna das gestantes de risco, orientação e condutas adequadas a cada caso, visando melhorar o estado nutricional materno, suas condições para o parto e o peso do recém-nascido.

IMC (índice de massa corporal)

Para a avaliação do peso corpóreo, diferentes métodos têm sido recomendados. Destaca-se a utilização do IMC pré-gestacional recomendado internacionalmente pelo *Institute of Medicine* (IoM).

O IMC é calculado utilizando-se o peso pré-gestacional em kg dividido pela estatura em metros ao quadrado. O peso pré-gestacional pode ser aferido ou informado. No último caso, o profissional e o paciente devem certificar-se da confiabilidade desta medida.

Para o cálculo deste índice aplica-se a seguinte fórmula:

$$IMC = \frac{\text{peso pré-gestacional (kg)}}{\text{altura}^2 \text{ (cm)}}$$

A classificação do estado nutricional anterior à gestação é acompanhada pelas recomendações de ganho de peso durante a gestação, apresentada na tabela 28.3.

Tabela 28.3 – Recomendações para o ganho de peso durante a gestação baseado do índice de massa corpórea.

Categoria do peso baseado no IMC	Ganho de peso (kg)	Ganho de peso no 1º trimestre	Ganho semanal no 2º e 3º trimestres
Abaixo do Peso IMC < 19,8	12,5-18	2,3	0,49
Eutrófica IMC 19,8 a 26	11,5-16	1,6	0,44
Sobrepeso IMC 26 a 29	7-11,5	0,9	0,3
Obesa IMC > 29	6	—	—

Food and Nutrition Boards – NAS. *Nutrition During Pregnancy.* Partes I e II. Washington: National Academy Press, 1990.

Outra forma de avaliação da gestante é a adequação peso/estatura em (%):

$$P/E = \frac{\text{peso pré-gestacional (kg)} \times 100}{\text{Peso esperado para a altura (referencial populacional)}}$$

O cálculo do peso esperado pela altura pode ser calculado através da Tabela Referencial Metropolitan Life (1959), apresentada na tabela 28.4 e 28.5, ou ainda, Frisancho ou NCHS para adolescentes.

Tabela 28.4 – Compleição corporal em mulheres.

	Pequena	Média	Grande
Mulher	> 10,9	10,9-9,9	< 9,9

Tabela 28.5 – Peso esperado para mulheres de acordo com a estatura e compleição.

Estatura (cm)	Peso (kg) – Mulheres Compleição			Estatura (cm)	Peso (kg) – Mulheres Compleição		
	Pequena	Média	Grande		Pequena	Média	Grande
142	41,8	45,0	49,5	161	51,5	55,3	60,1
143	42,3	45,3	49,8	162	52,1	56,1	60,7
144	42,8	45,6	50,1	163	52,7	56,8	61,4
145	43,2	45,9	50,5	164	53,6	57,7	62,3
146	43,7	46,6	51,2	165	54,5	58,6	63,2
147	44,1	47,3	51,8	166	55,1	59,2	63,8
148	44,6	47,7	52,3	167	55,7	59,8	64,4
149	45,1	48,1	52,8	168	56,4	60,5	65,0
150	45,5	48,6	53,2	169	57,3	61,4	65,9
151	46,2	49,3	54,0	170	58,2	62,2	66,8
152	46,8	50,0	54,5	171	58,8	62,8	67,4
153	47,3	50,5	55,0	172	59,4	63,4	68,0
154	47,8	51,0	55,5	173	60,0	64,1	68,6
155	48,2	51,4	55,9	174	60,9	65,0	69,8
156	48,9	52,3	56,8	175	61,8	65,9	70,9
157	49,5	53,2	57,7	176	62,4	66,5	71,7
158	50,0	53,6	58,3	177	63,0	67,1	72,5
159	50,5	54,0	58,9	178	63,6	67,7	73,2
160	50,9	54,5	59,5				

Para a utilização da adequação P/E % é utilizada a compleição corporal. A compleição é obtida pela divisão da altura pela circunferência do punho, sendo o valor encontrado classificado de acordo com três categorias (Tabela 28.5).

As limitações referentes à aplicação da adequação peso/estatura % referem-se especialmente às tabelas referencias. Os referenciais são construídos com dados de mulheres americanas com diferente realidade nutricional das brasileiras. A aplicação do IMC pré-gestacional torna-se neste caso, o instrumento mais adequado à avaliação.

A avaliação e a determinação do diagnóstico nutricional da gestante utiliza diferentes instrumentos. A adoção de gráficos vem sendo preconizada como forma de auxílio no atendimento nutricional.

Gráficos utilizados por muito tempo foram o nomograma e a curva de Rosso. Estes gráficos estão sendo substituídos pela curva de ganho de peso percentilar, presente no cartão da gestante do Ministério da Saúde.

A) **Nomograma de Rosso:** constituído de três colunas, sendo à esquerda, representativa de valores de altura (cm). A central apresenta valores de peso entre 30 e 100kg e a terceira representa a porcentagem (%) do peso ideal para a altura variando de 70 a 135%. Ao término da gestação as mulheres deveriam alcançar 120% de adequação. Desvantagens: não considera gestantes altas (> 174cm) e gestantes obesas (> 100kg).

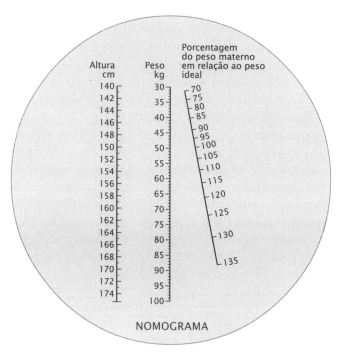

Figura 28.1 – Nomograma de Rosso (avaliação de % de adequação peso/estatura de gestantes). Rosso R, Mardones S. Ministério de Salud. Chile; 1986.

B) **Curva de Rosso:** relaciona a idade gestacional em semanas ao ganho de peso materno.

Realizar a relação peso atual (gestante) x estatura para encontrar a relação P/E no nomograma de Rosso. O P/E encontrado deve ser transportado até a curva, relacionando-o com a idade gestacional atual. O ponto de encontro das duas linhas marcará o estado nutricional atual da gestante:

Faixa A: baixo peso
Faixa B: normal (eutrofia)
Faixa C: sobrepeso
Faixa D: obesidade

Desvantagens: a utilização do P/E (%) que é menos fiel à condição nutricional que o IMC. Devido aos pontos de corte há uma superestimação da prevalência de desnutrição. Desta forma, torna-se bom instrumento em populações onde a prevalência de desnutrição é alta.

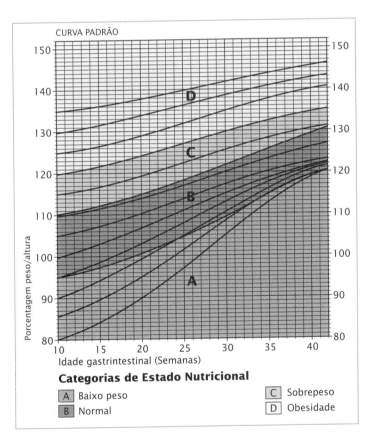

Figura 28.2 – Gráfico de aumento de peso para gestantes. Rosso R, Mardones S. Ministério de Salud. Chile; 1986.

C) **Curva pencentilar:** atualmente recomendada pelo MS, disponível no cartão da gestante. É indicada para verificar desvios no ganho de peso durante a gestação, e não para classificar estado nutricional. Para que o objetivo desta curva seja alcançado é necessário que a gestante tenha iniciado a gestação eutrófica (de acordo com IMC pré-gestacional – Tabela 28.3). Desvantagens: difícil interpretação do ganho de peso até a 16ª semana, uma vez que a curva não aponta idade gestacional anterior. Gestantes com baixo peso ou sobrepeso anterior à gravidez podem ser avaliadas erroneamente.

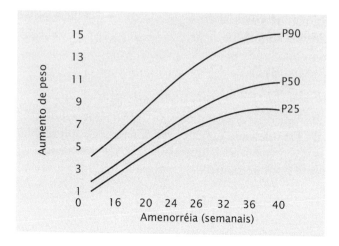

Figura 28.3 – Curva percentilar de acompanhamento de ganho de peso gestacional. Engstrom EM. (org.) SISVAN. Rio de Janeiro: Fiocruz, 2002. 2 ed.

D) Curva de IMC de Atalah: recentemente, o Chile propôs uma curva elaborada com 3.000 gestantes com base no Índice de Massa Corporal (IMC).

A utilização da curva é baseada no cálculo do IMC atual da gestante e o valor obtido deve ser colocado na curva de acordo com a idade gestacional. As faixas de IMC indicarão o estado nutricional da gestante.

O cálculo do IMC não tem restrições como estatura mínima ou máxima como o nomograma de Rosso, facilitando o uso desta curva. O Brasil ainda não valida o uso da curva, mas o profissional pode fazer uso da mesma como instrumento a mais de avaliação.

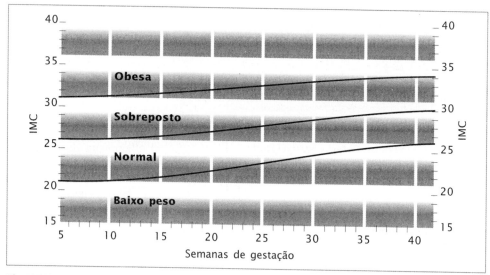

Figura 28.4 – Curva de IMC de acordo com a idade gestacional. Atalah E, Castillo C L, Castro R S, Amparo Aldea P. Propuesta de um nuevo estándar de evaluacioón nutricional de embarazadas.

Outras medidas importantes na avaliação nutricional da gestante são a circunferência do braço (CB) e a dobra cutânea do tríceps (DCT). Segundo Krasovec e Anderson, 1995, a circunferência do braço tende a aumentar durante a gestação, e uma provável diminuição da medida do tríceps, devido às transferências de reserva energética. A partir destas duas medidas (CB e DCT), é possível determinar a circunferência muscular do braço (CMB) e a área muscular do braço (AMB). Estes parâmetros devem ser utilizados na prática clínica como forma de acompanhamento e evolução da gestação.

Para cálculo da CMB:

$$CMB = CB\ (cm) - 0{,}314 \times PCT\ (mm)$$

Para cálculo da AMB:

$$AMB\ (cm^2) = \frac{\{CB\ (cm) - [DCT\ (mm) \times 3{,}14]\}}{4 \times 3{,}14}$$

Os valores de CB, CMB, AMB e PCT devem ser comparados aos padrões de referência propostos por (Frisancho, 1990) para mulheres não gestantes, ou ainda, comparados entre si durante o período.

GANHO DE PESO

O ganho de peso durante a gestação pode determinar a adequação do crescimento e desenvolvimento fetal e a evolução normal da gestação.

O peso obtido durante a gestação é um bom indicador para avaliar se o suprimento energético foi adequado, mas pode sofrer influência de fatores como estresse, condições de saúde e hábitos alimentares. O ganho de peso normal na gestação está relacionado a dois componentes:

1. Produtos da concepção (feto, líquido amniótico e placenta).
2. Aumento dos tecidos maternos (expansão do volume sangüíneo, do líquido extracelular, crescimento do útero e das mamas e aumento dos depósitos maternos – tecido adiposo).

Menos da metade do ganho total de peso reside no feto, placenta e líquido amniótico; o restante é encontrado no tecido reprodutor materno, líquido, sangue e estoque materno (tecido adiposo). Esta gordura subcutânea que aumenta gradualmente o abdômen, costas e coxas serve como reserva de energia para a gravidez e lactação.

O ganho de peso ponderal total da gravidez é calculado ao redor de 12,5kg, embora gestantes mais jovens e primigestas tendam a ganhar mais peso do que as mais velhas e multíparas.

Manter o peso maternal em uma escala saudável antes da gestação, facilita a concepção, melhora resultados da gravidez e pode ainda melhorar o desempenho durante a lactação.

O baixo peso em gestantes tem sido alvo de atenção especial, sendo prioritária a identificação precoce das gestantes com peso deficiente no início da gestação. A intervenção é baseada em que a desnutrição materna está relacionada ao baixo peso ao nascer (< 2,5kg). A gestante desnutrida é mais suscetível a infecções, como as do trato respiratório e urinário, que podem trazer repercussões desfavoráveis ao organismo e alterações metabólicas exercendo efeitos nocivos sobre o feto.

Mulheres obesas têm risco maior de desenvolver diabetes gestacional, indução ao trabalho de parto e cesarianas. As crianças de mulheres obesas podem apresentar macrossomia, baixo Apgar e obesidade infantil. A obesidade materna aumenta o risco de defeitos no tubo neural do feto, independente da ingestão de folato. Após a concepção, mulheres obesas têm maior dificuldade de iniciar a amamentação quando comparadas a mulheres eutróficas. Recomendações do ganho de peso para gestantes, baseadas no IMC podem ser observadas na tabela 28.3.

O diagnóstico nutricional da gestante é de difícil determinação. A inexistência de instrumentos e parâmetros adequados a este grupo populacional não permite boa classificação nutricional, implicando em erros no planejamento do ganho de peso em parte dos casos.

RECOMENDAÇÕES NUTRICIONAIS

A escolha de padrões apropriados para avaliar o estado e as exigências nutricionais é de difícil interpretação. O volume do plasma aumentado com valores séricos conseqüentemente baixos de alguns nutrientes, assim como a tendência do rim de excretar nutrientes em quantidades maiores, leva a valores que seriam julgados diferenciados em mulheres não grávidas.

Energia

As necessidades de energia para maior depósito materno e fetal nem sempre acompanham aumento similar na ingestão. Isso indica modificação no gasto energético materno.

As necessidades energéticas variam com o peso pré-gestacional, quantidade e composição do ganho de peso, estágio da gravidez, nível e quantidade de atividade física e aumento do metabolismo basal.

O cálculo do metabolismo basal de gestantes também pode ser baseada na idade materna (Tabela 28.6).

Tabela 28.6 – Cálculo da taxa metabólica basal (TMB) segundo a idade materna.

Idade	TMB (kcal/dia)
10 a 18 anos	12,2P(kg) + 746
18 a 30 anos	14,7P(Kg) + 496
30 a 60 anos	8,7P(Kg) + 829

FAO/OMS. *Necessidades de energia y de proteínas.* Genebra, OMS; 1985.

Estudo realizado por Butte, Wong, Kenneth et al (2004), foi avaliado o requerimento energético total pelo aumento da taxa metabólica basal (TMB) neste período. O estudo conclui que as gestantes devem, em razão do aumento de demanda energética, e independentemente da atividade física, ter um consumo alimentar aumentado, em cerca de 350kcal no segundo trimestre e 500kcal no terceiro trimestre para uma gestante com peso adequado.

Os métodos descritos para se estimar o gasto energético total (GET) durante a gestação são:

A recomendação atual de calorias é proposta pela *Recommende Dietary Allowances* (RDA, 1989). Adicionar à dieta normal 300kcal, com inicio do segundo trimestre de gestação para gestantes eutróficas.

Esta recomendação indica que para mulheres que iniciam a gravidez com baixo peso ou adolescentes (com menos de cinco anos pós-menarca) devem aumentar sua ingestão calórica em 300kcal desde o início da gravidez. Por outro lado, mulheres que iniciem a gravidez com sobrepeso ou obesidade, nenhum aumento calórico é recomendado. Sendo este o método mais utilizado.

Para isso é necessário calcular o GET considerando o peso pré-gestacional.

GET = TMB × fator atividade física

Os fatores atividades recomendados pela FAO/OMS são estimativas aproximadas de consumo energético diário. Vitolo (2003) relata sua experiência com fator atividade em mulheres residentes em regiões urbanas variando de 1,3 a 1,5 (Tabela 28.7).

Tabela 28.7 – Fator atividade física.

Tipo de Atividade	Fator Atividade
Leve	1,56
Moderada	1,64
Intensa	1,82

FAO/OMS. *Necessidades de energia y de proteínas.* Genebra, OMS; 1985.

Outro cálculo simplificado do GET é a multiplicação do valor recomendado por kg de peso ideal para mulheres adultas (36kcal/kg) de acordo com a RDA de 1989.

O peso pré-gestacional ideal pode ser determinado pelo IMC ideal, padrões de peso e altura Metropolitan Life, Frisancho ou para adolescentes utilizar percentil 50 da curva do NCHS (*National Center for Health and Statistics*).

Proteínas

A ingestão protéica deve ser aumentada durante a gestação devido à sua contribuição específica para o crescimento do feto, placenta e tecidos maternos. Estima-se o armazenamento de aproximadamente 925g de proteínas, sendo que 60% são depositadas no feto e placenta e 40% em tecidos maternos.

A eficiência da utilização protéica depende de fatores como a velocidade de síntese dos tecidos que varia ao longo do período gestacional. O aproveitamento da proteína ingerida é cerca de 70% e, dependente do perfil do aminograma e da ingestão energética. Recomenda-se o acréscimo de 10g diárias adicionais, em média.

Diferentes recomendações de proteínas são encontradas:

- RDA (1989) recomenda 60g/dia.
- Comitê FAO/OMS (1985) recomenda acréscimo de 6g/dia.
- DRI (2002) recomenda 71g/dia.

A quantidade de proteínas a ser ingerida é fundamental para garantia de sua funcionalidade durante a gestação. Outro ponto fundamental, relacionado à nutrição protéica na gestação, é a inclusão de fontes de alto valor biológico (PAVB). Mesmo em pequenas quantidades, podem aumentar a utilização das proteínas dietéticas totais, portanto melhorar o estado nutricional.

Outro aspecto a ser levado em consideração é a relação energia/proteína, sendo que um mínimo de 36kcal/kg são necessárias para uso eficiente das proteínas na construção de tecidos durante a gestação.

Carboidratos e lipídios

Os carboidratos representados, principalmente pela glicose, constituem principal fonte de energia que o feto dispõe para o seu crescimento e desenvolvimento. As recomendações atuais sugerem cerca de 175g diárias de carboidratos durante a gestação, independente da idade. As gestantes devem ser orientadas quanto a qualidade dos carboidratos a serem consumidos, preferindo os complexos aos simples.

Alimentos ricos em fibras devem estar presentes na alimentação diária de todas as mulheres. Para gestantes, a atual recomendação é de 28g/dia independente da idade. A proporção de 75% insolúveis para 25% de solúveis garante boa funcionalidade das fibras.

A gravidez produz modificações importantes no metabolismo lipídico, levando ao aumento dos níveis de colesterol, LDL, HDL e triglicérides.

A significância fisiológica destas alterações parece estar relacionada com o início da manutenção da lactação e composição dos ácidos graxos do leite.

Os lipídios são fonte energética acessória e têm pouca influência sobre o crescimento fetal. A ingestão é variável e deve contar com aproximadamente 30% das calorias totais. Neste aspecto, é importante a distribuição dos ácidos graxos (saturados < 7%, poliinsaturados até 10% e monoinsaturados 15 a 20%) e fornecimento adequado dos ácidos graxos essenciais.

A recomendação de lipídios em gramas não foi descrita pelo *Institute of Medicine* em publicação recente de energia e macronutrientes. Quantidades foram determinadas apenas para ácidos graxos linoléico e linolênico em g/dia (Tabela 28.8).

Tabela 28.8 – Recomendações de determinados lipídios.

Idade (g/dia)	Ácido linoléico (g/dia)	Ácido linolênico (g/dia)
14 a 18 anos	13	1,4
19 a 30 anos	13	1,4
31 a 50 anos	13	1,4

O consumo de gorduras está relacionado ao desenvolvimento de DAC (doença aterosclerótica). Na gestante, este aumento no perfil lipídico é momentâneo, estabilizando-se durante o período de lactação, porém deve ser monitorado.

Diversos estudos abordam a relação entre consumo de ácidos graxos e a fase gestacional, sugerindo que os *trans* são transferidos ao feto através da placenta.

Estudos realizados sobre ação dos isômeros *trans* sobre a saúde da criança, relatam, especialmente, o bloqueio e inibição na biossíntese dos ácidos graxos poliinsaturados de cadeia longa (araquidônico e docoexaenóico), na fase fetal e após o nascimento. Estes ácidos graxos são essenciais ao processo de crescimento, associando-se positivamente com o peso, comprimento ao nascimento e circunferência cefálica.

Efeito verificado entre ácidos graxos *trans* e a gestação referem aumento do risco de pré-eclâmpsia. Em análises da pressão arterial em dois grupos de mulheres, observou-se que aquelas que relataram consumo elevado de gorduras *trans* durante a gestação apresentaram maior risco de manifestação desta complicação.

Os ácidos graxos *trans* são encontrados em gorduras vegetais hidrogenadas, margarinas sólidas ou cremosas, cremes vegetais, biscoitos, sorvetes, pães, batatas fritas, pastéis, bolos, tortas, massas, entre outros alimentos. A manufatura desses produtos e o conseqüente consumo têm se elevado ao longo dos anos no Brasil. Desde 1995, a Organização Mundial da Saúde preconiza o controle no consumo de alimentos que contenham ácidos graxos *trans*, com vistas à prevenção e tratamento de doenças coronarianas.

Vitaminas e minerais

As concentrações plasmáticas de muitas vitaminas e minerais mostram redução lenta e continua à medida que avança a gestação.

O estado de nutrição materno de vitaminas e minerais durante a gestação é difícil de ser determinado devido à ausência de índices de laboratório específicos para a gravidez.

Uma cultura nutricional adequada quanto ao período anterior à gravidez não existe. A importância da nutrição para o sucesso da concepção, da fertilidade, da proteção do recém-nascido frente ao risco de má-formação e desenvolvimento durante a gravidez é ignorada.

Vitaminas e minerais participam de diferentes sistemas enzimáticos fetais. Distúrbios relacionados à deficiência de vitaminas referem prejuízos à gravidez como (anemia, abortamento, hemorragia retroplacentária, deslocamento prematuro de placenta, rotura prematura de membranas), além de alterações fetais (baixo índice de Apgar, defeitos no tubo neural, defeitos teratogênicos).

As recomendações de vitaminas e minerais podem variar de acordo com a faixa etária materna (Tabela 28.9).

Vitamina A

Dentre os grupos populacionais mais atingidos pela carência de vitamina A destacam-se as gestantes, puérperas, recém-nascidos, lactentes e pré-escolares. Seu papel essencial em processos metabólicos, tais como embriogênese ou organogênese fetal, em períodos de intenso crescimento proliferativo e desenvolvimento tecidual, que ocorre na gestação, está bem estabelecido.

Tabela 28.9 – Recomendações dietéticas diárias para gestantes de acordo com a faixa etária.

Nutriente	Unidade	< 18 anos	19 a 30 anos	31 a 50 anos
Cálcio	mg/dia	1.300	1.000	1.000
Ferro	mg/dia	27	27	27
Zinco	mg/dia	13	11	11
Cobre	µg/dia	1.100	1.000	1.000
Selênio	µg/dia	60	60	60
Vit. B$_1$	mg/dia	1,4	1,4	1,4
Vit. B$_2$	mg/dia	1,4	1,4	1,4
Vit. B$_{12}$	µg/dia	2,6	2,6	2,6
Vit. B$_6$	mg/dia	1,9	1,9	1,9
Niacina	mg/dia	18	18	18
Ácido fólico	µg/dia	600	600	600
Vit. A	µg/dia	750	770	770
Vit. C	mg/dia	80	85	85
Vit. E	mg/dia	15	15	15
Vit. D	µg/dia	5	5	5
Vit. K	µg/dia	75	90	90

Insitute of Medicine (IOM). Dietary Reference Intakes, 2000.

Considerada nutriente de risco durante a gestação, a vitamina A tem sido destacada pela comunidade científica mundial.

A ingestão deficiente deste nutriente pela mãe pode causar defeitos congênitos, devido às alterações no metabolismo de DNA, além de provocar morte fetal e baixa reserva no recém-nascido.

A transferência placentária da vitamina A, conjuntamente à proteína carreadora de retinol (RBP), representa a primeira fonte de vitamina A para o feto, nos primeiros meses do processo gestacional. Posteriormente, este passa a produzir sua RBP para que a captação desta vitamina seja realizada intra-útero. A inadequação nutricional global materna afeta o acesso da vitamina A ao feto, visto que para o metabolismo normal e transporte dessa vitamina, são necessários outros nutrientes, como proteínas, lipídios e zinco.

Os requerimentos de vitamina A têm sido calculados tomando-se por base o conteúdo de retinol estocado no fígado do feto durante a gestação, e do recém-nascido, o que corresponderia à cerca da metade do retinol corporal total, uma vez que ambos apresentam baixas reservas deste nutriente. Assumindo-se uma concentração média de 3.600µg de retinol, por feto, no último trimestre de gestação, uma eficiência de absorção materna de 70% e um coeficiente de variação individual de 20%. Recomendações de ingestão diária de vitamina A segundo o Institute of Medicine, 2000, em gestantes são: ≤ 18 anos – 750µg; 19 a 30 anos – 770µg; 31 a 50 anos 770µg.

As principais fontes de retinol são fígado, óleo de fígado de diferentes pescados, vísceras, ovos, manteiga e leite de vaca integral. Os alimentos de origem vegetal contêm β-caroteno e outros carotenóides provitamínicos, os quais se convertem em retinol nas células intestinais. As principais fontes de carotenóides são os vegetais amarelo-alaranjados, tais como cenoura, abóbora, mamão, e vegetais verde-escuros, como espinafre e brócolis.

Vitamina D

A forma de vitamina D circulante no plasma é 25-hidroxicolecalciferol, alterada pelo aumento da ingestão e deficiências maternas. A forma biologicamente ativa da vitamina D, 1,25-diidroxicolecalciferol, pode circular livre ou associada e ambas as formas estão elevadas durante a gestação.

Todas as formas de vitamina D são transportadas através da placenta para o feto. A deficiência de vitamina D durante a gestação está associada a desordens no metabolismo do cálcio para a mãe e feto, incluindo hipocalcemia e tetania neonatal e osteomalácea materna. A deficiência de vitamina D não é comum, já que a mesma pode ser produzida pelo organismo pela ação da luz solar sobre um precursor existente na pele (7-desidrocolesterol).

Recomendações de ingestão diária de vitamina D segundo o Institute of Medicine, 2000, em gestantes são: ≤ 18 anos – 5µg; 19 a 30 anos – 5µg; 31 a 50 anos 5µg.

Tiamina ou vitamina B_1

O nível materno de tiamina correlaciona-se com o peso do nascimento, e isso depende da ingestão materna. A dieta materna com baixos níveis de tiamina pode resultar em deficiência dessa vitamina no leite e ocasionar beribéri infantil.

Em gestantes com hiperêmese gravídica em quadro progressivo, pode ocorrer deficiência de vitamina B_1, especialmente pelo aumento e freqüência dos vômitos, sialorréia intensa e repulsa alimentar.

A falta de vitamina B_1 (tiamina) compromete o sistema nervoso central e periférico, levando a dor e sinais de hiporreflexia em músculos, aumento dos níveis de amônia no cérebro – por alteração na permeabilidade neuronal.

Recomendações de ingestão diária de tiamina segundo o Institute of Medicine, 2000, em gestantes são: ≤ 18 anos – 1,4µg; 19 a 30 anos – 1,4µg; 31 a 50 anos 1,4µg.

Riboflavina ou vitamina B_2

A riboflavina é componente essencial da dieta, particularmente durante a gravidez, desempenhando papel fundamental no crescimento e desenvolvimento fetal.

Manifestações de carências podem aparecer em gestantes ou em doenças digestivas que alterem a sua absorção. As primeiras manifestações de carência são inflamações da língua, rachaduras nos cantos da boca, lábios avermelhados, dermatite seborréica da face, tronco e extremidades, anemia e neuropatias. Estas alterações devem ser observadas no exame clínico da gestante.

As deficiências podem aparecer em mulheres vegetarianas, considerando fontes de riboflavina leites e derivados, carnes e alguns vegetais. A concentração de vitamina B_2 no leite humano é proporcional a ingestão materna. Em casos de deficiência materna a suplementação é necessária para manter as necessidades do recém-nascido.

Considerando ingestão abaixo das recomendações, pode ser recomendada suplementação diária de 0,3mg/dia para gestante e 0,4 a 0,5mg/dia para nutrizes.

Recomendações de ingestão diária de riboflavina segundo o Institute of Medicine, 2000, em gestantes são: ≤ 18 anos – 1,4mg; 19 a 30 anos – 1,4mg; 31 a 50 anos 1,4mg.

Piridoxina ou vitamina B_6

Essencial para o crescimento fetal, especialmente para o desenvolvimento do sistema nervoso central, interferindo no metabolismo das proteínas, lipídios e triptofano. A gravidez induz à depleção da reserva materna desta vitamina, de forma que 6 meses após o parto, 25% das mulheres apresentam baixos níveis plasmáticos de piridoxina.

Alteração na ingestão de vitamina B_6 reflete diretamente em sua concentração no leite humano. Nutrizes que consomem menor quantidade de vitamina B_6, apresentam deficiências da vitamina no leite, não fornecendo quantidade necessária ao lactente. A deficiência de piridoxina nos primeiros seis meses de vida está relacionada ao baixo crescimento do lactente.

Boas fontes alimentares são cereais, carnes, frutas e verduras. O cozimento reduz os teores de B_6 dos alimentos.

Recomendações de ingestão diária de vitamina B_6 segundo o Institute of Medicine, 2000, em gestantes são: ≤ 8 anos – 1,9mg; 19 a 30 anos – 1,9mg; 31 a 50 anos 1,9mg.

Vitamina B_{12} ou colabamina

Envolvida em atividades enzimáticas e metabolismo dos aminoácidos, ácidos graxos, ácidos nucléicos e ácido fólico.

A vitamina B_{12} é derivada apenas de fontes de origem animal, e sua deficiência é comum em vegetarianas. Estudo recente demonstrou deficiência de vitamina B_{12} em 75% das mulheres indianas jovens vegetarianas e não vegetarianas.

Recomendações de ingestão diária de vitamina B_{12} segundo o Institute of Medicine, 2001, em gestantes são: ≤ 18 anos – 1,6µg; 19 a 30 anos – 1,6µg; 31 a 50 anos 1,6µg.

Ácido fólico

Este nutriente participa do transporte de fragmentos de carbono entre compostos no metabolismo de aminoácidos e síntese de ácidos nucléicos. A deficiência de folato prejudica a divisão celular e a síntese protéica.

O feto, o neonato e a gestante encontram-se em estado de rápida multiplicação celular. As necessidades de ácido fólico estão aumentadas ocasionando maior vulnerabilidade às deficiências. A baixa ingestão de folato é fator de risco a numerosos resultados negativos, tanto para a mãe quanto para o feto, abrangendo baixo peso ao nascer, defeitos no tubo neural, displasia cervical e doença cardiovascular.

A associação de qualquer condição que aumente as necessidades de folato, que diminua sua absorção ou que prejudique seu metabolismo aumenta o risco de deficiência de folato na gestante.

Diferentes estudos observacionais, randomizados e controlados, realizados em diversos países atentam para ingestão e deficiências de ácido fólico na gestação. Alguns estudos observacionais mostraram associações positivas entre o estado maternal de folato e o peso ao nascer, atuando preventivamente no retardo do crescimento intra-uterino (RCIU).

Os defeitos de tubo neural (DTN) tais como a anencefalia e a espinha bífida, estão entre os mais graves defeitos do nascimento. Estes são definidos como malformações do sistema nervoso central causado por um desenvolvimento alterado em etapas precoces da embriogênese.

A placenta é rica em proteínas que captam folato atuando como receptores da membrana nesta captação. No início da gestação, a placenta ainda não está formada, não existindo mecanismo de proteção do embrião para as deficiências da circulação materna, sendo o estado nutricional e reservas nutricionais da mãe vitais neste período.

O ácido fólico é utilizado como suplemento pré-concepção como forma de prevenção aos defeitos do tubo neural. Os suplementos devem ser mantidos ao longo do primeiro trimestre como forma de manutenção dos níveis plasmáticos.

Estudos têm demonstrado que a suplementação de ácido fólico, desde três meses antes da concepção até a décima segunda semana da gestação, pode prevenir os DTN no feto. A razão para a administração antes da gestação se deve ao fato do tubo neural se formar entre o 25° e 27° dia após a concepção. Portanto, antes que a maioria das mulheres saiba que estão grávidas.

Recomenda-se suplementação diária de 0,4 a 0,8mg de ácido fólico durante o período periconcepcional para mulheres que nunca tiveram filhos com defeitos no fechamento do tubo neural e 4mg para as que já tiveram filhos portadores desta doença.

O ácido fólico é encontrado em diferentes alimentos como grãos integrais, vegetais verde-escuros, carnes, fígado, leite, frutas cítricas, feijões e lentilha. A gestante deve ser orientada e encorajada ao consumo destes alimentos.

Recomendações de ingestão diária de ácido fólico segundo o Institute of Medicine, 2000, em gestantes são: ≤ 18 anos – 600µg; 19 a 30 anos – 600µg; 31 a 50 anos 600µg. Estes valores são difíceis de serem alcançados por uma dieta normal que fornece aproximadamente 250µg de folato, sendo necessária suplementação medicamentosa.

Cálcio

A gestação produz grande alteração no metabolismo do cálcio (Ca) por meio de uma complexa inter-relação de mecanismos hormonais resultando, em diminuição progressiva do cálcio total circulante.

A ingestão de Ca na gestação deve ser suficiente para o preenchimento de necessidades maternas e formação das estruturas óssea e dentária do feto. Aproximadamente 30g de cálcio são encontradas na criança após sua completa formação, sendo que a maior parte (300mg/dia) é depositada durante o último trimestre.

Existe uma tendência a hipocalcemia durante a gravidez devido ao transporte de cálcio para o feto através da placenta. Reduzida ingestão de cálcio durante a gravidez pode resultar em perda de substância óssea na mãe e formação inadequada de ossos e dentes no feto. Existe relação inversa entre cálcio e pressão arterial. Sua deficiência pode colaborar com a etiologia da eclâmpsia.

A suplementação com cálcio no valor de 2g foi associada ao menor risco do distúrbio de hipertensão específico da gravidez (DHEG) e à diminuição dos valores da pressão arterial em gestantes hipertensas.

A secreção de cálcio para o leite materno dobra a perda diária de cálcio. Caso não seja incluído cálcio adicional às mulheres que amamentam por seis meses ou mais podem ter suas reservas de cálcio reduzidas.

As atuais recomendações de ingestão diária de cálcio sofreram alterações em relação à RDA. Segundo o Institute of Medicine, 2000, em gestantes são: ≤ 18 anos – 1.300mg; 19 a 30 anos – 1.000mg; 31 a 50 anos 1.000mg.

Leites e derivados são considerados as principais fontes de cálcio. Vegetais e feijões também possuem cálcio, porém, têm menor biodisponibilidade. Neste caso, as porções consumidas diariamente devem ser aumentadas para garantir a recomendação.

Ferro

O ferro é um dos nutrientes mais importante na gestação. A carência é identificada como um dos maiores problemas de saúde pública, atingindo mais de 50% das gestantes em todo o mundo. A anemia ferropriva durante a gestação está relacionada ao maior risco de mortalidade materna, parto prematuro e baixo peso ao nascer.

Estima-se que 1.040mg de ferro são utilizados durante a gestação. O ferro é transferido para o feto (~300mg) e usado na formação da placenta (50-75mg), expansão das células vermelhas (~450mg) e variações sangüíneas durante a gestação (~200mg). As concentrações de hemoglobina, ferro sérico, porcentagem de saturação da transferrina e transferrina sérica diminuem ao longo da gestação – como reflexo da hemodiluição.

A determinação da ferritina sérica é mais sensível que a da hemoglobina para o diagnóstico de anemia ferropriva, refletindo as condições dos depósitos de ferro.

Gestantes são orientadas a consumir alimentos ricos em ferro como carnes vermelhas, peixes, aves e alimentos fortificados com ferro. As frutas ricas em ácido ascórbico auxiliam a absorção do ferro não-heme presente nos vegetais. Alguns alimentos inibem a absorção de ferro como grãos integrais, legumes, chás e café, devendo ser consumidos separadamente.

A OMS recomenda suplementação de ferro para todas as gestantes no último trimestre de gestação como medida profilática.

O *Centers for Disease Control and Prevention* (CDC) recomenda como suplementação de rotina (30mg/dia) para todas gestantes a partir da primeira consulta pré-natal. Quando confirmado pelos exames laboratoriais baixa hemoglobina ou hematócrito a dose suplementar de ferro deve ser de 60 a 120mg/dia. Quando os parâmetros laboratoriais voltarem à normalidade dever ser retomada a prescrição de 30mg/dia.

Recomendações de ingestão diária de ferro segundo o Institute of Medicine, 2000, em gestantes são: ≤ 18 anos – 27mg; 19 a 30 anos – 27mg; 31 a 50 anos 27mg.

Fósforo

Necessário à formação de osso, desempenhando papel fundamental na produção de energia a partir dos macronutrientes. As necessidades de fósforo e cálcio estão relacionadas ao metabolismo do paratormônio e vitamina D.

Presente em vários alimentos, sua deficiência é pouco comum. No entanto, por atuar em combinação com o cálcio na formação do esqueleto é necessário equilíbrio entre os dois minerais.

Recomendações de ingestão diária de fósforo segundo o Institute of Medicine, 2000, em gestantes são: ≤ 18 anos – 1.250mg; 19 a 30 anos – 700mg; 31 a 50 anos 700mg.

Zinco

O zinco é nutriente essencial e participa na síntese e degradação dos carboidratos, lipídios, proteínas e ácidos nucléicos. Este mineral desempenha função no crescimento, desenvolvimento e diferenciação celulares, além de intervir em numerosos processos metabólicos – fundamental durante a gestação.

Deficiências de zinco durante a gestação estão associadas à má formação congênita e baixo peso ao nascer.

O ferro interfere na absorção de zinco e, em situações de anemia, com suplementação de ferro superior a 60mg/dia é recomendado suplementação de zinco. Pesquisas demonstraram relação entre a suplementação de zinco e maior peso ao nascer.

Recomendações de ingestão diária de zinco segundo o Institute of Medicine, 2000, em gestantes são: ≤ 18 anos – 13mg; 19 a 30 anos – 11mg; 31 a 50 anos 11mg.

SITUAÇÕES ESPECIAIS

Nutrição e gestação na adolescência

A gestação na adolescência tem aumentado em todo o mundo nos últimos anos. Por não terem completado o ciclo de crescimento e desenvolvimento, gestantes adolescentes têm risco aumentado relacionado à prematuridade, baixo peso do feto ao nascimento, anemia, distúrbio hipertensivo da gravidez e complicações no parto.

Considerado período de risco nutricional a gestação na adolescência merece atenção especial quanto à nutrição. Necessidades energéticas e nutricionais devem ser avaliadas individualmente.

A *American Dietetic Association* (ADA), faz recomendações diferenciadas para energia e proteínas considerando o período e o risco nutricional nesta fase da vida (Tabela 28.10).

Dois aspectos importantes devem ser avaliados durante o atendimento nutricional da gestante – dieta e o crescimento e desenvolvimento. Os erros alimentares comuns desta fase da vida podem gerar alterações no estado nutricional e comprometer o término do desenvolvimento da adolescente gestante e o crescimento e desenvolvimento adequado do feto.

Tabela 28.10 – Recomendações da ADA.

Energia	38 a 50kcal/kg de peso ideal
Proteínas	≤ 15 anos – 1,7g/kg de peso
	> 1 5 anos – 1,5g/kg de peso

Ingestão de álcool e cafeína

O consumo de álcool por gestantes está claramente associado ao aumento do risco de retardo mental, defeitos congênitos aos nascer e síndrome alcoólica fetal. Em estudo realizado com mulheres que consumiam 2 doses diárias de álcool, seus fetos apresentaram baixo peso ao nascer, baixo índice de Apgar e ainda, redução da fertilidade feminina.

A cafeína atravessa a placenta e pode afetar os batimentos cardíacos fetais. Uma metanálise com 12 estudos demonstrou aumento do risco de aborto espontâneo em gestantes que consumiam mais do que 150mg/dia de cafeína.

Durante a gestação, recomenda-se restrição a quatro xícaras (200-300ml) do consumo de café.

Diabetes gestacional

O diabetes gestacional é o estado de intolerância à glicose e incide de 1 a 5% das gestantes. Mulheres grávidas com diabetes gestacional possuem risco de desenvolver hipertensão induzida pela gestação e parto cesárea. Na fase posterior ao parto, relaciona-se com aumento na incidência de intolerância à glicose ou desenvolvimento de diabetes.

Mulheres com diabetes gestacional necessitam de plano terapêutico e alimentar que reduza riscos perinatais e maternos. O intuito da terapia nutricional é a modificação dietética. Estratégias dietéticas envolvem redução na ingestão de gorduras, assim como adequada proporção entre gordura saturada, poliinsaturada e monoinsaturada; aumento na ingestão de fibras dietéticas e carboidratos complexos.

Recomenda-se monitorização da glicose com valores de referência de jejum < 105mg/dl e pós-prandial de 2 horas < 120mg/dl.

Existe grande polêmica quanto ao uso regular de edulcorantes artificiais durante a gravidez. No entanto, mulheres com diabetes gestacional, como parte do tratamento, adotam o uso de edulcorante.

As gestantes devem ser orientadas quanto ao tipo de edulcorante e quantidade a ser utilizada diariamente. A sucralose é indicada para gestantes diabéticas sem excesso de peso corporal.

BIBLIOGRAFIA

Allen LH. *Pregnancy and Lactation*. In: Bowman B. Russel R.eds. Presents Knowledge in Nutrition. Washington: International Life Institute. 2001; 403-415. 8 ed.

American Dietetic Association – ADA. Position of American Dietetic Association: Nutrition Management of Adolescent Pregnancy. *JADA*. 1989; 89(1):104-109.

American Dietetics Association – ADA. Position of the American Dietetic Association: Nutrition and lifestyle for healthy pregnancy outcome. *JADA*. 2002; 102(10).

Andrade J. *Patologias cardíacas da gestação*. EDUSP; 1999.

Arsenault MY, Lane CA, MacKinnon CJ, Bartellas E, Cargill YM, Klein MC, Martel MJ, Sprague AE, Wilson AK. The management of nausea and vomiting of pregnancy. *J Obstet Gynecol Can*. 2002; 24(10):817-31; quiz 832-3.

Barasi M. Pregnancy and lactation. In: *Human nutrition: a health perspective*. New York:Oxford University Press, 1997; 201-216.

Bertalami M C. *Lípides e gravidez*. Boletim do departamento de cardiopatia e gravidez: Sociedade Brasileira de Cardiologia. 2003; 7:14.

Biswas AB, Mitra NK, Chakraborty I, Basu S, Kumar S. Evaluation of vitamin A status during pregnancy. *J Ind Med Ass*. 2000; 98(9):525-529.

Burrow G N, Ferris TF. *Complicações Clínicas durante a gravidez*. São Paulo: Roca; 1996. 4 ed.

Butte NF, Wong WW, Kenneth MS et al. Energy requirements during pregnancy based on total energy expenditure and energy deposition. *Am J Clin Nutr*. 2004; 79:1078-87.

Consenso Brasileiro sobre Cardiopatia e Gravidez. *Arq Bras Cardiol*. 1999; 72(supl III).

Crawford MA. Placental delivery of arachidonic and docosahexaenoic acids: implications for the lipid nutrition of preterm infants 1, 2, 3. *Am J Clin Nutr*. 2000; 71(1):275-284.

Darlow BA, Graham PJ. Vitamin A supplementation for preventing morbidity and moratality in very low birthweight infants. *Cochrane Database System Revist*. 2000; 2:501-506.

Dolinsky M, Ramalho RA. Deficiência de Vitamina A: Uma Revisão Atualizada. *Compacta Nutrição*. 2003; 4(2).

Engstrom EM. (org.) SISVAN. *Instrumento para o combate aos distúrbios nutricionais em serviços de saúde: o diagnóstico nutricional*. Rio de Janeiro: Fiocruz; 2002. 2 ed.

FAO/OMS. *Necessidades de energia y de proteínas*. Genebra, OMS; 1985.

Food and Nutrition Boards, NAS. *Nutrition During Pregnancy*. Partes I e II. Washington: National Academy Press; 1990.

Freire WB. Strategies of the Pan American Health Organization/ World Health Organization for the control of iron deficiency in Latin America. *Nutr Rev*. 1997; 55(6):183-8.

Frisancho AR. Anthropometric standars for the assessment of growth and nutritional status. *Ann. Arbor*. Mich: University of Michigan Press; 1990.

Goldenberg RL, Tamura T, Neggers YH, Copper RL, Johnston KE, DuBard MB, Hauthm MD. Effect of zinc supplementation on pregnancy outcome. *JAMA*. 1995; 274:463-468.

Goulart RMM, Bricarello LP. Aspectos Nutricionais na gravidez. *Rev Bras Med*. 2000; 57:12-17.

Goulart RMM et al. Novas Recomendações Nutricionais na Gestação. *Nutrição em Pauta*. 2000; 45:11-17.

Huxley RR. Nausea and vomiting in early pregnancy: its role in placental development. *Obstet Gynecol*. 2000; 95:779-782.

Institute of Medicine – Food and Nutrition Board. *Dietary reference intakes for energy, carboydrate, fiber, fat, fatty acids, cholesterol, protein and amino acids (Macronutrients)*. September 5; 2002.

Katz J et al. Maternal low-dose vitamin A or beta-carotene supplementation has no effect on fetal loss and early infant mortality: a randomized cluster trial in Nepal. *Am J Clin Nutr*. 2000; 71:1570-1576.

Koletzko B. Trans fatty acids may impair biosynthesis of long-chain polyunsaturates and growth in man. *Acta Paedriatric*. 1992; 81(4):302-306.

Krasovec K, Anderson MA. Maternal Nutrition and pregnancy outcomes. Anthropometric Assessment. Pan American health organization. *Sc Publ*. 1999; 529:224.

Lumley J, Watson L, Watson M, Bower C. Periconceptional supplementation with folate and/or multivitamins for preventing neural tube defects (Cochrane Review). In: *The Cochrane Library*. 2002.

Mahan L K, Escott-Stump S. Krause: *Alimentos, nutrição e dietoterapia*. São Paulo: Rocca, 1998. 9 ed.

Mahomed K. Zinc supplementation in pregnancy (Cochrane Review). In: *The Cochrane Library*; 2002.
McGanity WJ, Dawson EB, Van Hook JW. *Nutrição materna*. 869-898.
Mondini L, Monteiro CA. Mudanças no padrão de alimentação. In: Monteiro CA. (Org*)*. *Velhos e novos males da saúde no Brasil: a evolução do país e de suas doenças*. São Paulo: Hucitec. 1995; 79-92.
Paulson SK, DeLuca HF. Vitamin D metabolism during pregnancy. *Bone*. 1986; 7:331-336.
Philip B. Hyperemesis gravidarum: literature review. *WMJ*. 2003; 102(3):46-51.
Picciano MF. Pregnancy and Lactation: Physiological Adjustments, Nutritional Requirements and the Role of Dietary Supplements. *J Nutr*. 2003; 133:1997S-2002S.
Picciano MF. Embarazo y lactancia. In: Ziegler EE, Filer Jr LJ. *Conocimientos actuales sobre nutrición*. Washington: OPAS, OMS. 1997; 410-422. 7 ed.
Quinla JD, Hill DA. Nausea and vomiting of pregnancy. *Am Fam Physician*. 2003; 68(1):121-8.
Ramakrishnan U, Manjrekar R, Rivera J, Gonzales-Cossio T, Martorell R. Micronutrients and pregnancy outcome: a review of the literature. *Nutr Res*. 1999; 19:3-159.
Ramalho RA, Dolinsky M, Baião MR, Lacerda E. Carências Nutricionais. In: *Nutrição em obstetrícia e pediatria*. Rio de Janeiro: Cultura Médica. 2002; 19-70.
Rao S et al. Intake of micronutrient-rich foods in rural Indian mothers is associated with the size of their babies at birth. Pune Maternal Nutrition Study. *J Nutr*. 2001; 131:217-1224.
Refsum H. Hyperhomocysteinemia and elevated methylmalonic acid indicate a high prevalence of cobalamin deficiency in Asian Indians. *Am J Clin Nutr*. 2001; 74:233-241.
Refsum H. Folate, vitamin B12 and homocysteine in relation to birth defects and pregnancy outcome. *Brit J Nutr*. 2001; 85(2),S109-S113.
Reilly K. Nutrition, exercise, work, and sex in pregnancy. *Primary Care*. 2000; 27:(1) 105-115.
Ribeiro LC et al. Nutrição e Alimentação na Gestação. *Compacta Nutrição*. 2002; 3(2).
Sapin V et al. Effect of vitamin A status at the end of term pregnancy on the saturation of retinol binding protein with retinol. *Am J Clin Nutr*. 2000; 71:537-543.
Specter BL. Do North American women need supplemental vitamin D during pregnancy or lactation? *Am J Clin Nutr*. 1994; 59:484S-490S.
Underwood BA. Maternal vitamin A status and its importance in infancy and early childhood. *Am J Clin Nutr*.1994; 59(suppl):517S-524S.
Verdú JM, Marin EC. *Nutricion para Educadores*. São Paulo: Diaz de Santos; 1995.
Villareal LEM, Benavides CL, Valdez-Leal R, Sanchez-Peña MA, Villareal-Pérz JZ. Efecto de la administración semanal de ácido fólico sobre los valores sanguíneos. *Salud Pública de México*. 2001; 43(2):103-7.
Vitolo MR. *Nutrição: da gestação à adolescência*. Rio de Janeiro: Reichmann & Affonso; 2003.
Wharton B. Maternal nutrition and perinatal health, experiments and lessons for the future. In: Xanthou M. (ed). *New aspects of nutrition in pregnancy. Infancy and prematurity*. Amsterdam: Elsevier; 1987.
Williams SR. Nutrição durante a gravidez e lactação. In: Williams SR. *Fundamentos de nutrição e dietoterapia*. Porto Alegre: Artes Médicas. 1997; 217-35. 6 ed.
World Health Organization. Nutrition. Science - Policy. WHO and FAO Joint Consultation: fats and oils in human nutrition. *Nutr Rev*. 1995; 53(7):202-205.
Worthington-Roberts B S. *Nutrition in pregnancy and lactation*. Madison, Brown & Benchmark; 1997. 6 ed.